常见有毒中药减毒方法

◆ 李艳 杨军宣 陈欢 主编

重庆出版集团  重庆出版社

U0224638

图书在版编目（CIP）数据

常见有毒中药减毒方法 / 李艳，杨军宣，陈欢主编.
重庆 : 重庆出版社，2024. 11. -- ISBN 978-7-229
-19130-6

Ⅰ. R285.1

中国国家版本馆CIP数据核字第202417690N号

常见有毒中药减毒方法

CHANGJIAN YOUDU ZHONGYAO JIANDU FANGFA

李 艳　杨军宣　陈 欢　主编

责任编辑：陈渝生　李林娟
责任校对：李小君
装帧设计：李南江

重庆出版集团
重庆出版社　出版

重庆市南岸区南滨路162号1幢　邮政编码：400061　http://www.cqph.com

重庆出版社艺术设计有限公司制版

重庆建新印务有限公司印刷

重庆出版集团图书发行有限公司发行

E-MAIL:fxchu@cqph.com　邮购电话：023-61520678

全国新华书店经销

开本：720mm×1000mm　1/16　印张：21.75　字数：410千
2024年11月第1版　2024年11月第1次印刷
ISBN 978-7-229-19130-6

定价：68.00元

如有印装质量问题，请向本集团图书发行有限公司调换：023-61520678

编写人员名单

主　编　李　艳　杨军宣　陈　欢

副 主 编　向小洪　李　化　谈利红　毛景欣

编写人员（按姓氏笔画排序）

万思齐（成都市青羊区疾病预防控制中心）

王江瑞（重庆市药研院制药有限公司）

毛景欣（重庆医药高等专科学校）

向小洪（重庆医药高等专科学校）

刘小路（重庆医科大学）

李　化（中国中医科学院中药研究所）

李　艳（重庆医药高等专科学校）

杨军宣（重庆中医药学院）

冷崇姣（重庆市食品药品检验检测研究院）

张　梅（重庆医科大学）

陈　欢（重庆中医药学院）

柯秀梅（重庆医科大学）

郭梦佳（中国中医科学院中药研究所）

谈利红（重庆医药高等专科学校）

韩效帆（重庆医药高等专科学校）

前言

中医药是中华民族的宝贵财富，为中华民族的繁衍和健康事业做出了巨大贡献。有毒中药是中药的重要组成部分，在我国有悠久的应用历史，它在中医药理论指导下应用于一些疑难病症，具有独特疗效，如马钱子治疗风湿性关节病，砒霜治疗白血病等。

除传统本草著作记载的有毒中药外，一些传统记载无毒的中药，经现代研究表明，如不正确使用亦可能产生明显毒性，如栀子、何首乌有肝毒性，青木香等马兜铃科植物有肾毒性等。而人们普遍认为中药无毒。片面强调"药食同源"等，广泛存在盲目选用或服用非中医师的处方和推荐的所谓"偏方""秘方"现象，致使中药被滥用。媒体亦常见因不合理应用（或误用）有毒中药而产生不良反应的报道。同时，亦有部分人士片面夸大中药毒性，忽视中药应在中医药理论指导下合理应用，应炮制和配伍应用等。这些问题提醒我们必须科学认识有毒中药，从而真正达到应用有毒中药防病治病的目的。近年来关于有毒中药的现代化学、药理学及毒理学等方面取得了丰硕成果，但目前尚缺乏系统阐述有毒中药减毒方法的专著。

本书结合最新版《中华人民共和国药典》（2020年版一部）及《中药大辞典》等，结合有毒中药现代最新研究成果，系统梳理常见有毒中药减毒方法、解毒原理及中毒救治等，为科学认识有毒中药，指导合理用药提供有价值的参考。本书力求做到科学性、先进性、知识性、实用性并举，以期为广大从事教学、科研及医疗的医药工作者，医药高等院校学生，中医药爱好者提供有价值的参考。

本书在编写过程中，得到有关专家、单位及重庆出版社的大力支持和帮助，在此表示衷心的感谢。由于编著者水平有限，书中难免有不妥之处，敬祈同道斧正，谨表谢意。

编著者

2024年6月1日

目 录

第二部分
各论
045—332

附　录

333—337

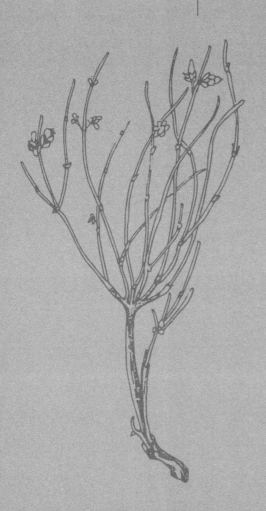

第一部分

总论

常见有毒中药减毒方法

有毒中药概论

第一章

原始时代，我们的祖先在寻找食物的过程中，由于饥不择食，不可避免地会误食一些有毒甚至剧毒的植物，以致发生呕吐、腹泻、昏迷甚至死亡等中毒现象；同时也可因偶然吃了某些植物，使原有的呕吐、昏迷、腹泻等症状得以缓解甚至消除。经过无数次的反复试验、口尝身受，先民逐步积累了辨别食物和药物的经验，也逐步积累了一些关于药物的知识，这就是早期关于药物的发现。可以说，中药的起源是我国劳动人民长期生活实践和医疗实践的结果。

第一节　中药毒性的概念

中药有毒与无毒的认识可上溯到远古时代。《淮南子·修务训》云："神农尝百草之滋味，水泉之甘苦，…… 一日而遇七十毒。"古人把毒药看作是一切药物的总称，而把药物的毒性看作是药物的偏性。早在西周时期，《周礼·天官·冢宰》就有"医师掌医之政令，聚毒药以供医事"的说法。《尚书·说命篇》则谓："药弗瞑眩，厥疾弗瘳。"明代张景岳《类经》云："药以治病，因毒为能，所谓毒者，因气味之偏也。盖气味之正者，谷食之属是也，所以养人之正气。气味之偏者，药饵之属是也，所以去人之邪气，其为故也，正以人之为病，病在阴阳偏胜耳……大凡可辟邪安正者，均可称为毒药，故曰毒药攻邪也。"而《药治通义》引张载人语："药皆有毒也，非指大毒、小毒谓之毒。"与此同时，古代还把毒性看作药物毒副作用大小的标志。如《素问·五常政大论》把药物毒性强弱分为大毒、常毒、小毒、无毒四类，云："大毒治病，十去其六；常毒治病，十去其七；小毒治病，十去其八；无毒治病，十去其九；谷肉果菜食养尽之，无使过之、伤其正也。"而《神农本草经》三品分类法也是以药物毒性的大小、有毒无毒作为分类依据的，并提出了使用毒药治病的方法："若用毒药以疗病，先起如黍粟，病去即止，不去倍之，不去十之，取去为度。"综上所述，在古代，药物毒性的含义较广，既认为毒药是药物的总称，毒性是药物的偏性，又认为毒性是药物毒副作用大小的标志。

随着科技的发展，人们对药物毒性有了更为深入的认识，现代通常将药物毒性定义为其对机体产生的不良影响和损害，包括急性毒性、亚急性毒性、慢性毒性、亚慢性毒性和特殊毒性（如致癌、致突变、致畸胎、成瘾等）。对机体有毒性的中药为有毒中药。有毒中药对机体的不良影响和损害除了毒性外，还有副作用。中药的副作用有别于毒性作用。副作用是指在常用剂量时出现与治疗需要无关的不适反应，一般比较轻微，对机体危害不大，停药后可自行消失。

此外，由于中药常见一药多效，如常山既可解疟，又可催吐，若用治疟疾，则催吐就是副作用，可见中药副作用尚有一定的相对性。需要在更为深入的研究、翔实的数据和充分认识的基础上，方能定义中药的毒性或副作用。

第二节　有毒中药的历史沿革

一、有毒中药的起源

毒药是人类在劳动生产与疾病做斗争过程中发现的一类药物，最早可追溯至我国原始人类的渔猎时代。其时，人们捕食各种动物、采摘各种植物，以资果腹生存。并有神农氏"尝百草之滋味，水泉之甘苦，令民知所避就，当此之时，一日而遇七十毒"的记载（《淮南子·修务训》）。先人经过积极探索、反复实践，逐渐发现某些药物不但有毒副作用，还可治疗某些不适之症。基于此，逐渐区分开食物与毒物，并掌握了有毒药物的适应证，如《淮南子·缪称训》曰，"天雄乌喙，药之凶毒也，良医以活人"，有了用有毒中药治病的先例。毒药与一般药物共同用于治疗疾病，祖先们经过无数次验证，历代医家反复总结与补充，逐渐从中药中区分出了有毒中药。

二、有毒中药的发展史

我们祖先经过无数次试用、观察和总结，对有毒中药的认识不断加深，积累并丰富了有毒中药的使用经验，认识到有毒中药既可引起中毒反应又可治疗病症的两重性。

西周已有专业医生"聚毒药以供医事"和"五毒攻之"之说。春秋时期的《诗经》载有蟾酥。战国时期的《素问·五常政大论》云,"当今之世,必齐毒药攻其中","大毒治病,十去其六;常毒治病,十去其七;小毒治病,十去其八",并附方13个,其中有毒药物5种。大诗人屈原的《离骚》载有杜衡、艾、莽草等毒药。我国最早的本草专著《神农本草经》(战国—东汉时期)按药物效用将其分为上、中、下三品。其中,下品125种,约占全书的1/3,专主大病,多有毒,不可多服、久服。"若用毒药疗病,先起如黍粟,病去即止,不去倍之,不去十之,取去为度","若有毒宜制,可用相畏、相杀者"。这两句话指出有毒中药宜从小剂量开始且不过量的使用注意事项,并特别交代了有毒中药的炮制减毒方法。这说明古代医者对急重症常用有毒中药进行治疗,并对其用法用量及炮制方法等有一定的研究和经验。

历代名医在使用有毒中药时非常注意饮片性味、药物炮制与配伍处方的规律,这一治则在历代使用的方剂中都有体现。汉代张仲景在《金匮玉函经》中应用较多有毒中药,如半夏、附子、细辛、巴豆、藜芦、杏仁、水蛭、商陆等,注意药物炮制,如半夏"父咀,以汤洗十数度,令水清滑尽,洗不熟有毒也";麻黄"折之,皆先煮数沸,生则令人烦,汗出不可止,折节益佳"。其经典名方"大承气汤"和"大黄牡丹汤"治急腹症,"真武汤""四逆汤"合"附子汤"等治疗亡阳厥逆、阳虚体衰,"附桂八味丸"合"桂枝附子汤"主治寒症疼痛等,就是有毒中药入方治疗急重症的代表。汉末《名医别录》对有毒药物的产地、采收、质量提出了明确要求:"卑相生晋地及河东,立秋采茎,阴干,令青。蜚虻生江夏,五月取,腹有血者良。"

晋代葛洪《肘后备急方》有"治卒服药过剂烦闷方""治卒中诸药毒救解方"等关于中药毒副作用的记载。

南朝刘宋时代(公元420—479年),雷敩所著我国第一部炮炙学专著《雷公炮炙论》特别强调,通过炮制可减轻有毒药物的毒性或烈性,提高疗效。如,半夏"若修事半夏四两,用捣了白芥子末二两,头醋六两,二味搅令浊,将半夏投于中,洗三遍用之。半夏上有涎,若洗不净,令人气逆,肝气怒满";蜀椒"须去目及闭口者不用"。这一专著不但发展了药物的炮制加工技术,也为有毒中药学的进一步发展奠定了基础。

隋代巢元方《诸病源候论》专列"解诸药毒候"一章,谓"凡药云有毒及大毒者,皆能变乱,于人为害,亦能杀人"。这种认识已经接近现代对毒药的认识。他还指出"因食得者易愈,言食与药俱入胃,胃能容杂毒,又逐大便泻毒气,毒气未流入血脉,故易愈",为后世及时采用灌胃洗肠治疗中毒奠定了理论基础。

　　唐显庆四年（公元659年），苏敬等撰写了《新修本草》（又名《唐本草》），这是我国乃至世界最早的一部药典，对药物标明了"有毒"或"无毒"、有"大毒"或"小毒"。如雄黄"味苦，甘寒，有毒"；杜仲"味辛甘，平，温，无毒"等。这部著作反映了这一时期的中药学成就，可见当时十分重视有毒中药的使用。《新修本草》和后世许多本草书籍除在药物项下记载有毒无毒外，并根据长期的临床经验，记述了药物的适应证、炮制方法，总结了配伍用药的"十八反""十九畏""妊娠禁忌""服药禁忌"等注意事项。

　　宋代唐慎微著的《经史证类备急本草》（简称《证类本草》）收载了较多有毒中药，并对药物的产地、采收、质量、方剂等方面做了进一步补充，在研究各有毒中药的修治和炮制方面有了很大的发展，并收录了前人使用有毒中药及中毒后的救治方法，如，砒霜"误中解之，用冷水研绿豆汤饮之"，大大充实了有毒中药的内容。宋代已将重要的配伍禁忌药物具体加以总结，列出其名称，亦即后世所遵循的"十八反""十九畏"。如妊娠用药的禁忌，因某些药物具有损害胎儿或堕胎的作用。禁用的大多是毒性较强或药性猛烈的药物，如巴豆、牵牛、大戟、斑蝥、商陆、麝香、三棱、莪术、水蛭、虻虫等；慎用的包括通经去瘀、行气破滞及辛热药，如桃仁、红花、大黄、枳实、附子、干姜、肉桂等。

　　元代《元医药政令》颁布的毒药有乌头、附子、巴豆、砒霜、大戟、芫花、藜芦、甘遂、天雄、莨菪等，与现行《中华人民共和国药典》（以下简称《中国药典》）中对大毒、有毒类中药的描述基本一致。

　　明代李时珍所著《本草纲目》收载药物1892种，其中312种标为有毒，按毒性大小区分为大毒、有毒、小毒和微毒四类，并对其产地、采收、质量优劣、炮制、临床应用、有毒解救等方面作了详细的介绍。书中对药物毒性的记载和描述，至今仍不失其科学价值。

　　清代赵学敏所编《本草纲目拾遗》新增药物716种，首次收载鸦胆子、雷公藤和藤黄等毒性较大的药物，大大丰富了我国中药学宝库。

　　中华人民共和国成立后，在党中央的正确领导下，各项工作突飞猛进，中医药工作者对许多重要的中药进行了成分分析与药理实验。中医药出版物蓬勃发展，1965年出版的《中药炮炙经验集成》收载了501种中药品种，并对每个品种的减毒增效的炮制方法作了叙述。近年来出版的《中药志》《全国中草药汇编》《中药大辞典》等，对有毒药物的产地、采收、优劣、成分、炮制、临床应用等方面作了较为详细的叙述，都是具有代表性的中药巨著。科研工作者对有毒中药的研究开发与合理应用倍加关注，寻找抗癌、防治心脑血管疾病等疑难病症药物的研究也得到了较大的发展，并取得了可喜的成果，如砒霜（三氧化二砷）作为古今中外知名"毒品"，是急性早幼粒细胞白血病的有效药物；"有大毒"的斑蝥和蟾蜍对白血病、结肠癌、肝癌、膀胱癌和乳腺癌等多种癌症效果显著；"有大毒"的附子对抗心衰疗效显著。

第三节　中药毒性的分级

中药的毒性是中药药性理论的重要组成部分。在中医临床中，毒性的有无及大小是确定用药剂量、使用时长和配伍等的主要依据之一。对中药的毒性评价，不同时代有不同的毒性分级方法，目前尚无统一标准。

一、中药毒性的传统分级

从药品安全性和风险管理来讲，对药物本身属性的"药性（毒性）"进行分级描述的中药毒性分级是我国独创的和特有的，是我国传统医药对人类认识药物性质和科学应用的一大发明创举和重大贡献。伴随临床用药经验的积累，对毒性研究的深入，中药毒性分级情况各不相同。如《黄帝内经》已有药物有毒无毒的论述，其中《素问·五常政大论》把药物毒性分为"大毒""常毒""小毒""无毒"四类。《神农本草经》分为"有毒""无毒"两类，并按毒性大小将药物分为上、中、下三品，后世称为"三品分类法"。《证类本草》《本草纲目》将毒性分为"大毒""有毒""小毒""微毒"四类。中药毒性传统分级详见表1。

二、中药毒性的现代分级

一般认为："大毒"的药，使用剂量很小即可引起中毒，中毒症状发生快而且严重，易造成死亡；"有毒"的药，使用剂量较大才引起中毒，中毒症状虽发生较慢，但比较严重，可能造成死亡；"小毒"的药，在治疗剂量的情况下不容易发生中毒，只有超大剂量才会发生中毒，中毒症状轻微，不易造成死亡。

目前最常用的毒性分级方法是半数致死量（LD_{50}）分级法。半数致死量是判定药物有无毒性及毒性大小的定量标准。这些毒性分级方法不足以反映实际临床中的情况，亟须科学的多指标分级法。如《毒药本草》依照临床中毒症状、半数致死量、有效量与中毒量、剂量、中毒潜伏期等多项指标，对中药毒性进行分级。详见表2。

　　现代文献著作也基本沿用了古代分级方法，详略有所差异。如《中国药典》2020年版使用三级划分法，将收录的有毒中药按大毒、有毒、小毒划分；《有毒中药大辞典》将有毒中药分为极毒、大毒、有毒和小毒；《常用有毒中药的毒性分析与配伍宜忌》使用四级划分法，分为剧毒、大毒、有毒和小毒。除了分级的差异，不同专著对有毒中药的界定、剂量也存在差异。如对某些中药，此云有毒，彼云小毒，或此云有毒，彼谓大毒，剂量也不一致，在一定程度上影响了临床应用。

　　目前通行的分类方法是《中国药典》采用的大毒、有毒、小毒三级分类方法。应该客观地指出，《中国药典》三种类型标志的有毒中药只能供参考，因为其大多是根据历代本草经验而来，尚缺乏充分的现代研究数据作支持。

表1　中药毒性传统分级

年代	代表性人物／著作	毒性及分级描述	学术地位
战国至西汉	《黄帝内经》之《素问·五常政大论》	把药物毒性分为大毒、常毒、小毒和无毒	我国现存最早的医学典籍，传统医学四大经典著作之一
东汉	《神农本草经》	载药365种，分为上、中、下三品（三品分类法），把攻病愈疾的药物称为有毒，可久服补虚的药物看作无毒	我国现存最早的药物学专著，首次提出系统的毒性分级理论
	张仲景《伤寒杂病论》	载药184种，其中有毒中药30多种，多采用炮、熬、洗、炒、煅（烧）五等炮制方法进行减毒处理；以有毒中药为主药或含有毒中药的方剂119首，占其创制的300多首方剂的2/5	确立有毒中药应用的基本原则、减毒防毒方法和应用有毒中药创制有效方剂
晋	葛洪《肘后备急方》	记载"治卒服药过剂烦闷方"、"治卒中诸药毒救解方"等中药毒副作用	中国第一部临床急救手册
南北朝	雷敩《雷公炮炙论》	各种药物通过适宜的炮制，可以提高药效，减轻毒性	我国最早的中药炮制学专著

续表

年代	代表性人物/著作	毒性及分级描述	学术地位
隋	巢方元《诸病源候论》	专列"解诸药毒候";谓"凡药云有毒及大毒者,皆能变乱,于人为害,亦能杀人"	接近现代对毒药的认识;为后世采用灌胃洗肠治疗中毒奠定了理论基础
唐	苏敬等《新修本草》	具体药物项下有"有毒""无毒"的记载;总结配伍用药"十八反""十九畏""妊娠禁忌""服药禁忌"等注意事项	我国乃至世界最早的药典
宋	唐慎微《经史证类备急本草》	将重要的配伍禁忌药物具体加以总结,列出其名称,亦即后世所遵循的"十八反""十九畏"	集宋以前本草学之大成
元	《元医药政令》	所颁布的毒药有乌头、附子、巴豆、砒霜、大戟、芫花、藜芦、甘遂、天雄、乌喙、莨菪等	现行《中国药典》的描述与其基本一致
明	李时珍《本草纲目》	载药1892种,其中312种标明有毒,按毒性大小分为大毒、有毒、小毒、微毒,其分类、应用及解毒方法等均较明以前诸本草详细	集我国16世纪之前药学成就之大成的药物学巨著;具有世界影响力的博物学著作
清	赵学敏《本草纲目拾遗》	纠正了《本草纲目》一些在毒性方面的错误说法	继《本草纲目》后,对药学的再一次总结

表2　中药毒性现代分级

项目	大毒	有毒	小毒
中毒症状	十分严重	严重	一般副反应
脏器损害	重要脏器	重要脏器	少见脏器损害

续表

项目	大毒	有毒	小毒
用量较大时	死亡	死亡	不易死亡
LD_{50}	5 g/kg	5~15 g/kg	16~50 g/kg
有效量与中毒量距离	十分接近	较远	很远
成人一次服用中毒量	<3 g	3~12 g	13~30 g
中毒潜伏期	<10 min	10~30 min	>30 min 或蓄积

第四节　有毒中药的使用

一、有毒中药的用药禁忌

为确保疗效，用药安全，必须注意用药禁忌。中药的用药禁忌主要包括配伍禁忌、证候禁忌、妊娠禁忌和服药的饮食禁忌四个方面。

1.配伍禁忌

所谓配伍禁忌，是指某些药物合用会产生剧烈的毒副作用或降低和破坏药效，因而应该避免配合应用，即《神农本草经》所谓"勿用相恶、相反者"。《蜀本草》载药365种，"相反者"18种，"相恶者"60种。《新修本草》承袭了18种反药。《证类本草》载反药24种，金元时期将反药概括为"十八反"和"十九畏"，共计37种反药，并编成歌诀，便于诵读。

"十八反"歌诀：

本草明言十八反，半蒌贝蔹芨攻乌，藻戟遂芫俱战草，诸参辛芍叛藜芦。

"十九畏"歌诀：

硫黄原是火中精，朴硝一见便相争，水银莫与砒霜见，狼毒最怕密陀僧，

巴豆性烈最为上，偏与牵牛不顺情，丁香莫与郁金见，牙硝难合京三棱，

川乌草乌不顺犀，人参最怕五灵脂，官桂善能调冷气，若逢石脂便相欺，

大凡修合看顺逆，炮爁炙煿莫相依。

反药能否同用，历代医家众说纷纭。一些医家认为反药同用会增强毒性、损害机体，因而强调反药不可同用。除《神农本草经》提出"勿用相恶、相反者"

外，《本草经集注》也谓"相反则彼我交仇，必不宜合"，孙思邈则谓"草石相反，使人迷乱，力甚刀剑"等，均强调了反药不可同用。《医说》则描述了相反药同用而致的中毒症状及救治方法。现代临床、实验研究也有不少文献报道反药合用引起中毒的例证。

然而，不少古代医家认为反药同用可起到相反相成、反抗夺积的效能。如《医学正传》谓"外有大毒之疾，必有大毒之药以攻之，又不可以常理论也。如古方感应丸，用巴豆、牵牛同剂，以为攻坚积药；四物汤加人参、五灵脂辈，以治血块"，《本草纲目》也说"相恶、相反同用者，霸道也，有经有权，在用者识悟尔"。张仲景用甘遂、甘草配伍治留饮；孙思邈用乌头配半夏、瓜蒌、贝母、白及、白蔹。以上表明，古代医家擅用反药配伍。现代研究表明，甘遂、甘草配伍能治肝硬化及肾炎水肿；芫花、大戟、甘遂与甘草合用治结核性胸膜炎，取得了较好的效果。以上均肯定了"反药同用"的观点。然而，现代研究表明，有些药物不可或不宜在同一处方中使用，应禁用或慎用，如马钱子不宜与麝香或含有麝香的药物同服，这是由于麝香对中枢神经的兴奋作用可增强马钱子的毒性，可使士的宁的致死率提高2~7倍；朱砂与昆布配伍，有效成分硫化汞和碘的含量均有所降低，并游离出汞而发生汞中毒等。

综上，关于配伍禁忌目前尚无定论，说明对"十八反""十九畏"的理论还需要更深入细致的科学研究，去伪存真，才能得出准确结论。在尚未厘清反药能否同用的情况下，临床用药应采取慎重态度，对于无充分把握的反药，不宜贸然使用，以免发生意外。

2. 证候禁忌

由于药物的药性不同，其作用各有专长，临床用药也就有所禁忌，称"证候禁忌"。有毒中药同其他药物一样具有寒、热、温、凉四种药性，有些有毒中药作用峻猛，毒副作用较强。应根据证候差异谨慎运用，如制川乌性热、味苦辛、有毒，属燥烈之品，易伤阴血，若病属热证、阴虚者应忌用；巴豆霜性热、味辛、有大毒，属峻下逐水之品，易于损伤正气，故正虚邪实者应慎用。

3. 妊娠禁忌

一般毒性药物均能损伤胎元，引起流产，损害母子健康，甚至危及生命安全，因此妊娠期妇女应禁用或慎用。如大戟、轻粉、蟅虫等毒性较强或毒性峻猛的药物应禁用；附子、细辛、干漆等辛热滑利、通经祛瘀、行气破滞之品应慎用。凡禁用的药物绝对不能使用，慎用的药物可以根据病情的需要，斟酌使用。必须强调指出，除非必用，一般应尽量避免使用，以防发生事故。

"妊娠禁忌"歌诀：

元斑水蛭及虻虫，乌头附子配天雄，野葛水银并巴豆，牛膝薏苡与蜈蚣，
三棱芫花代赭磠，大戟蝉蜕黄雌雄，牙硝芒硝牡丹桂，槐花牵牛皂角同，
半夏南星与通草，瞿麦干姜桃仁通，硇砂干漆蟹爪甲，地胆茅根与蛴虫。

4.饮食禁忌

饮食禁忌是指服药期间对某些食物的禁忌，简称"食忌"。《本草经集注》说，"服药不可多食生葫荽及蒜、鸡、生菜，又不可诸滑物果实等，又不可多食肥猪、犬肉、油腻肥羹、鱼鲙、腥臊等物"，指出在服药期间，一般应忌食生冷、油腻、腥膻、刺激性食物。病情不同，饮食禁忌也有区别。如热病者忌食辛辣、油腻、煎炸性食物；寒病者忌食生冷食物、清凉饮料等；脾胃虚弱者忌食油炸黏腻、寒冷固硬、不易消化的食物等。有些食物有碍疾病或者影响药效，甚至产生毒副作用，需要忌食。如砒石畏绿豆；冷水、醋、羊血、生草乌忌豉汁，畏饴糖，黑豆、冷水能解其毒；服用朱砂及其制品忌服海带等。此外，古代记载：甘草、黄连、桔梗、乌梅忌猪肉；鳖甲忌苋菜；常山忌葱；地黄、何首乌忌葱、蒜、萝卜；丹参、茯苓、茯神忌醋；土茯苓、使君子忌茶等，也应作为服药禁忌的参考。

除上述方面外，还应注意：有毒中药不宜常服，以免蓄积中毒；部分毒性较强的中药仅供外用，不可内服；外用也不可用量过大，以免皮肤吸收中毒，如红粉、水银等。忌用器具，如朱砂、雄黄忌用铁器，朱砂忌铝器，近年发现朱砂与铝能产生毒性较强的汞铝齐。忌加热火煅，如朱砂、雄黄等加热则毒性增加。

二、有毒中药的用量

中药剂量是指临床应用时的分量。它主要指每味药的成人一日量（一般指干燥后生药，在汤剂中成人一日内用量）；其次指方剂中每味药之间的比较分量，也即相对剂量。

中药的计量单位有重量，如市制——斤、两、钱、分、厘，公制——kg、g、mg；数量，如生姜3片、蜈蚣2条、大枣7枚等。自明清以来，我国曾普遍采用16进位制的"市制"计量方法，即1市斤=16两=160钱。自1979年起，我国对中药生产计量统一采用公制，即1公斤=1 000 g=1 000 000 mg。为处方和调剂计算方便，按规定以如下的近似值进行换算：1市两（16进位制）=30 g；1钱=3 g；1分=0.3 g；1厘=0.03 g。

有毒中药临床常用剂量，并非一成不变。剂量不足，治疗效果较差；超过一定剂量又可能有毒副作用。在临床使用过程中，应根据病情的轻重、虚实，以及剂型、配伍等酌情增减，以发挥更好的疗效。毒性较大的药物在使用过程中一般

应以常用量为准，超过常用量应持慎用态度，并密切观察病人反应。同时中药多是复方应用，其中主要药物的剂量变化，可以影响到整个处方的功效和主治病证的改变。因此，对于中药剂量的使用应采取科学、谨慎的态度。一般来讲，确定中药的剂量，应考虑如下几方面的因素：

1. 药物性质与剂量的关系

剧毒药或作用峻烈的药物，应严格控制剂量，开始时用量宜轻，逐渐加量，一旦病情好转后，应当立即减量或停服，中病即止，防止过量或蓄积中毒。此外，花、叶、皮、枝等量轻质松及性味浓厚、作用较强的药物用量宜小；矿物介壳质重沉坠及性味淡薄，作用温和的药物用量宜大；鲜品药材含水分较多用量宜大（一般为干品的4倍）；干品药材用量当小；在保证药效的前提下应尽量减少用量。

2. 剂型、配伍与剂量的关系

在一般情况下，同样的药物入汤剂比入丸、散剂的用量更大；单味药使用比复方中应用剂量更大；在复方配伍使用时，主药比辅药用量更大。

3. 年龄、体质、病情与剂量的关系

由于年龄、体质的不同，对药物耐受程度不同，则药物用量也有差别。一般老年人、小儿、妇女产后及体质虚弱的病人，都要减少用量，成人及平素体质壮实的患者用量宜重。一般5岁以下的小儿用成人药量的1/4。5岁以上的儿童按成人用量减半服用。病情轻重，病势缓急，病程长短与药物剂量也有密切关系。一般病情轻、病势缓、病程长者用量宜小；反之则用量宜大。

4. 季节变化与剂量的关系

夏季发汗解表药及辛温大热药不宜多用，苦寒降火药用量宜重；冬季发汗解表药及辛热大热药可多用，而苦寒降火药则用量宜轻。

除剧毒药、峻烈药、精制药及某些贵重药外，一般中药常用内服剂量约5～10 g；部分常用量较大剂量为15～30 g；新鲜药物常用量30～60 g。

三、有毒中药的服用方法

大多数有毒中药入煎剂，部分不入煎剂，可入丸剂、散剂服用，可与其他药物配伍用。对胃肠道刺激性较强的中药可饭后服用。常一日剂量分两次服或多次服。

1. 汤剂煎煮法

中药汤剂最为常用。汤剂制作对煎具、用水、火候、煮法都有一定要求。

（1）煎药用具：以砂锅、瓦罐为好，铝锅、搪瓷罐次之，忌用钢铁锅，以免发生化学变化，影响疗效。

（2）煎药用水：古时曾用长流水、井水、雨水、泉水、米泔水等煎煮。现在多用自来水、井水、蒸馏水等，但总以水质洁净新鲜为好。

（3）煎药火候：有文、武火之分。文火，是指使温度上升及水液蒸发缓慢的火候；而武火，又称"急火"，是指使温度上升及水液蒸发迅速的火候。

（4）煎煮方法：先将药材浸泡 30～60 min，用水量以高出药面为度。一般中药煎煮两次，第二煎加水量为第一煎的 1/3～1/2。煎液去渣滤净混合后分次服用。煎煮的火候和时间根据药物性能而定。一般来讲，解表药、清热药宜武火煎煮，时间宜短，煮沸后煎 3～5 min 即可；补养药需用文火慢煎，时间宜长，煮沸后再续煎 30～60 min。某些药物因其质地不同，煎法特殊，处方上须注明，包括先煎、后下、包煎、另煎、溶化、泡服、冲服、煎汤代水等不同方法。

①先煎：一些有效成分难溶于水的金石、矿物、介壳类药物，应打碎先煎，煮沸 20～30 min，再下其他药物同煎，以使有效成分充分析出；或一些特殊药材，如附子、乌头等毒副作用较强的药物，宜先煎 45～60 min 后再下他药，久煎可降低毒性。

②后下：一些药物的有效成分久煎易于损失而降低药效，须在其他药物煎沸 5～10 min 后加入。如钩藤、大黄、番泻叶等。

③包煎：有的药物黏性强、粉末状或带有绒毛，宜先用纱布袋装好，再与其他药物同煎。

④另煎：为了更好地煎出某些贵细药材的有效成分，应单独另煎 2～3 h。煎液可另服，也可与其他煎液混合服用。

⑤溶化：又称"烊化"，某些胶类药物及黏性大而易溶的药物，为避免入煎粘锅或粘附其他药物影响煎煮，可单用水或黄酒将此类药加热溶化即烊化后，用煎好的药液冲服，也可将此类药放入其他药物煎好的药液中加热烊化后服用。如阿胶、鳖甲胶及蜂蜜、饴糖等。

⑥泡服：又叫焗服，某些有效成分易溶于水或久煎容易破坏药效的药物，可以用少量开水或复方中其他药物滚烫的煎出液趁热浸泡，加盖闷润，减少挥发，半小时后去渣即可服用。

⑦冲服：某些贵细药用量较轻，为防止散失，常需要研成细末，制成散剂，用温开水或复方其他药物煎液冲服；根据病情需要，为提高药效，也常将某些药物研成散剂冲服；某些药物高温容易破坏药效或有效成分难溶于水，也只能做散剂冲服。

⑧煎汤代水：指为了防止某些药物与其他药物同煎使煎液混浊，难于服用，

宜先煎后取其上清液代水再煎煮其他药物。有的药物质轻用量多，体积大，吸水量大，也须煎汤代水用。

2.服药方法

（1）服药时间：汤剂一般每日一剂，煎二次分服，两次间隔时间为4～6 h左右。临床用药时可根据病情增减，如急性病、热性病可一日二剂。至于饭前还是饭后服则主要决定于病变部位和性质。一般来讲，病在胸隔以上者如眩晕、头痛、目疾、咽痛等宜饭后服；如病在胸腹以下，如胃、肝、肾等脏疾患，则宜饭前服。某些对胃肠有刺激性作用的药物宜饭后服；补益药多滋腻碍胃，宜空腹服；安神药宜睡前；慢性病定时服；急性病、呕吐、惊厥及石淋、咽喉病须煎汤代茶饮者，均可不定时服。

（2）服用方法

①汤剂：一般温服。解表药偏热服；寒证用热药宜热服；热证用寒药宜冷服。

②丸剂：体积较小者，可直接用温开水送服；大蜜丸者，分成小粒吞服；若水丸质硬者，可用开水溶化后服。

③散剂、粉剂：可用蜂蜜加以调和送服，或装入胶囊中吞服，避免直接吞服，刺激咽喉。

④膏剂：宜用开水冲服，避免直接倒入口中吞咽粘喉引起呕吐。

⑤冲剂、糖浆剂：冲剂宜用开水冲服；糖浆剂可以直接吞服。

此外，危重病人和呕吐患者宜少量频服；神志不清或因其他原因不能口服时，可采用鼻饲给药法。在应用发汗、泻下、清热药时，若药力较强，要注意患者个体差异，一般得汗、泻下、热降即可停药，适可而止，不必尽剂，以免汗、下、清热太过，损伤人体的正气。

第一节 中药"毒性"的科学内涵

从我国古代对中药"毒性"的认识过程来看，中药"毒性"的内涵大致可以概括为两个观点：

其一，西汉以前是以"毒药"作为治病中药的总称，"毒性"即中药的偏性，是药物发挥效用的基础。毒是与中药治疗作用密切相关的特征性内涵，毒与药是相通的，《医学问答》云，"夫药本毒物，故神农辨百草谓之尝毒，药之治病，无非以毒拔毒，以毒攻毒"；张景岳云，"药以治病，因毒为能，所谓毒者，因气味之偏也。盖气味之正者，谷食之属是也，所以养人之正气。气味之偏者，药饵之属是也，所以去人之邪气，其为故也，正以人之为病，病在阴阳偏胜耳……大凡可辟邪安正者，均可称为毒药，故曰毒药攻邪也"。显然古人之所以将毒作为药物的代称，是因为毒反映了中药的偏性和治病功能。所以"凡药皆有毒（偏性）"的说法是完全正确的，只是毒有大小不同而已。毒（偏性）作为中药最基本的性能，用之得当，可发挥治疗效应，用之不当则对机体也可产生种种损害。

其二，中药毒性是指中药作用于人体后所产生的损害性。《神农本草经》在序列中将365种中药分为上、中、下三品，指出下品"多毒，不可久服"。隋代巢元方《诸病源候论·解诸药毒候》云："凡药物云有毒及大毒者，皆能变乱，于人为害，亦能杀人。"张景岳《类经·脉象类》指出："毒药，谓药之峻利者。"上述认识，比较接近近代对药物毒性的认识。唐代《新修本草》和现行《中国药典》在部分药物性味之下标明的"大毒""有毒"和"小毒"，大多是指一些具有一定毒性或副作用的药物。

可见，中药"毒"或者"毒性"作为中药的一种性能概念在我国具有悠久的历史，它既概括反映了中药的偏性及由此产生的治疗效应，又反映出药物有毒无毒的安全特征及在一定条件下对机体的损害性，古人根据中药毒的性能特征所提出的一系列用药原则和方法组成了中药学科具有独特内涵的"药毒理论"，为我们认识中药的性质、功能、毒性等提供了理论依据。应当指出的是，以上这些有关中药毒性的认识基本上都是靠人体尝试或者经验知识取得的，古代中药"毒"或者"毒性"与现代中药毒性概念中所谓"引起功能障碍、病理变化及死亡"的内涵有所不同，但中药"毒性"及"药毒理论"对指导临床安全、有效地使用中药，仍具有一定现实性的指导价值。

第二节　有毒中药的中毒原因

一、中药品种复杂

中药品种繁多，经历代本草不断增加至今已万余种，这些药材来源复杂，存在同名异物或异名同物现象。不少药材的基源有数种甚至几十种，如白头翁有16种，石斛有20多种。不同基源的药材的生物活性及毒性也有差异。中药因品种混乱而引起的不良反应已不少见。如传统药材山豆根，在我国北方习用防己科蝙蝠葛植物（北豆根）；南方习用豆科植物柔枝槐的根（广豆根）。广豆根的毒性明显大于北豆根。有地方习用大叶柴胡代替柴胡使用，大叶柴胡有毒，急性中毒时，会导致痉挛及中枢兴奋等，故同属植物中也不能随便替代。来源不同，不仅所含化学成分及药效有差异，而且毒性的大小强弱也不相同。如"木通"有"川木通"和"关木通"之分。前者为毛茛科植物小木通或绣球藤的干燥藤茎，主产于四川、贵州和湖南等地，毒副作用很小；后者则为马兜铃科植物东北马兜铃的干燥藤茎，主产于东北三省。由于"关木通"内含有马兜铃酸A、B、D及其中间代谢物，可损伤肾小管及间质，使近端肾小管刷状缘脱落、坏死，出现肾性糖尿和低分子蛋白尿，引起远端肾小管酸中毒及低渗尿，患者可因肾功能衰竭而死亡。又如中药"防己"，有防己科植物"粉防己"和马兜铃科植物"广防己"之分。后者亦因含有马兜铃酸，使用过量可对肾脏产生明显的损害作用。因此，使用多来源中药时应注意来源及掌握用量，避免产生毒副反应。同一种有毒中药及近缘品种，从生物学的观点来看，其毒性毒理近似，其物质基础具有相似的化学成分。

二、品种的历史演变与剂型变迁

由于历史的演变，古今所用的一些中药品种已有变迁，对同名异物不加区分地使用可能导致不良反应。如"木通"，因产地与品种不同，有木通、关木通、川木通、淮木通、毛木通、大木通、小木通等之分。历代本草记载系木通科植物木通、三叶木通及其变种白木通，且皆言无毒，经现代化学和药理研究也证明无毒，但现已少用。现今药典收载的川木通为毛茛科植物小木通（*Clematis armandii* Franch.）或绣球藤（*C. montana* Buch.-Ham.）的干燥藤茎。木通为木通科植物木通 [*Akebia quinata* (Thunb.) Decne.]、三叶木通 [*A. trifoliata* (Thunb.) Koidz.] 或白木通 [*A. trioliata* (Thunb.) Koidz. var. *australis* (Diels) Rehd.] 的干燥藤茎。关木通系马兜铃科植物东北马兜铃（*Aristolochia manshuriensis* Kom.）的藤茎。各地还有以木香马兜铃、大叶马兜铃、淮通马兜铃绣球藤等多种植物作木通使用者。可见古代所用木通与当今使用的木通品种已有演变，国内及日本所出现的木通肾毒性反应与此有关。另外，在中成药质量不稳定的前提下，改变给药途径是成药制剂发生毒副作用的重要原因之一。如外用、口服给药等改变为静脉、皮下注射给药，这对提高中药疗效、缩短起效时间、加速中药的现代化无疑是一个很大的进步。但是，由于相当一部分中药未完全弄清楚其物质基础及体内代谢过程等，因此在临床使用常有不良反应发生。

中药有丸、散、膏、汤等多种剂型，其特性各有不相同。《神农本草经》所言："药性有宜丸者、宜散者、宜水煎煮者、宜酒渍者、宜膏煎者，亦有一物兼宜者，亦有不可入汤酒者。并随药性，不得违越。"如乌头类药物所含剧毒成分为双酯型生物碱，3~4 mg即可致死，若经加热煎煮则易被水解，变成低毒的乌头次碱或无毒的乌头原碱，其毒性仅分别为双酯型生物碱的1/200和1/2 000，仍然具有祛风湿、镇痛作用，其强心成分也不因加热而受影响，所以入汤剂较入丸散毒小且有效。《本草别说》记载，细辛"若单用末不可过半钱匕，多则闷塞，不通者死"。因此，历来就有"辛不过钱"之说。其实细辛的用量和剂型等有关，细辛入煎剂时其挥发油中所含有的有毒成分黄樟醚遇热挥发，毒性降低，故入汤剂可酌情加量，但不能妄用大剂量；而入丸散，必须慎重。

三、炮制不当或未经炮制

中药炮制后可降低毒性，减少副作用，还可以改变药性，提高疗效，有"生熟异治"之说。但是，近年来因忽视炮制工作而造成中药饮片质量下降的情况比较严重。这也是产生不良反应的重要原因之一。有学者分析了52例附子中毒事件，炮制不规范，或根本不经炮制是中毒的主要原因。川乌、草乌、附子等因含双酯型生物碱，对心脏有较强毒性，炮制的目的在于减毒，解毒的机制主要是双酯型生物碱遇热使其结构中的苯甲酰基被水解而脱落，然后进一步水解脱去乙酰基而成乌头胺，与此同时也伴随脱氧作用，生成塔拉乌头胺而使毒性降低。此外，川乌、草乌、附子在炮制过程中，乌头碱类生物碱8位上的乙酰基在较缓和的加热条件下被一些脂肪基酰置换，生成毒性较小的脂生物碱类。因此，含乌头类的方剂，先煎、久煎以破坏其毒性成分是科学的。若与其他药同煎，煎煮时间短，则毒性成分不能有效地被破坏，用之易引起中毒甚至死亡。

四、科研和科普工作滞后

众所周知，只有在国际上提出某中药或中成药内含有有毒物质，或者在临床使用出现了不良反应报告后，我们才呼吁有关部门立项研究。其中最为突出的例子：1978年新加坡政府卫生部决定禁用黄连，认为新生儿服用黄连会加重新生儿黄疸，而10年后才由中国国家自然基金委员会立项研究，至1994年和2001年才分别完成研究并报告结果。基础研究及临床回顾性调查均证明，新生儿服用黄连未见任何不良反应。其实在我们提出报告之前，新加坡一些学者早已否定了他们以前的认识。另外，关于有毒中药的科普宣传做得很不够。因此，许多地区和人们对有关知识了解得很少，这也是造成使用中药出现不良反应病例增多的原因之一。

五、方剂配伍不当

中医临床用药，多以方剂为主，一个方剂所用药味，少则几个，多则几十个，其功效应当是该方剂中所有药物的群体效应，若配合不当，不仅降低疗效，还可能增加毒性。如有人用全蝎、天龙、蜈蚣、牡丹皮和罂粟壳等组成方剂治疗浅表性胃炎，引起复合中毒，究其原因是组方失当。中药与西药组方共用是近年来的一种大胆尝试。组方合理确可收到良好的治疗效果，但是也有因为组方不合理而产生毒副作用的报道。如文献报道：氯化钾、氯化钠、碘化钠与含朱砂的中成药合用，可因生成有毒的氯化汞或碘化汞而引起药源性肠炎；将利舍平、异烟肼、呋喃唑酮等单胺氧化酶抑制剂与含麻黄的复方中成药合用，前者能妨碍去甲肾上腺素、多巴胺的灭活，而麻黄碱能促使去甲肾上腺素和多巴胺释放增加，造成这两种递质大量蓄积而引起头痛、恶心、呕吐、腹痛、腹泻甚至血压升高等反应；用黄芪、生地、花粉及格列苯脲组成的消渴丸，应用后出现了低血糖性昏迷；如石膏、海螵蛸、龙骨、牡蛎等含钙最高，不宜与强心苷同用；又如青霉素不宜与茵陈合用，因为茵陈中所含的6，7-二甲氧基香豆素、挥发油和黄酮类物质，可拮抗青霉素的抗菌作用。这方面的报道还有不少。盲目地联用中西药物，不仅可相互拮抗，降低药效，而且还可能引起严重的毒副作用，甚至危及生命，因此，应引起临床医生的足够注意。有学者归纳了一些最常用的中草药可能发生的药物相互作用，见表3。

表3　中草药与化学药的相互作用可能产生的不良反应

中草药	合用药物	不良反应
银杏、大蒜、当归、丹参、贯叶金丝桃	华法林（抗凝药）	导致出血倾向的增加
	5-羟色胺重吸收抑制剂：曲唑酮；舍曲林；奈法唑酮	轻度5-羟色胺综合征
贯叶金丝桃	茶碱、环孢素、地高辛、苯丙香豆素	降低它们的生物利用度
贯叶金丝桃	帕罗西汀（抗抑郁药）	导致昏睡和语无伦次
贯叶金丝桃	口服避孕药：炔雌醇；去氧孕烯	导致生殖器官破溃出血
人参	抗抑郁药（如苯乙肼）	引起头痛、震颤和狂躁
槟榔子	精神安定药：氟哌噻吨；环丙定；氟奋乃静	导致锥体束外症状加剧
槟榔子	泼尼松龙或沙丁安醇	使气喘不能完全控制（槟榔碱能引起支气管收缩）
育亨宾	三环抗抑郁药	导致高血压（致低剂量育亨宾引起高血压，且作用剧烈）（单用导致高血压）
洋甘草	皮质类固醇药：泼尼松龙（口服或外用）；氢化可的松（口服或外用）	增加它们的生物利用度、提高血药浓度和降低清除率，主要是甘草甜素的作用
小柴胡汤	泼尼松龙	可降低泼尼松龙的血药浓度

续表

中草药	合用药物	不良反应
银杏	阿司匹林	导致眼前房自动出血，因银杏内酯是PAF的强抑制剂
银杏（单用也有报道可致双侧硬膜血肿）	扑热息痛、麦角胺	导致双侧硬膜血肿
银杏仁	噻嗪类利尿剂	导致高血压
辣椒属植物	ACE抑制剂	可引起咳嗽，因辣椒素大量消耗P物质
南非钩麻	华法林	导致紫癜病

六、药不对证

中医治病，讲究辨证施治，对症下药。即指用药要因人因病因证因地因时而异，"对症下药，随证加减"，这是中医药治病的精髓。各种中药既有适应证，又有禁忌证。如：表虚自汗，阴虚盗汗者禁用解表发汗药。疮疡日久，淋病，失血患者虽有表证也应慎用解表药。脾胃气虚，食少便溏者慎用清热药，以防苦寒化燥伤阴。年老体虚，脾胃虚弱者慎用泻下药，妇女胎前产后及经期均应忌用泻下药。阴虚血燥及气虚者慎用芳香化湿药。阴亏津少，肾虚遗精遗尿者慎用利水渗湿药。实热证、阴虚火旺、津血亏虚者忌用温里药，等等。即使是甘草这样补中益气、清热解毒、祛痰止咳、缓急止痛、调和诸药之品，亦有湿盛胀满及浮肿者不宜用和反大戟、芫花、甘遂、海藻等禁忌证及注意事项。久服大剂量生甘草，可生湿助满，引起浮肿、钠潴留、血压升高、呕吐等不良反应。人参大补元气，补脾益肺，生津安神，适用于气虚脉微、喘促懒言、自汗等气虚证。不仅实证、热证而正气不虚者忌用人参，而且还有反藜芦、畏五灵脂等注意事项。

七、用法不当或剂量过大

各种药物治疗疾病都有一定的剂量范围，中药虽然不像化学药物那样具有精确的起效量、极量和中毒剂量，但是《中国药典》等有关著作对各种中药的成人每日常用量均有明确规定，不适当地随意加大剂量常会产生毒副反应。许多药性峻猛的有毒中药治疗量与中毒剂量很接近，如草乌、斑蝥、蟾酥、砒石、马钱子等，如处方量过大易出现中毒。有报道称，某风湿病患者一次用生乌头210 g，药后很快昏迷而死亡；有患者服斑蝥9～10 g中毒死亡。还有些患者对中药的毒副作用认识不足，认为中药无毒，随意加大药物剂量或胡乱服药，或苦于病痛，恨病吃药，不遵医嘱，擅自加大药量，结果发生服药中毒死亡。有报道称，一风湿性关节炎患者治病心切，将6～9次服完的雪上一枝蒿药酒50 mL（含生药2 g）一次服完后咽部感闭塞，15 min后出现抽搐，30 min后死亡。某患者因牙痛服山豆根60 g，30 min后神志不清、四肢抽搐、昏迷，后呼吸衰竭而死亡。某类风湿性关节炎患者，煎服雷公藤根50 g，连服15 d，因效差又煎服雷公藤根100 g，次日出现中毒症状致急性肾功能衰竭、中毒性心肌炎、休克而死亡。其他，如关木通常用量3～6 g，有人用至18 g；制川乌常用量1.5～3 g，有人用至40 g；制马钱子常用量0.3～0.6 g，有人用至2 g；雄黄常用量0.05～0.1 g，有人用至1 g等。如此超剂量服用有毒药物，必然发生毒副反应。

八、盲目使用"偏方""单方"或"秘方"

中医确有许多单方或偏方治大病的成功病例，但都是在掌握药性，了解病情，严格用法用量，随证加减的基础上取得良好效果的。一般说，单方或偏方有较强的针对性，如果药不对证，滥用误用，则更易产生毒副反应。近年来，随着中医药事业的发展，一些未经系统培训或学习中医药知识的医务人员，甚至"江湖医生"亦在滥用"单方""秘方""验方"为人治病，还有一些普通群众根据网络或有关书籍，自己选用和服用中药。上述中药的滥用成为中药中毒病例攀升的一个重要原因。有报道称某患者单用关木通18 g治疗功能性子宫出血，连服数日后出现肾衰等严重毒性反应，说明"医生"既不了解关木通中所含的马兜铃酸可对泌尿系统产生严重损害，又违背关木通常用量3～6 g的规定。甘草在我国已有数千年的药用历史，在复方中的出现频率极高，但从不单用，亦未发生毒副作用。而在西方发达国家却因单独使用甘草酸引起假性醛固酮增多症而被禁用和限用。

当然，产生服用中药中毒的原因还有许多，如长时间服用的蓄积中毒、误服伪品（如将马桑子代山芝麻做糖果；或误以华山参与商陆代人参，以独角莲代天麻，以天仙子代菟丝子，以曼陀罗叶代大青叶等）、自行服药、乳母用药及个体差异（如年老、年幼、体质虚弱、过敏体质的人）等。

第三节　有毒中药的中毒机制

一、毒性成分为生物碱的中药的中毒机制

1.含阿托品类

白花曼陀罗、天仙子和莨菪等含莨菪碱、东莨菪碱和阿托品生物碱，此类生物碱为M-胆碱受体阻滞剂，其中毒机制主要为抗M-胆碱能反应，能抑制周围交感神经、兴奋中枢神经系统。

2.含乌头碱类

草乌、川乌、附子和雪上一枝蒿等中药均属此类，其中毒机制是过量的乌头碱先兴奋后麻痹各种神经末梢，刺激迷走神经中枢，甚至麻痹血管运动中枢、呼吸中枢，以致心源性休克、呼吸衰竭而致死。

3.含番木鳖碱类

马钱子和吕宋果等的种子均含番木鳖碱（士的宁）和马钱子碱，其中毒机制是破坏反射活动的正常过程，使兴奋在整个脊髓中扩散而呈特有的强制性痉挛。

4.含秋水仙素类

光慈菇和山慈菇的鳞茎均含秋水仙碱。秋水仙碱能使染色体停滞在分裂中期，染色体虽然纵裂，但细胞不分裂，不能形成2个子细胞，使染色体加倍。实验证明山慈菇可诱发体细胞遗传损伤，可诱发产生细胞遗传物质损伤。

5.含雷公藤碱类

雷公藤和昆明山海棠均含雷公藤碱，雷公藤碱有剧毒，煎煮时间不够或过量服用本品，吸收后对中枢神经系统有损害，可引起丘脑、中脑、延脑、小脑、脊髓等器官的严重营养不良性改变；肝脏、肾脏、心脏可发生出血与坏死。

二、毒性成分为苷类的中药的中毒机制

1.含强心苷类

强心苷是一类对心肌有显著兴奋作用的苷类，中毒后主要表现在胃肠道方面，严重时可出现传导阻滞、心动过缓、异位节律等，最后因心室纤颤、循环衰竭而致死。

2.含皂苷类

皂苷有强烈的局部刺激作用，并抑制呼吸、损害心脏和溶血作用。如商陆能

刺激交感神经，促进胃肠道蠕动并刺激肠黏膜，引起腹痛腹泻，大剂量可致中枢神经系统麻痹及运动障碍。其毒性物质主要为商陆毒素（三萜皂苷类）和组织胺。

3.含氰苷类

杏、桃和枇杷等的种仁均含有毒成分氰苷（苦杏仁苷），中毒后主要表现为中枢神经系统症状。

4.含黄酮苷类

含有毒黄酮苷的中药有芫花和广豆根等，其毒性作用多为刺激胃肠道和损害肝脏，引起恶性呕吐和黄疸等症状。

三、毒性成分为毒蛋白类的中药的中毒机制

苍耳子、豆和蓖麻子等植物的种子中，均含有毒蛋白，能强烈刺激和腐蚀胃肠黏膜，引起广泛的内脏出血。

四、毒性成分为金属元素类的中药的中毒机制

中药中含金属元素的药物主要是矿物类药物，其中对人体毒性较大的主要有含汞、铅和砷类等药物，有朱砂、轻粉、密陀僧、官粉升汞和砷石等。其中，汞为一种原浆毒，汞化合物对人体具有强烈的刺激性和腐蚀性作用，并能抑制多种酶的活性，引起中枢神经和自主神经功能紊乱。汞化合物经消化系统、皮肤黏膜或呼吸系统吸收，入血后释放出汞离子，汞离子与酶蛋白的巯基结合，使酶失去活性，阻碍细胞的呼吸和正常代谢，损害各脏器功能，高浓度时可穿过血脑屏障，直接损害中枢神经系统，蓄积于中脑和小脑神经细胞的核周体内，使各肌群之间的协调性遭到破坏，引起汞毒性震颤。内脏损害的病理改变以肾小球、近曲小管和肝细胞浊肿、肝小叶坏死为著。铅中毒早期即出现神经系统功能紊乱，可能是铅离子干扰了脑细胞的能量代谢，使大脑皮质兴奋和抑制过程紊乱所致。慢性铅中毒还可发生脑水肿及脊髓前角细胞变性、周围神经炎、肌肉萎缩，齿龈及大肠黏膜会有硫化铅所组成的铅线。铅中毒特别易影响到血红蛋白合成的中间产物卟啉代谢发生紊乱，使δ-氨基-γ-酮戊酸脱氢酶（δ-ALAD）形成原卟啉；又可抑制铁络合酶，阻碍原卟啉与二价铁结合，使血红蛋白合成受阻，血中粪卟啉升高并从尿中排出。铅还抑制红细胞膜三磷酸腺苷酶的活性，使红细胞内钾离子逸出，致细胞膜崩溃而溶血。铅与红细胞表面的磷酸盐结合，形成不溶性磷酸盐，使红细胞脆性增加。严重铅中毒使毛细血管壁抵抗力减低，发生血管痉挛和动脉硬化。

第一节　有毒中药中毒的临床表现

有毒中药所含毒性成分有生物碱类、毒苷类、毒性蛋白类、萜与内酯类等，作用于人体不同的系统或器官组织，而引起不同的症状。

一、含生物碱类植物中毒

含生物碱的有毒植物有曼陀罗、莨菪（又名天仙子）、乌头、附子、钩吻、雪上一枝蒿、马钱子等。生物碱具有强烈的药理及毒理作用，其中毒潜伏期一般较短，多在进食后 2~3 h 内发病。毒性成分大多数侵害中枢神经系统及植物神经系统，因而中毒的临床表现多与中枢神经系统、植物神经系统的功能紊乱有关。如曼陀罗及莨菪中毒后，主要表现为对副交感神经的抑制和对中枢神经的先兴奋后抑制，可见口舌干燥、咽喉灼热、声音嘶哑、恶心呕吐、皮肤干燥潮红、瞳孔散大、视力模糊、对光反射迟钝或消失、心动过速、呼吸加深、狂躁、幻觉、谵语、运动失调、神志模糊等。严重者 24 h 后由烦躁进入昏睡、血压下降、休克、昏迷，最后因呼吸中枢麻痹，缺氧而死亡。乌头及附子中毒时，中毒者首先感到唇舌辛辣灼热，继而发痒麻木，从指尖逐渐蔓延至四肢及全身、痛觉减弱或消失、头晕眼花、恶心呕吐、腹痛腹泻、耳鸣、瞳孔先缩小后放大、呼吸急促困难、心律失常，严重者导致心功能不全甚至发生阿-斯综合征，呼吸因痉挛而窒息，继而衰竭致死。雪上一枝蒿毒性与乌头碱相似，中毒时亦高度兴奋副交感神经，中毒症状与乌头中毒大致相同。钩吻中毒的主要症状有口咽灼痛、恶心呕吐、腹痛腹胀、语言不清、复视、震颤、共济失调、瞳孔散大、呼吸困难甚至窒息、心律失常、强直性抽搐等。马钱子中毒的主要症状，最初出现头痛、头晕、烦躁不安、吞咽困难、呼吸不畅、全身发紧，对听、视、味等感觉过度敏感，继而发生典型的士的宁惊厥症状，从阵挛性到强直性呈角弓反张姿势、双拳紧握、两眼睁视、口角向后牵引呈苦笑状态、呼吸肌痉挛引起窒息、发绀而死。

二、含毒苷类植物中毒

目前因毒苷引起中毒的有三类，包括强心苷类、氰苷类、皂苷类。常见的如含强心苷类：致毒主要成分为多种强心苷，毒性及中毒症状与洋地黄中毒相似，主要有夹竹桃、万年青、羊角拗，还有罗布麻、福寿草、五加皮、铃兰、毒筋木等。夹竹桃全株及树液均有毒，中毒后主要症状为：食后 2 ~ 5 h 发生恶心呕吐、剧烈腹痛腹泻、便血、头昏头痛、四肢麻木、肢冷汗出、食欲不振、神昏谵语、瞳孔散大、体温及血压下降、心室纤颤、心源性脑供血不足、晕厥、嗜睡、昏迷休克，严重时心跳骤停而死。万年青对心肌可能有直接抑制作用，此外能刺激迷走神经及延髓中枢，且有蓄积性，大剂量可发生心脏传导阻滞以致停搏，出现胸闷、眩晕、流涎、惊厥、四肢发冷、各种心律失常等症状。含氰苷类：这类有毒植物主要有苦杏仁、木薯、枇杷仁、桃仁、樱桃仁等。中毒的症状除胃肠症状外，主要为组织缺氧的症状，如呼吸困难、紫绀、心悸、头昏、头痛、昏迷、抽搐等，严重者多因窒息及呼吸中枢麻痹而致死亡。如超过半小时而不致死亡者，其预后多属良好。含皂苷类：皂苷有局部刺激作用，有的还有溶血作用。常见的含皂苷类有毒中药为天南星、商陆、皂角、白头翁、黄药子、川楝等。如天南星所含苛辣性毒素对皮肤和黏膜有强烈的刺激作用，表现为口、舌麻辣、黏膜轻度糜烂或部分坏死脱落，继而口舌肿大、流涎、声音嘶哑、头晕、心慌、四肢麻木，严重者痉挛、惊厥、窒息、昏迷、呼吸停止。小儿误食经抢救后，有导致神经智力发育障碍的病例。商陆中毒临床可见：剧烈腹痛、吐泻、便血、面色苍白、瞳孔散大、角膜反射消失、抽搐、呼吸抑制、血压下降等。皂角荚中毒可产生全身中毒反应：恶心呕吐、烦躁不安、腹泻、头晕无力，严重可因窒息及肾功能障碍而危及生命。黄药子超量内服对口、咽、胃肠道黏膜有刺激作用，大剂量对中枢神经和心脏有毒害作用，可见口、舌、咽喉烧灼感，流涎，恶心呕吐，腹痛腹泻，瞳孔缩小，严重时心悸、惊厥、昏迷、呼吸困难及心脏麻痹等。

三、含毒性蛋白类植物中毒

毒蛋白主要含在种子中，如巴豆、相思子，巴豆油中含有强刺激物质和致癌成分，巴豆油口服后在肠内与碱性液作用，析出的巴豆油酸和巴豆醇双酯类化合物能剧烈刺激肠壁，腐蚀肠道引起炎症，有时引起肠嵌顿、肠出血等。巴豆毒蛋白是一种细胞原浆毒，能溶解红细胞，并使局部组织坏死。相思子所含毒蛋白，对温血动物的血液有凝血作用，可引起循环衰竭和呼吸系统抑制。再如苍耳子、蓖麻子、桐子、望江南子等，这类毒蛋白能损害肝、肾等实质细胞，并可引起全身广泛性出血，同时可引起消化系统及神经系统机能障碍。常因呼吸及循环衰竭而致死，如引起突发性肝昏迷将迅速死亡。

四、含萜类与内酯类植物中毒

本类植物包括马桑、苦楝、莽草子、樟树油、红茴香等。如苦楝全株有毒，尤以果实毒性最烈，作用于消化道和肝脏，尚可引起心血管障碍，甚至发生休克及周围神经炎。马桑所含马桑内酯等有毒物质极易溶解于乙醇，故饮酒可加重中毒程度，临床可见头昏头痛、胸闷、剧烈吐泻、全身麻木、人事不省等。莽草子中毒，其毒素作用于延髓，除引起恶心呕吐、上腹不适或疼痛等胃肠道症状及眩晕、头痛等一般中度症状外，还可引起抽搐、角弓反张、牙关紧闭、口吐涎沫、瞳孔散大，严重者可于惊厥状态下死亡。

五、其他有毒植物中毒

其他有毒植物包括瓜蒂、白果、细辛、鸦胆子、甘遂等，如白果中毒主要表现为胃肠道及中枢神经系统症状，如腹泻、呕吐、烦躁不安、惊厥、昏迷、对光反应迟钝或消失。瓜蒂中毒主要表现为胃肠道症状，如胃部灼痛、剧烈呕吐、腹泻、脉搏细弱、血压下降、昏迷，直至呼吸中枢麻痹而死亡。细辛的主要毒性成分为挥发油，可直接作用于中枢神经系统，初期兴奋，后则抑制，特别是对呼吸系统的抑制。临床可见头痛、气急、呕吐、烦躁、颈项强直、体温及血压升高、肌肉震颤、全身紧张，可迅速转入痉挛状态，牙关紧闭、角弓反张、神志昏迷，最后死于呼吸麻痹。

六、动物类药物中毒

本类动物药物常见的有蟾酥、全蝎、斑蝥、红娘子等。蟾酥可使心、脑、肝、肾产生广泛性病理损害，进而导致死亡。临床以心血管症状最为明显，如心动过缓、窦房阻滞、异位节律及窦性心动过速和心室纤颤。而斑蝥则可引起剧烈的消化道症状和神经系统的损害，引起恶心、呕吐、呕血、腹部绞痛、便血、发音困难、口唇及四肢末端麻木、复视、咀嚼无力、双下肢瘫痪、二便困难等；小剂量可损害肾小球，中等量和大剂量主要损害肾小管，易引起肾功能衰竭等。

七、矿物类药物中毒

本类药物常见有砒霜、朱砂、雄黄、水银、胆矾、铅、硫黄等。砒霜即三氧化二砷，有剧毒，若吸入其粉尘引起中毒，首先见咳嗽、喷嚏、胸痛、呼吸困难等呼吸道刺激症状，神经系统可见头痛眩晕、肌肉痉挛、谵妄昏迷，最后可死于呼吸及血管运动中枢麻痹；若由消化道进入引起中毒则首先出现口干、痛，吞咽困难、剧烈吐泻，严重者似霍乱而脱水、休克。毒素对血管舒缩中枢及周围毛细血管的麻痹作用可导致"七窍流血"的严重后果，最后大多死于出血或肝肾功能衰竭和呼吸中枢麻痹；慢性中毒除一般神经衰弱症候群和轻度胃肠道症状外，主要为皮肤黏膜病变及多发性神经炎。

朱砂中毒主要由硫化汞引起。内服引起的急性汞中毒主要表现为消化道黏膜的刺激、腐蚀或坏死，并引起肾脏损害。对神经系统的损害表现为头昏、嗜睡或兴奋，重者昏迷休克而死；慢性汞中毒的主要症状之一是肌肉震颤。铅为多亲和性毒物，进入血流后可引起代谢过程的高度障碍，可损害全身各个系统，尤其损害神经、造血、消化和心血管系统及肝、肾等内脏器官。

第二节　有毒中药中毒的诊断

一、中药急性中毒的诊断

1.病史

对于急性中毒病人，详细询问病史对诊断帮助极大。一般本人或陪同人员均能提供初步的中毒药物品种，在询问病史时应注意询问致毒药物的剂量、时间、中毒途径，引起中毒的中药的药源、入药途径、服法、剂型和炮制方法，中毒后出现哪些症状，中毒后经过哪些处理，如催吐、洗胃、应用解毒药物等。同时还应询问既往健康状况、过敏史，尤其注意有无肝肾疾患等，这有助于与当前状况做鉴别，对中毒的严重程度及估计预后均有帮助。

2.临床表现

熟悉有毒中药中毒的临床表现有助于急性中毒的诊断和判断。对于突然出现的呕吐、腹痛、发绀、昏迷、惊厥、抽搐、呼吸困难、休克等异常生命体征而不能用基础疾病解释时应考虑急性中毒的可能。特别是遇到因吃了某种药物后，在短时间内出现（或不同于原发病）症状，且很急，病情迅速恶变加剧，应考虑到"中毒"。要分析症状特点、出现时间和顺序是否符合某种有毒中草药中毒的特征。并进一步根据患者的主要症状，迅速进行重点而必要的体格检查，如血压、瞳孔、心肺检查等，同时立即给予紧急治疗处理。待病情允许时，再进行系统的补充检查和病史询问。

3.实验室检查

（1）毒物检验

尽量收集可疑药物或含毒药物的食品标本（包括呕吐物，第一次洗胃液，尿、便、血样等）及其他可疑品并送检，检查毒物或其代谢产物，阳性结果可提供诊断依据。如果毒物确诊有困难，在抢救的同时，可采集与有毒的植物、动物或矿物药同样的标本并送有关单位鉴定。

（2）一般检查

一般检查包括血、尿、便常规，血糖，血电解质，肝、肾功能，血氧分析，心电图，X线检查等，以了解各脏器功能及并发症情况。

一般有毒中药急性中毒时，医生通过病史、体检及实验室检查等三方面综合分析后都可以明确诊断。但是毒物种类很多，不可能对它们都很了解，不懂的应立即咨询有关权威机构（如中国预防医学科学院中毒控制中心免费咨询电话：010-63131122）。但千万不可因等待毒物的诊断、追问中毒史及非重点的检查而延误抢救。抢救是第一位的，在给氧、静脉输液、维持呼吸循环的同时，尽快进行排毒解毒治疗。

二、中药慢性中毒的诊断

凡在较长时期内（一周以上）经常地反复使用某些有毒中药所发生的刺激、腐蚀机体或干扰破坏正常生理功能，导致损害健康，甚至危及生命的现象，称为"慢性中药中毒"。有毒中药慢性中毒的患者，一般都有较长期服药或外用、吸入等药物接触史和较典型的临床表现，理化检查均可发现内脏及组织器官损害，还能够直接检测到药物在部分病人体液中含量过高的证据。

临床上最常见的慢性矿物药中毒，是含汞、砷、铅类中药中毒。

1. 含汞类中药中毒

（1）含汞类中药

有朱砂（丹砂）、轻粉（水银粉）、银朱（灵砂）、三仙丹、红升丹、白降丹、九一散，以及朱砂拌用的单味药茯神、麦冬，用朱砂做包衣的安宫牛黄丸（每丸含朱砂 0.27 g）、朱砂安神丸、天王补心丹。方中含有朱砂的中成药如更衣丸、磁朱丸、保赤散、益元散、紫雪丹、龟龄集、珍珠八宝散、拔脓净、九圣散、桃花散等。

（2）中毒临床表现

慢性汞中毒一般经过数月甚至 1～2 年才发现症状。主要表现为神经衰弱症候群、汞毒性口炎、汞毒性肾病和汞毒性脑病（肌肉震颤），也可出现皮炎。

①神经衰弱症候群：记忆力减退、失眠、烦躁、忧郁、易兴奋、多汗等。有的患者可出现视力模糊、月经不调、流产、早产。

②汞毒性口炎：起初齿龈有少量出血，后感酸痛、红肿、压痛、似海绵状。口颊黏膜呈棕红色，偶在发炎的齿龈上见到硫化汞的暗蓝色线，称为"汞线"。口舌黏膜肿胀及溃疡，唾液增加，但仍感口干。唾液腺、颌下腺颈部淋巴结可肿胀疼痛。

③汞毒性肾病：食欲不振，胃肠功能紊乱，浮肿，血压不稳，排尿异常（如少尿、尿闭）。

④汞毒性脑病：有明显精神症状，手足及全身可见粗大的肌肉震颤，或见共济失调。

（3）实验室检查

①尿汞定量：高于正常值上限。尿汞正常值上限，蛋白沉淀法为 0.01 mg/L，双硫腙法为 0.05 mg/L，原子吸收分光光度法为 0.005 mg/L。

②周围血象：可见点彩细胞、中毒颗粒、网织细胞增加，白细胞减少，淋巴细胞增多。

③尿常规检查：可见到蛋白、管型、红细胞等。

2. 含砷类中药中毒

（1）含砷类中药

砒石、砒霜、雄黄、雌黄、礜石，以及安宫牛黄丸、牛黄至宝丸、局方至宝散、小儿回春丸、紫金锭、行军散、红灵散、牛黄醒消丸、醒消丸、七味新消丸、黎同丸、外科二味拔毒散、三品一条枪、六神丸、小儿七珍丸、牙痛一粒丸、解暑片、牛黄解毒片、纯阳正气丸、银屑丸、砒枣散、冷哮丸、梅花点舌丹、青黄散、复方青黛片等含有雄黄或砒霜的药物。

（2）中毒临床表现

皮肤接触砷制剂数周，或内服小量砷剂数月，体内砷积累量达225 mg时，可出现慢性砷中毒的临床症状，表现为神经系统损害和多皮肤黏膜病变。

①多发性神经炎：表现为肢体对称性感觉异常，如麻木、刺痛、灼痛等。继之肢体无力，呈弛缓性瘫痪，行走困难，肌肉萎缩，也可见因膈肌麻痹而致呼吸困难者。神经痛可非常剧烈，以致病人常蜷曲而卧，并可有大小关节挛缩的后遗症。体检可见腹壁反射、提睾反射减弱，肱二头肌反射、膝反射消失。

②皮肤黏膜病变：皮肤瘙痒、干燥粗糙，毛发脱落，手心、脚底皮肤加厚，口角、眼睑、手指、脚趾、腋窝、阴囊等处可发生皮疹，如丘疹、疱疹、脓疱、湿疹、痤疮样皮疹等，也可发生难愈合的溃疡，少数可致剥脱性皮炎。皮肤可呈青铜色色素沉着，脱发，指甲失去原有光泽及平整状态，脆薄易损，指甲上可出现 $1 \sim 2$ mm宽的白色横纹。砷状毒黏膜刺激症状有：结膜炎、角膜混浊、鼻咽干燥、鼻炎、咽喉炎、鼻血、鼻中隔穿孔，以及口腔炎、牙龈炎、胃炎、结肠炎等。

除上述之外，还可发生中毒性肝炎、中毒性心肌炎、性欲缺乏或勃起功能障碍、营养不良、再生障碍性贫血、血紫质病等。

（3）实验室检查

①尿砷检验：定性呈阳性，定量在正常值上限 0.65%（mg/L）以上（各地有不同）。发砷、指甲含砷量增高。发砷定量在正常值上限 3 mg/100 g以上。

②血常规：慢性中毒可出现白细胞减少，或血红蛋白下降。

③尿常规：尿胆原阳性，潜血试验强阳性，尿中出现蛋白、管型、红细胞碎片等。

④肝、肾功能异常。

3.含铅类中药中毒

（1）含铅类中药

有单味药有青铅（黑锡）、密陀僧、官粉（胡粉）、黄丹、铅霜（铅白霜），中成药有黑锡丹、宣明补真丹、一扫光以及外用膏药等。

（2）中毒临床表现

①铅性面容：面部呈土黄色或灰白色。

②神经系统：早期出现神经衰弱症候群。如头晕、失眠、乏力、食欲减退、肌肉关节痛。病情进一步发展，出现多发性神经炎、铅麻痹（伸肌麻痹），有典型的腕垂、踝垂症。重度病人可出现中毒性脑病，表现为精神及神经系统功能紊乱，如失眠、精神抑郁、感觉迟钝、幻觉、谵妄、轻瘫、震颤、惊厥，甚至昏迷。

③消化系统：口中金属味，齿龈铅线，腹部经常绞痛，食欲不振，腹胀，大便秘结。铅线为铅中毒的特征之一，它是体内吸收的铅与齿缝中残留的食物或溃疡组织腐败而产生的硫化铅所致。形成黑色微粒，沉积于口腔黏膜内或舌面，约为 1 mm 宽的带形，或不规则斑块。在沿尖牙及第一臼齿的齿龈边缘，可以出现蓝色灰色微点。

④造血系统：出现轻度和中度低血红蛋白性、正常红细胞型贫血，或小细胞型贫血。

⑤其他：尚有间质性肾炎，尿毒症，肝肿大，黄疸，月经失调，流产或早产。铅中毒病人在停止摄铅 1~2 年内，可因患病、酸中毒、饮酒、饥饿、低钙等情况而诱发急性发作，临床上呈潜伏期与急性期交替，遗患无穷。

（3）实验室检查

①血铅测定：正常血中铅量 1.44 μmol/L 以内，若高至 4.8 μmol/L 即出现症状，超过 14.4 μmol/L 往往发生严重脑症状。铅中毒病人血内铅浓度常在 0.6 μmol/L~10 μmol/L 之间。

②周围血象红细胞形态变化：表现为点彩红细胞、网织红细胞、碱性红细胞增多。点彩红细胞超过 300 个/10^6 红细胞，网织红细胞超过 1.42%，碱性红细胞超过 0.8%。

③尿铅测定：正常尿铅量上限值为 0.08 mg/L。为排除肾功能差异的影响，在测定尿铅的同时，应测定尿中肌酐量。

④尿中 δ-氨基乙酰丙酸（δ-ALA）阳性或血中 δ-氨基乙酰丙酸脱氢酶（δ-ALAD）活性降低。

⑤尿内粪卟啉增多：正常尿内粪卟啉呈阴性，而铅中毒时则呈阳性。

⑥脑脊液常规：压力增加，糖量正常，蛋白量增多，细胞数可正常或增加，大多为淋巴细胞。

⑦X 线检查：长端骨骺有密度增加的厚带，在 X 线上呈白带状。骨小梁有不同程度的增加，少量的骨小梁特别明显，与小梁间隙形成鲜明的对比，如蛇皮状。腹部平片也可看到不透光的物质存在。

第三节 有毒中药中毒的防治

一、有毒中药中毒的预防

1. 正本清"源"

我国物产丰富，有12 807种可药用的动物、植物和矿物，其中植物11 146种，占总数的87%，分布于383个科的2 309个属。而中药基源的多样性和复杂性是中药材品种混杂的主要原因。对于品种繁多、基源混乱的中药，特别是有毒中药，基源不同，其药效和毒性间可能存在较大差异，如山豆根与北豆根。故须对其进行本草考证，以现代药理毒理评价方法系统表征样本生物学特征，采用国际通用的动/植物分类命名，并进行植物栽培和炮制等标准化和质量控制研究，得到化学物质基础和药理毒理作用稳定的标准化中药。

2. 剂型适宜

汤剂是中药最常用剂型，此外还有丸、散、膏、丹等多种剂型，作用特点因剂型而异。正如李东垣所述"汤者荡也，去大病用之；散者散也，去急病用之；丸者缓也，舒缓而治之"。有毒中药更需根据其药效和毒性特征选择适宜剂型。一般毒药的剂型以丸散为宜，可减缓药物的毒性。如舟车丸和控涎丹，均有性烈有毒的甘遂、大戟、芫花，皆为丸散剂。正如"丸之为物，其体也结，势不外达，而以溶渐化，大毒难以汤剂者丸以用之"。散剂作用较慢，易控制剂量，可在很大程度上避免中毒事故的发生。故有毒中药采用丸、散剂型是理性选择，也是临床药学新的研究课题。

中药成分极其复杂，了解药物的化学成分和药理作用，对药物剂型的选择具有重要意义。在传统中药剂型的基础上，充分利用现代药剂学手段，研制适合有毒中药的高效低毒的新剂型是药学工作者肩负的使命。

3. 炮制有方

中药炮制是控制中药质量、达到安全用药目的的行之有效的手段。有些有毒中药若不经炮制而直接入药，往往会导致中毒，甚则危害生命。因此，有毒药材须经炮制加工以消减其有毒成分含量、破坏或改善有毒成分的结构，或与炮制辅料起作用而解毒，破坏共存酶的活力，以达"减毒"目的。主要通过干热法、煮法和净制等方法祛除非药用毒性成分，或使毒效合一成分控制在科学范围内，以保证临床用药的安全有效性。如斑蝥为有毒之品,《本草蒙筌》指出"去翅足同粳米炒熟。生者误服,吐泻难当"。斑蝥素既是斑蝥的主要成分,又有剧毒,能使皮肤和黏膜发泡;口服毒性更大,可致急性胃肠炎和中毒性肾炎,严重者致急性肾衰而亡。但斑蝥素不耐高温,加热至110 ℃便可升华而散失,故常用米炒降低其毒性。

4.合理配伍

合理的药物配伍既能提高疗效,又可防止毒药过量而产生毒性作用。著名的增效减毒配伍有半夏配生姜、附子配甘草等。如张仲景在使用附子时,多与甘草、生姜和干姜配伍以降低毒性。干姜和甘草不仅能减低附子的毒性,还能增强其强心升压作用。再如附子泻心汤和黄土汤中,黄芩和附子配伍使寒热互制、温清并施;乌头赤石脂丸中,乌头/附子与赤石脂同用以解毒等,这些配伍均具有极为重要的意义。实践证明,合理的配伍不仅能为毒药的安全使用创造条件,还为某些毒副作用的救治提供了理论支撑。

5.合理用药,控制剂量

严格掌控有毒中药的用药剂量是避免其毒害机体的有效方法。如《神农本草经》云,"若用毒药疗病,先起如黍粟,病去即止,不去,倍之;不去,十之,取去为度",揭示了服用有毒中药须谨慎把握用药剂量的基本原则。同时表明,毒药宜从小量开始,中病即止,以防药毒致害和药物在体内蓄积中毒。要求严格掌握毒药剂量和中病即止,是由于在一定条件下药物可由量变引起质变。若用量适宜则可攻病愈疾,临床用毒药即取其性悍力专之性,以获斩将夺关之效;一旦剂量过大、攻伐太过则变生他害,甚则危及生命。一般而言,在一定用量范围内,药物剂量越大,药效越强,毒性也随之增强。如马钱子,治疗剂量能兴奋中枢神经、提高骨骼肌张力以改善肌无力,临床常用治重症肌无力、瘫痪及小儿麻痹后遗症等疾病。而中毒量的马钱子可致脊髓反射性兴奋亢进、强直性痉挛、角弓反张,致呼吸中枢麻痹而窒息死亡。

超量用药是有毒中药中毒的主要原因之一,尤其是毒性大、作用猛的药物,一味提高用药剂量可能引起严重中毒。故有毒中药除不宜过量应用,亦不宜长期服药,以防蓄积中毒。

6.正确认识中药的毒性

相对而言,中药比较安全,但这并不意味着中药没有毒副作用。俗话说,"是药三分毒",对中药的药效、毒副作用和安全剂量范围应该有充分的认识,患者要在医生指导下服用药物,避免盲目乱服民间单偏方、中西药物或保健品;既可减轻肝脏的代谢负担,又可避免药物对机体潜在的毒性损伤。

7.其他

预防有毒中药中毒，还须注重以下几点：

（1）重视对中药不良反应的报告和研究，鼓励医生和患者报告与中药相关的不良反应，认真备案并准确反映，研究中药毒性发生概率。

（2）加强对有毒药物的研究，明确其有效成分、毒性成分及毒理作用，确定药物的安全使用范围，为临床安全用药提供科学依据。

（3）加强剧毒药物的管理制度，严格执行医药卫生部门对毒性药物的管理制度和规定。

（4）多途径给药，减弱毒性。药物进入机体的途径有多种，给药途径不同会引起药物吸收速率与吸收量的差异，进而对中药毒性的强弱产生影响。口服、皮肤、外熏、外敷、舌下及直肠给药等给药方法中，有些方法为毒药的应用提供了安全保证。如《金匮要略》用雄黄熏向肛内，既有杀菌之效，又避免可溶性砷的剧毒作用。这些给药方法为安全使用毒药开辟了新途径。

二、中药急性中毒的救治

在进行诊断的同时，就应该争分夺秒，奋力抢救。因为有毒中药急性中毒种类繁多，其毒性成分又十分复杂，在人体内变化多端，病情复杂，且发展迅速，经过凶险，稍延误治疗就可造成机体严重损害，甚至死亡；即使就诊时病情不重，一旦诊断明确，就应想尽一切办法及时全力解救，切勿犹豫不决，否则后果不堪设想。

1.立即中止接触毒物

吸入或接触中毒时，应立即抬离中毒现场，转移到空气新鲜的地方（由气体引起的中药中毒报道不多）；脱去被污染的衣服，清洗接触毒物的皮肤或黏膜。同时冬季注意保暖，夏季注意防暑。

2.清除未吸收的毒物

有毒中药大多从口入，主要在小肠吸收，胃内吸收较少，因中药成分复杂，分子结构大等致吸收速度较为缓慢，$4 \sim 6\,h$ 尚未完全吸收，因此应尽早清除胃肠中未吸收的毒药。方法如下：

（1）药用炭吸附

成人用 $50 \sim 100\,g$ 加入 $2 \sim 4$ 倍的水（$300 \sim 500\,mL$）于洗胃前服入。$1\,g$ 药用炭可吸附 $0.1 \sim 1\,g$ 毒物，儿童按 $1 \sim 2\,g/kg$。（对腐蚀性重金属、乙醇和乙醇酰基、氧化物脂肪或脂肪族的碳化氢及非水溶性物质不吸附。）

（2）催吐

适于神志清楚而能合作且无生命危险者。

①口服洗胃法让其饮水200~400 mL（一般不超过500 mL，如过量易将毒物冲入肠中），然后用压舌板刺激咽后壁或舌根部引起呕吐。如此反复进行，直至吐出的液体变清为止。

②药物催吐首选吐根糖浆15~30 mL，加水200 mL，一般15~30 min后即发生呕吐。

（3）洗胃

时机越早越好，一般中毒后4~6 h内有效。但如果毒物量大、毒性强、饱餐后服毒，服用鱼胆、安眠药、镇静药、抗胆碱药、麻醉剂或昏迷病人均可使胃排空时间延长，因此，即使服毒药后超过6 h也应该洗胃。昏迷病人要注意保护好呼吸道，防止误吸与窒息。口服大量腐蚀性毒物，如斑蝥及轻粉等含汞化合物、强酸、强碱等，可服牛奶、蛋清氢氧化铝凝胶（不适于强碱）等黏膜保护剂，能减轻腐蚀性毒物的作用，保护黏膜；禁忌催吐或洗胃，防止消化道穿孔或大出血。

①口服洗胃法：见上。

②胃管洗胃（包括电动洗胃机洗胃）：选粗胃管从口或鼻腔插入50 cm左右，尽量抽出胃内容物（留作毒物分析），然后取左侧卧位及头低位，用温水或1∶3 000高锰酸钾溶液或中药解毒洗胃液洗胃，每次灌洗量为300~400 mL，昏迷者可减至100~300 mL，胃内容物要尽量抽净，直至洗出的胃液清亮无异味为止。一般成人洗胃量5~10 L。洗胃液温度在37 ℃合适，洗胃过程中万一病人发生惊厥或窒息，应立即停止操作。洗胃后再自服或从胃管灌入适量解毒剂及泻剂。

③胃造瘘洗胃：适合于口服毒物量大的危重患者，胃内容物粗大，洗胃管反复堵塞，经插管洗胃失败者，或喉头水肿、会厌痉挛不能置入洗胃管者，昏迷病人或有其他经口或插鼻管禁忌证又必须洗胃，并且无出血疾患及其他胃造瘘禁忌证者。

常用的洗胃液有：盐水或温开水，适用于一切原因不明的中草药中毒。1∶5 000~1∶2 000高锰酸钾溶液，为氧化剂，可以破坏生物碱及有机物。碘酊，15滴左右溶于500 mL开水中，可沉淀生物碱。5%~10%硫代硫酸钠溶液，适用于氰化物或氰苷类中毒（如苦杏仁、木薯等），使之形成无毒的硫氰化合物。0.2%~0.5%药用炭，为吸附剂，除氰化物外，可用于大部分中草药中毒（或炭末1汤匙加100 mL水中）。绿豆、甘草汤。

（4）导泻

目的是清除进入肠道的毒物，口服或由胃管注入盐类泻药以增加肠内渗透压，机械性刺激肠蠕动而引起排便，加速毒物排泄，减少毒物在肠内吸收。常用药物：大黄粉 10~20 g，用温水化开后，由胃管灌入。甘露醇溶液。硫酸钠（或硫酸镁）20~40 g，加水 100~200 mL（或 25%~50% 溶液 30~50 mL）。中药治疗：当归 90 g，大黄、明矾各 30 g，甘草 15 g，水煎服。或大黄粉 6 g，元明粉 9 g，用开水冲服。或大黄、防风、甘草各 30 g 煎服。或大承气汤：大黄 10 g，芒硝 10 g，厚朴 6 g，枳实 6 g，水煎服。或单方：芒硝 20 g，甘草 30 g，将甘草煎汁一大碗，冲入芒硝溶化后服用，适用于各种药物中毒。

注意：镁离子被吸收后对中枢神经系统及呼吸均有抑制作用，肠管如有损伤或出血不宜用硫酸镁，以防镁离子被大量吸收。当中枢神经抑制药物中毒、腐蚀性药物中毒、肾功能不全或磷化锌中毒时均禁用硫酸镁，可用芒硝（硫酸钠）。

（5）灌肠

当毒物已服数小时而导泻未发生作用时，尤其对抑制肠蠕动的毒物（巴比妥类、吗啡、重金属）所致中毒患者灌肠更为必要。用 1% 微温皂水（或 1% 盐水或清水）500~1 000 mL 高位连续清洗，或在灌肠液内加药用炭促进毒物吸附后排出。

（6）清除体表毒物

皮肤可吸收外敷有毒中药过量而致中毒，如斑蝥、鱼胆汁等，可用温清水清洗皮肤、毛发、指甲缝。眼睛内溅入毒物用大量清水或生理盐水冲洗，特别是腐蚀性毒物更需反复冲洗，不少于 15 min，一般不用化学拮抗剂。伤口中的毒物用生理盐水或高锰酸钾溶液清洗，必要时做局部消毒清创处理。

3. 排除已吸收的毒物

（1）吸氧、高压氧疗法

用于气态有毒中药中毒。

（2）利尿解毒

大多数毒物由肾脏排泄，因此迅速利尿是加速毒物排除的重要措施。

①快速补液：对于无脑水肿及肺水肿且肾功能良好的急性中毒患者，首先积极快速补液是促进毒物随尿排出的最简单措施，补液速度 200~400 mL/h，日总量可达 5~10 L。

②利尿剂：速尿 40~60 mg 静脉注入或 20% 甘露醇 250 mL 静脉滴入。注意水、电解质、血容量不足的纠正。

（3）血液净化疗法

血液净化是急性中毒的重要治疗措施之一。

①血液透析：根据膜平衡的原理，使患者的血液与透析液分别在透析膜（半

透膜）两侧流动，利用弥散、渗透和超滤的原理将血液中的毒物透出，一般对小分子（分子量350）水溶性、不与蛋白结合、与体内分布较均匀的毒物效果好。如砷、汞、铅、甲醇、四氯化碳、硼酸、安眠酮、海洛因、利眠宁、眠尔通、先锋霉素、磺胺、异烟肼、阿司匹林、蛇毒、鱼胆、雷公藤等中毒。

该法适用于摄入毒物剂量大、血药浓度高，已达致死量，临床症状重，常规治疗无效，并发急性肾功能不全、脑水肿、肺水肿、高钾血症等严重并发症者，尤其对危重的安眠药中毒及重度鱼胆中毒患者，血液透析是重要的抢救措施之一。故应尽早采用此法救治，一般在中毒后8~16 h以内进行，疗效较佳。腹膜、结肠透析在特定条件下均可采用。

②血液灌流：将血液在体外直接流经药用炭、树脂、氧化淀粉等吸附剂，以达到净化血液的目的。本法对分子量大、脂溶性、在体内与蛋白结合、能被药用炭或树脂吸收的毒物效果好，如地高辛、有机磷、氨甲喋呤及中、短效巴比妥类、安定等苯二氮卓类镇静安眠药。

③血液交换（置换）：利用血细胞分离剂，换出患者血浆的60%~70%并代以新鲜血浆，达到血液净化的目的。仅用于与血浆蛋白结合牢固，又不能以血液透析及血液灌流清除的毒物。

④换血疗法：对常规抢救无效的重度中毒患者可采用换血疗法，该法在广大基层单位可实施，且疗效也比较好。血压正常时先放血后输血，低血压时先输血后放血，由一侧脉放血400 mL左右，同时或紧接着于另一侧静脉输入同型血（最好为新鲜血），数量相等或稍高于放出血量，可间歇一定时间（4~6 h）后如此反复进行，以达到排除血内毒物的目的。输入人体全血量（约为体重的1/13，单位为L），实际换血量为63.3%；若为一半则换血量为39.4%。理论上需换全身血量的50%~300%倍，输血量应超过放血量。此法代价较高。注意严格消毒，防止污染，防止输血反应。

4.应用特效解毒药

急性中毒治疗的特异性治疗是整个治疗的基础，有可能决定着中毒患者病情的发生和发展。在进行排毒的同时，应积极设法采用有效拮抗剂和特效解毒剂。

（1）含铅、铁、中药中毒时，用依地酸二钠钙有特效。

（2）急性含砷、汞等矿物类有毒中药中毒时，用二巯丙醇（BAL）有显效。

（3）含氰苷类中药中毒时（如杏仁），用美蓝、硫代硫酸钠、亚硝酸异戊酯有效。

（4）毒蛇咬伤后用抗蛇毒血清治疗有特效。

（5）半夏、天南星中毒时，用生姜、白矾有效。

（6）马钱子中毒时，用甘草、黄芩等解毒。

（7）苦杏仁等中毒时，用甘草50 g、绿豆100 g（粉碎）煎服，有特效解毒作用。

（8）苍耳子、蓖麻子、曼陀罗等中毒时，用北防风25～50 g煎服。防风还可以解砒霜毒。

（9）天仙子、洋金花中毒时，可用毛果芸香碱、新斯的明对抗。

5. 对症支持治疗

许多有毒中药成分复杂，中毒机制不很清楚，并无有效的拮抗剂和解毒剂，主要靠及早排毒和积极的对症支持治疗，这些措施可达到保护重要脏器，使其恢复功能，帮助危重患者渡过险关的目的。

（1）早期急症处理

不管什么类型的有毒中药中毒，一经诊断就应分秒必争，积极抢救。首先必须维持住呼吸及循环，包括呼吸道通畅和氧供应，尽快建立静脉输液通道，纠正低血压和心律紊乱，维持水、电解质及酸碱平衡，使患者的基本生命指征趋于稳定状态。有条件的应在重症监护室进行抢救，持续监测关键生理、生化参数的变化，判断治疗结果。良好的监护及维持身体重要功能可明显降低中毒死亡率。

（2）对症支持治疗

①惊厥、抽搐：吸氧，用镇静药安定10～20 mg或异戊巴比妥0.2～0.5 g或氯硝西泮1～2 mg等缓慢静脉注射，也可用苯巴比妥钠0.1～0.2 g肌内注射，或2%水合氯醛50 mL或副醛5～10 mL保留灌肠。适当制动，保持安静，避免各种刺激。

②腹痛腹泻严重且持久：可用654-2（山莨菪碱）10 mg或阿托品0.5 mg皮下或肌肉内注射，呕吐不止也可用甲氧氯普胺10 mg肌内注射。思密达口服，静脉补液，补充血容量及电解质，纠正酸碱平衡失调。

③呼吸困难：给予氧气吸入，保持呼吸道通畅，应用呼吸兴奋药，对于深昏迷伴呼吸困难者尽早行气管插管，使用呼吸机辅助给氧，或高压氧治疗。中毒性肺水肿，可用大剂量糖皮质激素，一般不用吗啡治疗，洋地黄类强心药应慎用。

④昏迷：用苏醒药纳洛酮、二甲弗林（回苏灵）、醒脑静等对症或实验治疗。

⑤脑水肿：用脱水剂20%甘露醇125～250 mL快速静脉滴注，4～12 h一次，可辅以速尿、地塞米松。在脱水治疗的过程中正确维持出入量的平衡及电解质、酸碱平衡十分重要。

⑥低血压：首先静脉输液，补充血容量，如生理盐水、葡萄糖盐水、706代血浆等。对心肌抑制引起的低血压，补充血容量无效时，应给予多巴胺、多巴酚丁胺静滴。对严重休克者，可行血液动力学监测，以防输液过度引起肺水肿。

⑦急性肾功能衰竭：有毒中药中毒后可出现肾脏损害，甚至出现急性肾功能衰竭，早期应用肾上腺皮质激素预防和减轻肾小管上皮和肾间质水肿，如地塞米松 5 ~ 10 mg，每日 1 次，连用 5 ~ 9 d。少尿期早期使用大剂量利尿剂速尿，首次可予 100 ~ 200 mg 缓慢静推，并限制水、钠及蛋白摄入量。尽量在早期进行预防性透析，可明显改善症状，降低死亡率，利于肾功能恢复。

⑧其他：用抗生素预防和控制感染，治疗中毒性心肌病及各种心律失常，治疗中毒性肝病，预防暴发性肝衰竭发生，治疗消化道出血、多脏器功能衰竭等，并加强护理及营养能量供应。为了更好地解毒、利尿、滋养心肌、保护肝脏，加速组织代谢，促进毒物排除，早期建立静脉通路，可使用综合性药物支持治疗，如 10% 葡萄糖、地塞米松 5 mg、维生素 C 1 ~ 2 g、ATP 20 mg、辅酶 A 50 ~ 100 U、肌苷 100 mg、胰岛素 6 ~ 8 U、维生素 B_6 100 mg、氯化钾 1 g、肝泰乐 0.5 g 等药物治疗，但是应该注意尿量及钾的用量。

总之，早期预防和识别急性有毒中药中毒的各种并发症，并及早正确地治疗这些并发症，在维持呼吸和循环的基础上，保护好机体各重要脏器的功能，帮助危重患者渡过各种险关，降低病死率，提高患者的生存质量。

对症支持治疗是急性中毒治疗贯彻始终的主线，有效拮抗剂和特效解毒剂是急性中毒治疗的基础，但必须尽早、及时、准确地使用，并严格掌握适应证和用法用量。

三、中药慢性中毒的救治

1. 一般疗法

可口服牛奶、蛋清，以保护胃黏膜。口服 B 族维生素和维生素 C，以减少铅对神经系统的副作用，并防止出血。

2. 驱铅疗法

待急性症状缓解后方可进行。

（1）依地酸二钠钙（CaNa₂-EDTA）

为首选药物。它可与铅结合成稳定可溶络合物，从尿排出。成人每日 1 ~ 2 g，小儿每日 25 ~ 50 mg/kg，溶于 5% 葡萄糖 500 mL 中，静脉滴注。或溶于 25% 葡萄糖 40 mL 中，缓慢静脉注射。连续治疗 3 ~ 4 d 为一疗程，用药后尿铅量较用药前增加 14 ~ 30 倍，直至尿铅恢复正常为止。慢性中毒也可改用口服疗法，每日口服 3 ~ 4 g，5 d 为一疗程。可使尿铅排出量增加 2 ~ 10 倍，但疗效较注射剂缓慢。

（2）促排灵（二乙烯三胺五乙酸三钠钙，$CaNa_3$-DTPA）

药理作用与$CaNa_2$-EDTA相同，但排铅效果较强。每日$0.5 \sim 1.0$ g，溶于生理盐水500 mL中静脉滴注。用药3 d，停药4 d，用$3 \sim 4$个疗程。

（3）二巯基丁二酸钠

每天1 g，临用前加生理盐水20 mL，缓慢静脉注射。用3 d，停4 d，为一疗程。首次用量加倍。

（4）5%二巯基丙磺酸钠注射液

$2 \sim 3$ mL肌内注射。以后$1 \sim 2$ mL/（$4 \sim 6$ h）。2日后改为2.5毫升/次，$1 \sim 2$次/日。疗程一周。

（5）青霉胺片

口服，每次$0.2 \sim 0.3$ g，每日$3 \sim 4$次。同时服用维生素B_6 20 mg，3次/日。疗程4周。青霉素过敏者禁用。

（6）钙剂

可促进血液循环中的铅沉淀于骨内，降低血铅浓度，缓解急性症状。可用10%葡萄糖酸钙10 mL，加入25%葡萄糖注射液20 mL，缓慢静脉注射，每日$2 \sim 4$次，持续$2 \sim 3$ d。此对铅中毒性脑病、铅性腹部绞痛均有效。也可口服钙片。

（7）促排铅辅助剂

可每日给碳酸氢钠$20 \sim 40$ g，碘化钠$2 \sim 3$ g，枸橼酸钠亦有效。

（8）减少排铅副作用药物

用微量金属合剂。成分：硫酸铜0.2 g，高锰酸钾0.6 g，枸橼酸亚铁30 g，硫酸锌1.0 g，氯化钴0.1 g，糖浆适量。加水至$1\,000$ mL。每次口服10 mL，每日3次。

3.对症治疗

铅绞痛给予阿托品皮下注射，惊厥可给予安定或硝西泮，铅中毒性脑病可给予脱水剂、利尿剂和脑代谢保护剂。胃肠出血可给予止血药，中毒性肝病和肾病可采用保护肝肾药物。

4.中医药疗法

（1）解毒

清代鲍相璈《验方新编》卷十二云："妇人因打胎而服铅粉（即官粉），生子痴呆，身体多发疮毒，用活鸭血乘热服之。"又方："白砂糖三四两，冷水调服。或用萝卜捶汁饮之。"

（2）治疗腹痛腹冷

腹痛可针刺中脘、天枢、足三里、三阴交等穴，必要时配合热敷。腹冷的治疗，明代李时珍《本草纲目》引朱震亨云："一妇因多子，月内服铅丹（即黄丹）二两，四肢冰冷，食不入口。时正仲冬，急服理中汤加附子数十帖乃安。"

（3）治疗便秘

用麻油30 mL，蜂蜜60 mL，混合内服，一日2次。

（4）减轻排铅西药副作用

选用补气血、健脾胃、益肝肾药物，如补中益气汤、六味地黄汤。

第一节　有毒中药的库存管理

有毒中药的储存仓库须是钢筋混凝土结构的专库，库房牢固无窗，安装双层钢质防盗门和监视器，监视设备24 h使用，并可回放至少10 d的监控录像。经有毒中药专库双人双锁管理，消防和报警设备齐全良好。

药库对有毒中药的管理必须建立"五专"保管制度，即专人、专方、专账、专柜、专锁保管。药品存放必须固定仓位，定点存放，严禁与普通药品混杂存放，建立健全保管验收、领发、核对制度，管理工作由责任心强、业务技术熟练的专业人员专一管理。

有毒中药的账物管理，做到专药专账，账物相符。仓库中仓位、橱柜、包装容器上必须印有有毒药物标志，标签醒目清楚，标明写有黑色"毒"标记的图案标志。

运用科学的方法结合有毒中药的特点，加强储存管理。药品入库前首先鉴别真伪：一是用传统的经验鉴别法，眼看、手摸、鼻闻、口尝、入水、火烧等，看有无掺杂、使假现象，是否符合药用标准，属于哪个等级的品种；二是结合上述方法，根据最新版《中华人民共和国药典》及各省、市药材及中药饮片有关标准，利用物理化学的方法鉴别。

含有淀粉、糖类、油质及蛋白质的药材，在梅雨季节，极易生虫、霉变，如甘遂、狼毒、蜈蚣等，这类药材宜选择材质结构好，干燥通风且能控制温湿度的环境，干燥后专柜储存；夏季宜冷藏存放。易泛油的中药，必须按件少量或大件密封，可用缸、桶和罐盛装，严格密封，使其与外界光线和有害气体隔绝。易融化的中药，此类属于怕热中药，容易粘连、变形甚至融化，故防潮，保持干燥和阴凉最重要。易燃类中药，要注意远离电源和火源，专职保管，并配备灭火器和沙箱等消防设备。

第二节　有毒中药的调剂管理

医疗机构及连锁药房（店）等有关调剂人员必须熟悉有毒中药的种类、分类、用法用量、使用注意等基本知识，在调配有毒药物处方时，必须有临床医生的正式签名，每次处方剂量不得超过2日剂量，特殊情况需要超剂量者，医生必须在该药旁重签字。称量误差不得超过±1%，由调配人员及复核人员复核后方可发出，并按医嘱说明用法用量及使用注意等。在调配处方时未注明"生用"的有毒中药，应当付给炮制品，并且单包，在药包上写明品名、用法用量等，以免误用或超剂量服用。

处方书写不按规定或模糊不清及剂量不符合规定者，调剂人员应拒绝调配。对自配或民间单、秘、验方时，购买者除有医生签名的正式处方外，还应有所在单位、街道、办事处等单位介绍信，发现处方有疑问时，须经原处方医生重新审定后再行调配。

有毒中药处方应单独存放，处方逐日统计消耗，日清月结，每月装订成册，留存2年备查。

第三节　有毒中药的相关政策法规

由于中药的特殊属性，须对其严格监管，尤其是有毒中药。为保证有毒中药有效性和安全性，我国政府陆续出台了系列法律法规，如1964年12月7日卫生部、商业部发布了《管理有毒中药的暂行办法》，1988年12月27日发布了《医疗用毒性药品管理办法》（国务院令第23号），对有毒中药的处理和使用作出了严格规定。并明确有毒中药管理品种如下：砒石（红砒、白砒）、砒霜、水银、生马前子、生川乌、生草乌、生白附子、生附子、生半夏、生南星、生巴豆、斑蝥、青娘虫、红娘虫、生甘遂、生狼毒、生藤黄、生千金子、生天仙子、闹阳花、雪上一枝蒿、红升丹、白降丹、蟾酥、洋金花、红粉、轻粉、雄黄。2002年10月14日，国家药品监督管理局又发布《关于切实加强医疗用毒性药品监管的通知》，要求必须按照《医疗用毒性药品管理办法》的规定，对毒性药品的生产、经营、储运和使用进行严格监管，做好毒性药品监管工作，保证人民用药安全有效，并防止发生中毒等严重事件，维护社会稳定。

第二部分

各论

常见
有毒中药减毒方法

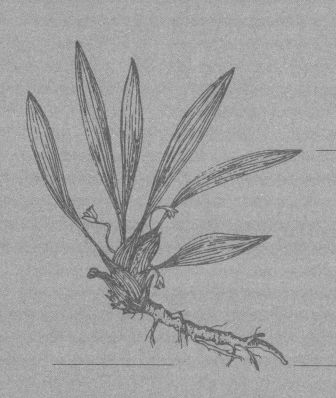

八角枫

Bajiaofeng

《简易草药》

本品为八角枫科植物八角枫［*Alangium chinense*（Lour.）Harms］的干燥侧根或细须根。主产于陕西、甘肃、江苏、安徽、四川等地。全年均可采，挖起根或须根，洗净，晒干。

八角枫味辛，性微温；有毒。归肝、肾、心经。具有祛风除湿，舒筋活络，散瘀止痛的功效。主治风湿痹痛，肢体麻木，跌打损伤。孕妇忌服；小儿和年老体弱者慎用。应严格掌握剂量，特别是心、肝、肺、肾功能减退者，更应慎用。内服：煎汤，须根 1~3 g，根 3~6 g；或浸酒。外用：适量，捣烂外敷或煎汤洗。

【毒性成分】

主要毒性成分为生物碱类，如毒藜碱，也称八角枫碱、新烟碱、加木贼碱等[1-2]。

【减毒方法】

八角枫一般宜饭后服用，服用剂量应控制，须根不超过 3 g，侧根不超过 6 g。

【减毒原理】

通过控制服用剂量，减少生物碱类有毒成分含量。

【安全性评价】

小鼠腹腔注射八角枫须根煎剂的 LD_{50} 为 9.98 g/kg，兔静脉注射须根煎剂 1.25 g/kg，犬静脉注射 4 g/kg，可产生抽搐，随即转入四肢瘫痪，呼吸停止。八角枫总碱 1.9 mg/kg，家兔静脉注射，连续 15 d，可见肾脏有轻微灶性炎症或坏死，肝脏轻度脂肪变性，轻度炎症或坏死[3]。

【毒性反应】

八角枫引起中毒，多因误服、过量。中毒主要症状为头昏、眼花、胸闷、口干、恶心、心率减慢，继而全身无力、困倦、嗜睡，严重者全身软瘫、脸色苍白，最后因呼吸抑制而死亡[4-5]。

【中毒救治】

及时洗胃以除去残留毒物，静脉补液，同时给利尿剂以促使毒物排除，呼吸抑制时及时进行人工呼吸，同时给予对症处理。民间虽有莱菔子煎服解救其中毒的传说，但经动物实验证明几乎无作用。由其所致之呼吸肌麻痹，阿托品、新斯的明及呼吸兴奋剂均不能解毒，唯人工呼吸最为有效，临床时当首推选用[6]。

【代表方剂】

八角枫药酒：八角枫根 10 g，算盘子根皮 15 g，刺五加 30 g，白酒 500 mL。

【代表中成药】

风湿定片、外用无敌膏、风湿定胶囊、金骨莲胶囊。

【参考文献】

［1］ITOHA A，TANAHASHIT T，IKEJIMA S. Five phenolicg lycoside from Alangium chinense［J］. Journal of Natural Products，2000，63（1）：95.

［2］李咏梅. 通光藤和八角枫化学成分的研究［D］. 贵阳：贵州大学，2008.

［3］马春云，杨怀镜. 白族药八边叶（八角枫）的研究进展［J］. 中国民族民间医药，2011，20（21）：6-8.

［4］杨容，翟彤宇，周雅璇，等. 基质固相分散-高效液相色谱法测定食物和绿茶中痕量异丙威和溴氰菊酯［J］. 食品科学，2004，25（8）：158.

［5］HUA Y Y，ZHENG P，HE Y Z，et al. Responsesurface optimization for determination of pesticide multiresidues by matrix solid-phase dispersion and gaschromatography［J］. Chromatogr A，2005，1098（122）：188.

［6］刘毅，徐莛婷，赵波，等. 苗药八角枫的药学研究进展［J］. 微量元素与健康研究，2012，29（1）：57-60.

大风子

Dafengzi

《本草衍义补遗》

本品为大风子科植物泰国大风子（*Hydnocarpus anthelminticus* Pierre ex Laness）和海南大风子［*H. hainanensis*（Merr.）Sleum］的成熟种子。主产于越南、泰国、马来西亚等地，以及我国云南、台湾、广西等地区。夏季采成熟果实，取其种子洗净，晒干。

大风子味辛，性热；有毒。归肝、肾、脾经。具有祛风燥湿，攻毒杀虫的功效。主治麻风，疥癣，杨梅疮等。本品性毒烈，一般只外用，内服宜慎重。不得过量或久用。阴虚血热、胃肠炎者忌服。内服：入丸、散，一次量0.3~1 g。外用：适量，捣敷；或煅存性研末调敷。

【毒性成分】

主要毒性成分为大风子油、大风子酸钠[1]。

【减毒方法】

制霜：取大风子去壳取仁，拣去霉烂变质者，碾如泥状，或碾碎蒸透，用吸油纸多层包裹，干热（60~70 ℃）15 min压榨，更换油纸，反复压榨，至纸上不显油迹，呈散状粉末，去尽油，研细过筛[2]。

【减毒原理】

大风子主要毒性成分为大风子油，通过去油制霜后，油脂减少13.43%，可明显减轻内服引起的胃肠道刺激性[2]。

【安全性评价】

口服大风子油可引起呕吐，家兔和狗皮下注射大风子酸钠，可产生溶血性贫血、血尿、脂肪肝变性等病理变化及损害。

【毒性反应】

大风子引起中毒，多因误服、过量，或用生品或炮制不当等。中毒主要症状为早期出现头痛、头晕、胸痛、噎感、恶心、呕吐、软弱无力，全身发热，严重者可出现溶血蛋白尿等症状，甚至导致急性肾功能衰竭。

【中毒救治】

催吐，洗胃、导泻，内服活性炭末。补液，口服双氢克尿塞25 mg，日服3次。对症治疗：胸腹痛可用镇痛剂；溶血者可服硫酸亚铁及注射复方卡固地铁，必要时输血。中药治疗：绿豆60 g，黑豆、赤小豆、白茅根、车前子各30 g，甘草9 g，水煎服；或用甘草60 g，水煎服；或蕹菜根0.5 kg，捣烂，加开水浸泡2 h，过滤去渣，一次服完；或甘草60 g，红糖15 g，加水2碗，煎至多半碗，去渣，一次服完。

【代表方剂】

1. 五妙散

蛇床子、杏仁、硫黄、白矾、大风子各等分。

2. 敷药六仙散

苦参18.7 g，独活18.7 g，大风子（去壳油）18.7 g，枯矾18.7 g。

3. 滴露膏

大风子（去皮）24粒，巴豆36粒，核桃（去皮）1个，水银（炙成泥或成面用）3.73 g。

【代表中成药】

新肤螨灵软膏、跌打万花油、追风壮骨膏、癣湿药水、伤科万花油、清肤止痒酊、枫苓合剂、祛风膏。

【参考文献】

［1］邹欢，张宝，姚成芬，等.大风子的化学成分研究［J］.中药材，2017，40（3）：592-595.

［2］燕礼军.大风子炮制工艺研究［J］.江西中医学院学报，1999（3）：113.

大皂角

Dazaojiao

《神农本草经》

本品为豆科植物豆荚（*Gleditsia sinesis* Lam.）的干燥成熟果实。主产于山东、河南、四川、云南、贵州等地。秋季采摘成熟果实，晒干。

大皂角味辛、咸，性温；有小毒。归肺、大肠经。具有祛痰开窍，散结消肿的功效。主治中风口噤，昏迷不醒，癫痫痰盛，关窍不通，喉痹痰阻，顽痰喘咳，咳痰不爽，大便燥结；外治痈肿。体虚者、孕妇及咯血、吐血患者忌服。用量1~1.5 g，多入丸散。外用：适量，研末吹鼻取嚏，或熬膏贴患处。

【毒性成分】

主要毒性成分为皂苷类成分，如大皂角皂苷A。

【减毒方法】

1.煮大皂角

将皂角放入适量水中，煮沸约30 min。

2.酥炙大皂角

每100 g大皂角，用羊脂油10 g，酥炙温度160 ℃，酥炙时间25 min [1]。

【减毒原理】

通过炮制后，可减少大皂角毒性成分含量。

【安全性评价】

大皂角皂苷A灌胃给药，对小鼠LD_{50}为508.31 mg/kg，95%可信区间为449.40 mg/kg ~ 574.95 mg/kg [2]。

【毒性反应】

大皂角引起中毒，多因误服、过量。中毒主要症状为全身毒性，血细胞溶解，痉挛，麻痹，呼吸中枢麻痹甚至导致死亡。

【中毒救治】

中毒早期立即催吐、洗胃，并口服牛乳、蛋清等以保护胃黏膜，必要时可导泻。静脉补液，维持水、电解质及酸碱平衡，并促进毒素排泄。有溶血征象者，应用碳酸氢钠以碱化尿液，严重者输血、给氧，酌用的松类激素如氢化可的松或地塞米松等[3]。

【代表方剂】

1.避疫香粉

生大黄4.5 g，甘草1.5 g，皂角3 g，丁香6 g，苍术3 g，檀香6 g，山奈3 g，甘松6 g，细辛3 g，雄黄3 g。

2.搐鼻散

细辛（去叶）、皂角（去皮，弦）各30 g，半夏（生用）15 g。

3.代刀散

皂角刺、绵黄芪各30 g（炒），生甘草、乳香（为末）各15 g。

【代表中成药】

金甲排石胶囊、伤筋正骨酊、红花逍遥胶囊、化核膏药、乳癖康片、润伊容胶囊、花蛇解痒胶囊、跌打风湿药酒、定喘汤合大皂角丸。

【参考文献】

［1］王唱唱，左蓓磊，徐若颖，等.大皂角炮制历史沿革研究［J］.上海中医药大学学报，2023，37（2）：96-104.

［2］杨向颖.皂荚皂苷的分离纯化及毒性研究［D］.咸阳：西北农林科技大学，2009.

［3］贝新法，江凤鸣.有毒中草药的鉴别与中毒救治［M］.北京：中国中医药出版社，1997：228.

了哥王

Liaogewang

《生草药性备药》

本品为瑞香科植物了哥王 [*Wikstroemia indica*（L.）C. A. Mey.] 的干燥根、根

二层皮（内皮）和叶。主产于广东、广西、福建、台湾、浙江、江西、湖南、四川等地。夏季采叶，秋季采根及根内皮。蒸叶可捣烂外敷或挤汁外涂。根可蒸熟，切片、晒干。蒸叶洗净，阴干，切段，备用。

　　了哥王味苦、微辛，性寒；有毒。归心、肺、小肠经。具有清热解毒，化痰散结，通经利水的功效。根、根二层皮（内皮）主治：扁桃体炎，腮腺炎，淋巴结炎，支气管炎，哮喘，肺炎，风湿性关节炎，跌打损伤，麻风，闭经，水肿。叶主治：外用治急性乳腺炎，蜂窝织炎。本品有大毒，用时宜慎；孕妇忌服。内服需久煎（3 h以上），可减低其毒性。常用剂量：根10～15 g，根皮9～12 g，久煎（4 h以上）后服用。外用：捣烂敷用。

【毒性成分】

主要毒性成分为挥发油及其不饱和脂肪酸，如西瑞香素、芫花素等[1-2]。

【减毒方法】

常采用炮制法减毒，主要炮制方法如下：

1. 传统法炮制

取原药材，除去杂质，洗净、稍润，切短段，干燥。

2. 蒸制

取原药材，除去杂质，洗净，蒸4～5 h，取出摊凉后切段，干燥。或加酒九蒸九晒。

3. 汗渍

取了哥王生品药材粗粉5 kg，每天喷入1%人工汗液（含L-组氨酸盐0.5 g/L、氯化钠5 g/L、二水合磷酸二氢钠2.2 g/L，用0.05 mol/L氢氧化钠调节pH至5.5后即得），拌匀，闷润，待吸尽后置于（37±0.5）℃的烘箱内烘24 h，每100 kg了哥王用人工汗液30 kg，如此反复炮制14 d[3]。

【减毒原理】

苗族同胞将了哥王药材捆在人的腰部，用汗液浸渍药材，以降低其毒性。周志容等人采用"汗渍法"炮制了歌王[2]，并采用高效液相色谱法测定炮制前后了哥王药材中毒性成分芫花素的含量，结果发现，了哥王生品中芫花素的平均含量为0.337 6 mg/g；经"汗渍法"炮制后，炮制品中芫花素的平均含量降至0.234 0 mg/g，提示炮制可降低毒性成分的含量，达到炮制减毒的目的。

【安全性评价】

小鼠灌胃了哥王生品的LD_{50}为46.678 g/kg，汗液炮制品的LD_{50}为72.190 g/kg，人工汗液炮制品的LD_{50}为67.953 g/kg[1]。

【毒性反应】

了哥王引起中毒，多因服用剂量过大或用生品不经久煮。中毒主要症状为恶心、呕吐、腹胀、腹痛、腹泻等。了哥王对皮肤有刺激性，有报道称了哥王根皮对眼睑皮肤有刺激作用，药物渗透入眼内可致角膜碱性灼伤，其未经炮制加工处理还可导致眼内感染。另有报道称，有1例患者服用了哥王中成药后致红斑疹[4]和1例患者口服了哥王中毒致死[5]。

【中毒救治】

超量中毒后，立即洗胃，饮浓茶。服用炭或鞣酸蛋白、碳酸铋或颠茄合剂。可服用冷白粥。静脉滴注5%葡萄糖氯化钠注射液，或大量饮盐水。肌肉注射阿托品及非那根等。眼角膜碱性灼伤，先用大量生理盐水冲洗结膜囊后，球结膜下注射维生素C 0.5 mL，1%阿托品眼液和抗生素眼液滴眼。口服维生素和抗炎药。可用甘草6 g，防风6 g，水煎即服。或桂皮3 g，研末冲服。严重腹泻用番石榴干9 g，石榴皮9 g，土炒白术9 g，清水3碗，煎至1碗饮服。

【代表方剂】

1.黑了脱敏洗剂

黑面神62 g，了哥王62 g，蛇泡簕62 g，乌桕叶62 g，地胆头62 g，十大功劳62 g，明矾25 g。

2.灵仙龙草汤

威灵仙30 g，龙葵30 g，夏枯草30 g，土茯苓30 g，栝楼30 g，黄药子15 g，山慈菇15 g，了哥王12 g。

3.复方九里香药酒

九里香15 g，一枝黄花15 g，羊蹄根15 g，半边莲15 g，三桠苦15 g，了哥王15 g，入地金牛15 g，毛麝香15 g，漆大姑15 g，蛇总管15 g，60度白酒（或75%酒精）1 000 mL。

【代表中成药】

了哥王颗粒、祛伤消肿酊、喉疾灵胶囊、跌打扭伤灵酊、了哥王片、喉疾灵片、穿王消炎片、湛江蛇药、风湿伤痛膏。

【参考文献】

［1］张金娟，熊英，李玮，等. 了哥王生品及2种炮制品的急性毒性比较研究［J］. 中国中药杂志，2011，36（9）：1172-1174.

［2］周志容，冯果，李玮，等. "汗渍法"炮制对了哥王中芫花素含量及其抗氧化能力的影响［J］. 中国药房，2020，31（19）：2320-2325.

［3］彭礼珍，冯果，李来来，等. "汗渍法"炮制了哥王前后对S180、CT26细胞的影响［J］. 贵州中医药大学学报，2022，44（3）：34-37，95.

［4］赵华亮. 了哥王致红斑疹1例［J］. 中国药物滥用防治杂志，2007，13（1）：55.

［5］张庆文，余奕明，曾力生，等. 口服了哥王中毒致死1例［J］. 中国法医学杂志，2008，23（5）：353.

川楝子

Chuanlianzi

《神农本草经》

本品为楝科植物川楝（*Melia toosendan* Sieb. et Zucc.）的干燥成熟果实。主产于四川、湖北、贵州、河南等地。冬季果实成熟时采收，除去杂质，用时打碎，生用或者炒用。

川楝子味苦，性寒；有小毒。归肝、小肠、膀胱经。具有疏肝泄热，行气止痛，杀虫的功效。主治肝郁化火，胸胁、脘腹胀痛，疝气疼痛，虫积腹痛。脾胃虚寒者不宜用，亦不宜过量或持续服用。阴虚阳盛，热证疼痛者及孕妇忌服。内服，煎汤，或入丸、散剂。外用：适量，研末调敷。行气止痛多炒用，杀虫宜生用。常用剂量5～10 g。

【毒性成分】

主要毒性成分为川楝素类化合物，包括川楝素、meliasenin B、trichilinin D等。川楝素在体内易蓄积，且肝脏蓄积量比其他组织高，肝脏的病理变化也比其他组织器官明显。也具有较强的肾脏毒性、生殖毒性[1]。

【减毒方法】

1.炮制减毒[2]

（1）切制：取原药材，除去杂质，洗净，润透，切厚片，干燥。或用时捣碎。

（2）炒制：取川楝子片或碎块，置锅内，用文火加热，炒至表面深黄色时，取出放凉。

（3）盐炙：取川楝子片或碎块，用盐水拌匀，闷透，置锅中用文火加热，炒至深黄色，取出，晾干。每川楝子片或碎块100 kg，用食盐2 kg。

（4）醋炙：取川楝子片或碎块，用米醋拌匀，闷透，置锅内，用文火加热，炒至深黄色，取出晾干。每川楝子片或碎块100 kg，用米醋20 kg。

2.配伍减毒

（1）川楝子配伍白芍。川楝子味苦寒，入肝经，行气活血，多用久用易耗伤肝阴。白芍味微寒略酸，入肝经，养血敛阴，偏于收敛；白芍与川楝子合用，一收一散，气血兼顾，舒肝之中兼敛肝阴，补肝体而和肝用，刚柔相济。

（2）川楝子配伍小茴香。小茴香辛温，有保肝作用，与川楝子的配伍属于寒温配伍，以小茴香的温性佐制川楝子之寒性，防止其寒凉太过。

（3）川楝子配伍甘草。甘草性味甘平，具有补脾益气，清热解毒，缓急止痛，调和诸药的功效。

3.严控量程

川楝子超剂量服用易产生急性毒性，超疗程服用容易产生蓄积性中毒。川楝子临床用量宜控制在5～10 g，含川楝子复方服药疗程应控制在1～2周，若超剂量/疗程服用时，当定期检测肝肾功能。

【减毒原理】

1.炮制减毒

（1）传统认为川楝子炒焦后可缓和苦寒之性，降低毒性，减少滑肠之弊。既减轻了毒性，又增加了药效。

（2）炮制可降低川楝子的三萜类毒性成分含量，从而起到减毒作用[3]。

（3）川楝子的指标成分川楝素在肠道中的吸收良好，生川楝子和炒川楝子中的川楝素在不同肠段的吸收存在差异，说明川楝子炒制会影响川楝素的肠道速率和药物表观渗透[4]。

（4）体外实验发现川楝子不同炮制品对肝细胞LO2均具有毒性作用，炮制可降低川楝子肝毒性，作用机制与减轻细胞线粒体功能障碍有关[5]。

2.配伍减毒

（1）白芍可以降低川楝子所诱导的肝组织TNF-α、IL-6水平的升高，调节川楝子所诱导的肝组织NF-κB、ICAM-1蛋白的异常表达，Caspase-3、Bcl-2的基因异常表达，从而缓解川楝子导致的肝损伤[6]。

（2）小茴香能显著降低川楝素的吸收和生物利用度，并加速其消除过程，从而降低其肝损伤程度[7]。

（3）甘草能降低川楝子中三萜类成分含量，此外甘草中的甘草苷、甘草酸铵、异甘草素成分可能是降低川楝子肝毒性的物质基础[8]。

【安全性评价】

川楝素灌胃小鼠的LD_{50}为277～1 146 mg/kg，皮下注射LD_{50}为14.3 mg/kg，腹腔注射LD_{50}为13.8 mg/kg，静脉注射LD_{50}为14.6 mg/kg。灌胃大鼠的LD_{50}为120.67 mg/kg，皮下注射LD_{50}为9.8 mg/kg，静脉注射LD_{50}为4.2 mg/kg。犬的最小中毒量为7.5～10 mg/kg，最小致死量为30～32 mg/kg。猫的最小中毒量LD_{50}为2 mg/kg，最小致死量为3～4 mg/kg[9]。在玻片法和试管法实验中，川楝子水煎剂5 g（生药）/mL对家兔和人的精液具有杀精作用。

【毒性反应】

一般成人口服常规剂量川楝子水煎剂就有不良反应，主要临床表现为精神疲惫、乏力、胃痛、恶心、腹痛、腹泻。长期或者大剂量服用，可引起肝功能损害，比如ALT、AST升高，表现为呼吸急促、胸闷、紫绀和肺出血等。

【中毒救治】

未出现痉挛时可催吐，服硫酸钠导泻。服鸡蛋清、面糊及药用炭。静脉滴注10%葡萄糖液，大量饮糖水。出现痉挛时，皮下注射硫酸阿托品或口服颠茄浸膏片；呼吸困难时，给予中枢兴奋剂，如苯甲酸钠、咖啡因等，或给氧；发生狂躁或抽搐时，用苯巴比妥钠、安定或水合氯醛等。休克时，用人参9 g、熟附子12 g、炙甘草9 g、龙骨15 g、牡蛎15 g、山萸肉15 g，水煎，每4 h服用1次。痉挛时，用全虫1.5 g、蜈蚣2条，研末，1次冲服。

【代表方剂】

1. 金铃子散

川楝子30 g，玄胡索30 g。

2. 导气汤

川楝子12 g，木香9 g，茴香6 g，吴茱萸3 g。

【代表中成药】

健胃片、舒肝丸、四方胃胶囊、慢肝解郁胶囊、乳块消颗粒、乙肝宁颗粒、三子散、止痛化癥胶囊、妇乐颗粒、妇炎康片、尿塞通片、乳块消片、茴香橘核丸、舒肝丸、乙肝养阴活血颗粒、阴虚胃痛颗粒、妇宝颗粒、乳增宁胶囊、荜铃胃痛颗粒、前列欣胶囊。

【参考文献】

［1］王昆阳，聂安政. 中药川楝子药理毒理探讨与合理用药思考［J］. 中华中医药学刊，2022，40（3）：54-58.

［2］中华人民共和国卫生部药政管理局. 全国中药炮制规范（1988）［S］. 北京：人民卫生出版社，1988：209.

［3］崔乃华，夏林波，唐爽，等. 中药川楝子炮制前后总三萜的含量变化研究［J］. 药学研究，2019，38（8）：471-473.

［4］张景珍，王英姿，李文华，等. 川楝子炒制前后对大鼠在体肠吸收特性的影响［J］. 中医药学报，2018，46（3）：24-27.

［5］陈海鹏，谭柳萍，黄郁梅，等. 川楝子不同炮制品对人正常肝细胞LO2的体外肝毒性研究［J］. 中药材，2018，41（8）：1869-1873.

［6］齐双岩，金若敏，梅彩霞，等. 白芍对川楝子减毒作用机制研究［J］. 中成药，2011，33（3）：404-406.

［7］YU J Y，ZHANG R T，ZHANG T，et al. Determination of toosendanin and trans-anethole in Fructus Meliae Toosendan and Fructus Foeniculi by HPLC-MS/MS and GC-MS/MS in rat plasma and their potential herb-herb interactions［J］. Biomedical Chromatography，2020，34（7）：4837.

［8］王思雨，崔日新，张景珍，等. 基于熵权法探讨不同比例川楝子与甘草配伍对化学成分溶出和肝细胞毒性影响［J］. 中南药学，2020，18（1）：38-43.

［9］张雨，范蒙蒙，朱建光，等. 川楝子化学成分、药理及毒理研究进展［J］. 中华中医药学刊2023，41（12）：218-226.

川 乌

Chuanwu

《神农本草经》

本品为毛茛科植物乌头（*Aconitum carmichaelii* Debx.）的干燥母根。主产于四川、云南、陕西、湖南等地。6月下旬至8月上旬采挖，除去子根、须根及泥沙，晒干。生用或制后用。

川乌味辛、苦，性热；有大毒。归心、肝、肾、脾经。具有祛风除湿，温经止痛的功效。主治风寒湿痹，关节疼痛，心腹冷痛，寒疝作痛等。不宜与贝母类、半夏、白及、白蔹、天花粉、瓜蒌类同用；生品内服宜慎；酒浸、酒煎服易致中毒，应慎用。一般炮制后内服，使用时宜先煎0.5 ~ 1 h，至口尝无麻感为度，常用剂量1.5 ~ 3 g。

【毒性成分】

主要毒性成分为双酯型生物碱（如乌头碱、中乌头碱、下乌头碱、杰斯乌头碱、异翠雀碱等），单酯型生物碱（如苯甲酰乌头胺、苯甲酰中乌头胺、苯甲酰下乌头胺等）毒副作用较前者小。乌头碱毒性最强，内服3 ~ 4 mg即可致死。

【减毒方法】

1.炮制减毒

（1）传统法炮制：取川乌，大小个分开，用水浸泡至内无干芯，取出，加水煮沸4 ~ 6 h（或蒸6 ~ 8 h）至取大个及实心者切开内无白芯，口尝微有麻舌感时，取出，晾至六成干，切片，干燥。

（2）米醋炙：生川乌洗净，用水浸泡48 h，每隔12 h换1次水，取出。先将生姜加定量水煮开10 min，取汁，然后加米醋、生姜汁（川乌每50 kg，米醋1.25 kg，生姜1.25 kg）与浸泡后的川乌分别加水共煮90 min，取出，晾晒至六成干，切片，干燥。

（3）黑豆制：生川乌洗净，用水浸泡12 h，取出，加黑豆、甘草、生姜（川乌每100 kg，用甘草5 kg，黑豆10 kg，生姜10 kg）加水煮2 h，取出，除去黑豆、甘草、生姜，晾晒至六成干，切片，干燥。

（4）高压蒸制：生川乌洗净，切片，清水真空润透，于127 ℃、0.15 MPa的压力下，蒸制80 min，取出，干燥[1]。

（5）微波炮制：生川乌洗净，置于密闭容器中，喷洒适量的清水，使浸润至透心，切成厚约0.3 cm的片，于60%微波火力下炮制18～20 min[2]。

2.配伍减毒

（1）川乌配伍白芍。川乌与白芍是中医治疗风湿寒痹证的传统药对，最早见于汉代张仲景的乌头汤。

（2）附子配伍干姜。附子是川乌的子根，附子配伍干姜是中医非常经典的药对，加姜炮制附子早在宋代的《博济方》中就有记载。

【减毒原理】

1.炮制减毒

川乌的毒性成分主要是双酯型二萜类生物碱，该类化合物性质不稳定，易水解，其C-8位上的乙酰基水解时失去一分子醋酸，得到相应的苯甲酰单酯碱，若继续水解，则生成乌头原碱，水解产物苯甲酰单酯碱和乌头原碱的毒性较小，从而达到"解毒"的目的。在炮制工艺中，加水、加热处理（包括干热法、湿热法），或蒸法，或煮法都能促进水解反应，使剧毒的双酯型乌头碱分解而"去毒"[3]。

2.配伍减毒

（1）川乌配伍白芍可降低双酯型生物碱的含量，抑制双酯型生物碱的吸收，同时增强白芍苷的吸收。此外，二者配伍可有效降低川乌对肝脏药物代谢酶活性的影响，还可对体内小分子代谢物表达水平进行调控。川乌、白芍两药配伍后改变了皮肤、肝脏中药酶的活性，导致药物代谢速率发生改变，进而发挥"增效减毒"作用[4]。川乌配伍白芍后6个生物碱的代谢速率显著增加（$P<0.05$），表明配伍后增加了制川乌6个生物碱的肝脏代谢，这是配伍"减毒"机理之一[5]。

（2）川乌子根为附子，附子配伍姜，姜的化学成分可提高附子生物碱的溶出度，促进双酯型生物碱转化为单酯型生物碱，减毒效果明显[6]。

【安全性评价】

川乌煎剂灌服小鼠的LD_{50}为18.0 g/kg，皮下注射的LD_{50}为0.32 mg/kg；中乌头碱小鼠皮下注射的LD_{50}为0.3～0.5 mg/kg。乌头碱、中乌头碱和次乌头碱沸水或稀酸加热水解分别成为苯甲酰乌头原碱、苯甲酰中乌头原碱、苯甲酰次乌头原碱，毒性减少，最后分别水解为乌头原碱、中乌头原碱和次乌头原碱，毒性为原来的1/1 000～1/150。

【毒性反应】

乌头引起中毒，多因误服、过量，或用生品不经久煮、服生品药酒、配伍不当或炮制不当等。中毒主要症状为流涎恶心，呕吐腹泻，头昏眼花，口舌、四肢及全身发麻，脉搏减少，呼吸困难，手足抽搐，神志不清，大小便失禁，血压及体温下降，心律失常，室性期前收缩，呈二联律或窦性心律伴以多源性频繁的室性期前收缩和房性停搏。

【中毒救治】

早期应催吐、洗胃、导泻，或高位灌肠，并补液和注射阿托品，需防止尿潴留；心力衰竭时，注射万年青总苷，实时心电监测。重症者，加大剂量和缩短间隔时间，或同时服用金银花、甘草、绿豆、生姜、黑豆等。如出现频发早搏或阵发性室性心动过速，可用利多卡因、普鲁卡因等。轻度中毒者，可用绿豆60 g，黄连6 g，甘草15 g，生姜15 g，红糖适量水煎后鼻饲或口服；还可用蜂蜜50～120 g，用凉开水冲服；心律失常，可用苦参30 g，煎服。

【代表方剂】

1.乌头汤

麻黄、黄芪、芍药、炙甘草各9 g，川乌6 g。

2.乌头赤石脂丸

蜀椒14 g，乌头7.5 g（炮），附子7 g（炮），干姜14 g，赤石脂14 g。

【代表中成药】

小活络丸、木瓜丸、风湿骨痛丸、祛风舒筋丸、阳和解凝膏、骨友灵搽剂、百花活血跌打膏、追风药酒。

【参考文献】

［1］张荣，方庆.川乌加压炮制对乌头类生物碱含量的影响研究［J］.中医药学刊，2003（1）：156-158.

［2］区炳雄，龚又明，林华，等.川乌微波炮制工艺优选［J］.中国实验方剂学杂志，2012，18（1）：39-42.

［3］王昌利，杨景亮，雷建林，等.附子炮制机理及制品药效毒理研究［J］.现代中医药，2009，29（1）：53-54.

［4］董辉，李太平，孙晖.川乌配伍白芍减毒增效作用研究进展［J］.中国医

药导报，2020，17（4）：32-35.

[5] 闻丽珍.从代谢的角度探讨制川乌-白芍配伍"增效减毒"机理 [D].南昌：江西中医药大学，2019.

[6] 杜丽.基于"毒-效-证"相关性的乌头用药规律研究 [D].济南：山东中医药大学，2020.

广防己

Guangfangji

《伤寒论》

本品为马兜铃科马兜铃属植物广防己（*Aristolochia fangchi* Y. C. Wu ex L. D. Chou et S. M. Hwang）的根。主产于广东、广西等地。秋、冬季采挖，洗净、切段，粗根纵切两瓣，晒干。

广防己味苦、辛，性寒。归膀胱、肺经。具有祛风除湿，通经活络，解毒消肿的功效。主治风湿痹痛，水肿，小便淋痛，闭经，跌打损伤，咽喉肿痛，疮疡肿毒，湿疹，毒蛇咬伤。广防己应避免与具肾毒性的药物配伍，特别是含有马兜铃酸成分的药物，更应严禁配伍，如中药雷公藤、马兜铃、关木通、寻骨风、天仙藤、山慈菇、龙胆泻肝丸、分清五淋丸等；西药如氨基糖类抗生素、头孢菌毒类抗生素、半合成青霉素、非甾体类抗炎药、利尿药及碘造影药等。不可大量长期服用，内服常用剂量4.5～9 g。

【毒性成分】

主要毒性成分为马兜铃酸、马兜铃内酰胺[1]。马兜铃酸是强力肾毒性物质，并在体内有蓄积，同时作为一种直接致突变剂作用于细菌，并对果蝇有基因毒性。此外，研究表明马兜铃酸对啮齿类动物有致癌性[2]。

【减毒方法】

依据《中华医典》名方部分含防己方剂配伍频率高低，利水渗湿药物配伍茯苓，清热解毒药物配伍黄连，滋阴养血药物配伍当归，温阳补气药物配伍肉桂、生晒参，其中黄连减毒的作用最佳[3]。

【减毒原理】

马兜铃酸可以与小檗碱在水煎煮过程中自组装形成稳定的大尺度超分子结构，该结构可以阻断马兜铃酸形成毒性代谢产物马兜铃内酰胺；小鼠肾脏转录组分析结合组织病理学分析发现，该超分子结构能够有效中和马兜铃酸对肾脏炎症相关通路以及肿瘤发生相关通路的激活作用，防止急性肾损伤以及肾癌的发生；肠道菌群分析表明该超分子结构还能够显著抑制马兜铃酸导致肠道菌群失衡的副作用[4]。

【安全性评价】

小鼠静脉滴注马兜铃酸LD_{50}为60 mg/kg；静脉滴注30 mg/kg可降低肾小球滤过率，引起肾衰竭，可见急进性小细胞性间质纤维化、肾小管萎缩和消失，而肾小球病灶相对较轻，小叶间和入球小动脉不规则增厚[5]。

【毒性反应】

广防己用药剂量过大或用药时间过长可造成中毒，引起急性肾功能衰竭或进行性肾间质损害，严重者甚至可致死亡。中毒症状表现为全身倦怠、口渴、多饮、多尿、食欲不振、体重减少、时有发热、上腹不适、呕吐、头痛、胸闷、腹胀隐痛、腹泻，或面部浮肿，或尿频、尿急、尿量减少，渐起周身浮肿、神志不清等。化验可见贫血、糖尿、蛋白尿、尿潜血、低钙血症、高碳酸盐尿、氨基酸尿、尿β_2微球蛋白及N-乙酰-β-氨基葡萄糖苷酶增高、血肌酐和尿素氮增高等。取活检进行病理检查可见肾近曲小管上皮变性、萎缩、坏死、肾间质纤维化。

【中毒救治】

马兜铃酸肾病目前尚无成熟的治疗方案，应以预防为主。一旦发生中毒反应，应立即停止用药。如果发生急性中毒，并在早期，应立即以0.5%高锰酸钾溶液洗胃，给予输液，适量补充液体加维生素C。对于急性或慢性马兜铃酸肾病患者早期，可每天口服强的松30~40 mg治疗，每3个月减10 mg维持治疗。中药治疗一般多采用活血化瘀的中药，如丹参、当归、川芎、赤芍，同时配合益气健脾的药物，如太子参、生芪、白术、茯苓等。

【代表方剂】

1.二加减正气散

藿香梗9 g，广皮6 g，厚朴6 g，茯苓皮9 g，木防己9 g，大豆黄卷6 g，川通草4.5 g，薏苡仁9 g。

2.杏仁石膏防己汤

杏仁10 g，石膏15 g，木防己5 g，茯苓15 g。

【代表中成药】

复肾宁片、复方夏天无片、骨仙片、豨莶风湿片。广防己从2004年开始不作药用，成方投料以粉防己或者汉中防己代用广防己。

【参考文献】

[1] 南京中医药大学.中药大辞典［M］.2版.上海：上海科学技术出版社，2007：312.

[2] 曾美怡，李敏民，赵秀文.关于马兜铃酸类成分的毒性反应［J］.中药新药与临床药理，1995，6（2）：48.

[3] 吴建红，张智华，吕银娟，等.黄连配伍降低马兜铃酸A含量的研究［J］.湖北中医药大学学报，2012，14（6）：39-42.

[4] WANG P, GUO W, HUANG G, et al. Berberine-Based Heterogeneous Linear Supramolecules Neutralized the Acute Nephrotoxicity of Aristolochic Acid by the Self-Assembly Strategy［J］. ACS Appl Mater Interfaces. 2021，13（28）：32729-32742.

[5] 张晓红.粉防己与广防己的鉴别及临床应用研究［J］.中国当代医药，2015，22（24）：111-113.

干　漆

Ganqi

《神农本草经》

本品为漆树科植物漆树［*Toxicodendron vernicifluum* (Stokes) F. A. Barkl.］的树脂经加工后的干燥品。主产于甘肃、陕西、山西、河南、山东、江苏、浙江、安徽、江西、湖北、四川、云南、贵州、广东等地。一般收集盛漆器具底留下的漆渣，干燥。

干漆味辛，性温；有毒。归肝、脾经。具有破瘀通经，消积杀虫的功效。主治瘀血经闭，癥瘕积聚，虫积腹痛等。孕妇及对漆过敏者禁用。内服：入丸、散，2～5 g。外用：烧烟熏。内服宜炒或煅后用。

【毒性成分】

主要毒性成分为其所含的漆酚，可引起人体过敏[1]。

【减毒方法】

1. 干漆炭

取干漆，置火上烧枯；或砸成小块，照炒炭法（通则0213）炒至焦枯黑烟尽，取出，放凉[2]。

2. 煅干漆

取原药材，根据煅锅容量放入适宜数量的干漆，然后反扣一较小的铁锅，两锅对扣处用湿纸和黄泥封严。点火后使煅锅徐徐加热至锅内干漆烧煅至透，待冷却后取出。

【减毒原理】

干漆经炒炭和煅制炮制后，干漆毒性成分漆酚中的酚羟基在炮制过程中遇高温发生氧化反应而发生变化，显著减少漆酚的含量，进而显著降低干漆毒性[1]。

【安全性评价】

漆酚为一种半抗原，可与皮肤蛋白质结合，使机体致敏，产生接触性皮炎。炮制不当或皮肤直接接触甚至闻其气味，可引起过敏性皮炎。0.001 mg的纯漆酚对生漆敏感者即可引起皮炎。氢化漆酚毒性较弱，0.1 mg可引起皮炎。漆树酸钠对家兔致死量为6.67 mg/kg，并有轻度蓄积作用[3]。

【毒性反应】

干漆引起中毒多因炮制不当，或为过敏体质，或皮肤直接接触生干漆。中毒主要症状为过敏性皮炎，因个体不同而表现为皮肤充血、发痒、发泡、疼痛、化脓等不同症状；如内服可致恶心、呕吐、头晕等。

【中毒救治】

若出现过敏则按过敏性皮炎常规处理。可用芒硝冲剂外洗，此法治疗漆性皮炎效果较好。芒硝用量根据皮炎面积大小而定，一般用20～100 g。先将芒硝放在适当的容器内，以适量开水冲搅溶化，用干净毛巾浸湿熏洗患部，每日3～4次。

【代表方剂】

1.干漆散

狗脊、干漆、大麻仁、鹤虱各等分。

2.干漆汤

干漆37.3 g，萋蕤37.3 g，芍药37.3 g，细辛37.3 g，甘草37.3 g，附子37.3 g，当归74.6 g，桂心74.6 g，芒硝74.6 g，黄芩74.6 g，大黄111.9 g，吴茱萸37.3 g。

【代表中成药】

调经化瘀丸、大黄䗪虫丸、通经甘露丸、平消胶囊、大黄化瘀丸、醋炙香附丸、回生口服液、化癥回生口服液、妇科通经丸、平消片、囊虫丸、五痕丸。

【参考文献】

[1] 赵猛，魏朔南，胡正海.生干漆及煅干漆的生药学研究 [J].中草药，2010，41（12）：2089-2092.

[2] 国家药典委员会.中华人民共和国药典 [S].2020版一部.北京：中国医药科技出版社，2020：16.

[3] 吴康衡.干漆、石灰、红茴香根中毒解救方 [J].东方药膳，2011（7）：44.

马兜铃

Madouling

《药性论》

本品为马兜铃科植物北马兜铃（*Aristolochia contorta* Bunge.）或马兜铃（*A. debilis* Sieb. et Zucc.）的干燥成熟果实。前者主产于黑龙江、吉林、河北等地；后者主产于山东、江苏、安徽、浙江等地。秋季果实由绿变黄时采收，干燥。生用或制后用。

马兜铃味苦，性微寒。归肺、大肠经。具有清肺降气，止咳平喘，清肠消痔的功效。主治肺热喘咳，痰中带血，肠热痔血，痔疮肿痛。应避免与具肾毒性的药物配伍，严禁配伍如中药雷公藤、关木通、寻骨风、天仙藤、山慈菇、龙胆泻肝丸、分清五淋丸等；西药如氨基糖类抗生素、头孢菌素类抗生素、半合成青霉素、非甾体类抗炎药、利尿药及碘造影药等。儿童及老年人慎用；孕妇、婴幼儿及肾功能不全者禁用。煎汤，或入丸、散内服，一般生用，常用剂量3~9g。

【毒性成分】

主要毒性成分为所含的马兜铃酸类及马兜铃内酰胺类物质[1]。马兜铃酸可以导致严重的肾脏损伤，临床报道多见大剂量短期或者小剂量长期服用下导致肾脏急性或者慢性损伤，最终发展为肾衰竭。马兜铃酸引起肾脏损伤的主要特点是肾小管坏死，肾间质纤维化。

【减毒方法】

1.炮制减毒

（1）蜜炙：先将炼蜜用适量开水稀释后，加入净马兜铃碎片中，拌匀，闷润，置热锅中，文火炒至不粘手为度，取出，摊晾，凉透后及时收藏。每100kg马兜铃，用炼蜜25kg。

（2）炒制：取净制马兜铃药材，置锅内，用文火加热炒至表面色变棕黄色，偶有焦斑，取出放凉，即得。

2.配伍减毒

（1）马兜铃配伍当归，按1：2比例配伍共煎1h，马兜铃酸A含量降低了67.63%，远大于纯粹加热处理的降解作用（煎煮2h降低了7.85%，煎煮4h降低了34.39%）[2]。

（2）据文献报道，马兜铃与生地黄配伍后能显著降低马兜铃煎煮液对肝脏和肾脏造成的病理性损伤[3]。

【减毒原理】

1.炮制减毒原理

炒制马兜铃与蜜炙马兜铃都经过高温处理，使马兜铃酸A发生降解，含量降低。但是蜜炙马兜铃中马兜铃酸A含量低于炒马兜铃，可能是因为蜂蜜的黏性比较大，蜜炙之后使马兜铃酸A溶出的扩散系数减少，溶出量降低。此外，马兜铃经蜜炙之后，不仅能够掩盖马兜铃的不良气味，降低毒性成分含量，并且可以增强润肺止咳的功效[4]。

2.配伍减毒原理

马兜铃配伍当归，当归中的化学成分可能通过促进马兜铃酸A的降解转化或抑制马兜铃酸A的溶出这两条途径来发挥作用。生地黄与马兜铃配伍具有缓解马兜铃毒性作用，其原因可能是生地黄影响了马兜铃酸A的溶出率，并且能一定程度减轻马兜铃对机体造成的氧化应激损伤[3]。

【安全性评价】

马兜铃和蜜马兜铃对小鼠LD_{50}分别为34.0 g/kg和62.6 g/kg，马兜铃具有较大的毒性，经蜜炙后其毒性降低[5]。雄性小鼠静脉滴注马兜铃酸LD_{50}为60 mg/kg；雌性小鼠静脉滴注马兜铃酸LD_{50}为30 mg/kg。大剂量马兜铃酸可以直接引起急性肾小管上皮细胞坏死，进而发生肾间质纤维化，导致肾衰竭。小剂量摄入马兜铃酸也可能会引起肾脏损伤。在肾内形成马兜铃内酰胺-DNA加合物，导致肾小管损伤和肾间质纤维化，这种加合物会在肾内长期存在，持续损害病人肾小管及诱导上皮细胞转分化。

【毒性反应】

马兜铃多为慢性蓄积性中毒，其靶器官首先累及肾脏。早期可出现夜尿增多，轻、中度高血压，贫血等症状。贫血较其他肾脏疾病出现早，且与肾功能损害程度不平行。尿液分析可见轻度蛋白尿、肾性糖尿、低渗透压尿、无菌性白细胞尿、微量红细胞以及尿酶异常。还常出现膀胱移行上皮癌，肾功能衰竭患者可出现双肾萎缩，不对称、外形不规整。

【中毒救治】

马兜铃酸肾病目前还没有有效的临床治疗方案，常因其寡免疫性、缺少炎细胞参与，对糖皮质激素治疗反应差。终末期肾脏病患者可行肾脏替代治疗，使用重组人促红细胞生成素纠正贫血，或可进行肾移植。但该类疾病应以预防为主，严格控制含有马兜铃酸药物的使用，合理用药[6]。

【代表方剂】

1.马兜铃汤

桔梗90 g，甘草（炒）30 g，马兜铃（炒）60 g。

2.阿胶散

阿胶（麸炒）45 g，鼠粘子（炒香）7.5 g，甘草（炙）7.5 g，马兜铃（焙）

15 g，杏仁（去皮、尖，炒）7个，糯米（炒）30 g。

【代表中成药】

润肺化痰丸、止嗽化痰胶囊、消咳平喘口服液、肺安片、喘息灵胶囊、鸡鸣丸、青果止嗽丸、复方蛇胆川贝散、止嗽化痰颗粒。

【参考文献】

［1］彭金玲，边育红，王丽，等.马兜铃酸肾毒性的研究进展［J］.环球中医药，2013，6（1）：59.

［2］刘美凤，刘璟，周惠，等.中药配伍对马兜铃毒性成分马兜铃酸A含量的影响［J］.时珍国医国药，2012，23（2）：372-374.

［3］史本栋，魏佳宇，刘金松，等.生地黄与马兜铃配伍缓解马兜铃毒性的研究［J］.中国畜牧兽医，2021，48（6）：2221-2229.

［4］刘美凤，刘璟，吕浩然，等.马兜铃提取条件的优化以及炮制减毒的研究［J］.广州化工，2011，39（9）：83-85.

［5］杨标，施敏，李正红，等.马兜铃和蜜马兜铃毒性研究［J］.江西中医药，2013，44（11）：51-52.

［6］袁宏伟，赵春梅.马兜铃酸肾病的临床及病理表现［J］.中国医药指南，2013，11（5）：425.

马钱子

Maqianzi

《本草纲目》

本品为马钱科植物马钱（*Strychnos nux-vomica* L.）的干燥成熟种子。主产于福建、台湾、广东、海南、广西、云南等地。冬季采收成熟果实，取出种子，晒干。炮制后入丸散用。

马钱子味苦，性温；有大毒。归肝、脾经。具有通络止痛，散结消肿的功效。主治风湿顽痹，麻木瘫痪，跌打损伤，痈疽肿痛；小儿麻痹后遗症，类风湿性关节痛。马钱子避免与汉防己、罂粟壳、麝香和延胡索等一起使用，因其能增强士的宁的毒副反应。孕妇禁用；不宜多服久服及生用；运动员慎用；外用不宜大面积涂敷，因有毒成分可经皮肤吸收。常用剂量0.6~3 g，炮制后入丸散用。

【毒性成分】

主要毒性成分为马钱子碱和士的宁，占马钱子总生物碱的80%左右，其中士的宁的毒性最强，而且治疗量与中毒量非常接近，成人1次服用5~10 mg士的宁可致中毒，30 mg可致死亡，口服5 mg可致幼儿死亡[1]。

【减毒方法】

1.炮制减毒

（1）砂烫：将净沙子置锅内，武火炒至松软时，投入净马钱子，烫至鼓起，表面呈棕褐色或深棕色，内面褐色并起小泡时，取出，筛去沙子，放凉。

（2）油炙：取净马钱子，用水浸泡至透，捞出，刮去皮毛，切顶刀片0.6 mm厚，晒干。另取麻油置锅内，加热至沸，倒入马钱子片，用武火炸至老黄色为度，取出，吸除油。每500 g马钱子片，用麻油150 g。

（3）童便制：取马钱子，人童便中浸泡7周，然后放在流水中漂3周，取出，用小刀刮去毛，再用清水漂7 d，洗净，干燥至七八成干，闷润1 d，切腰子片，干燥。（樟帮法）

（4）绿豆煮：取净马钱子与绿豆同置锅内，加水适量，煮8 h，捞出，除去绿豆，刮去皮毛，微凉，切顶刀片0.6 mm厚，晒干。每500 g马钱子片，用绿豆120 g。

（5）醋炙：取净马钱子，用醋拌均匀湿润，待醋被吸尽后，炒干，取出放凉。

（6）牛奶炙：常温牛奶浸泡马钱子4 d（每天换新鲜牛奶），取出，开水浸泡2 d（每天更换开水），清除绒毛以及胚芽，晒干备用。

（7）烘焙：利用恒温鼓风干燥箱对马钱子进行烘焙，烘焙温度185 ℃，烘焙时间35 min。

2.配伍减毒

组方配伍是常见的马钱子减毒方法，常见的配伍药材有甘草、生地黄、赤芍、肉桂、麻黄、地龙等[2]。

3.剂量控制

由于马钱子的治疗量与中毒量接近，临床用量应综合考虑因个人体质、年龄等的因素。临床用马钱子粉治疗再生障碍性贫血，从少量开始逐渐加量服用，直至身体某一局部偶尔出现短暂性痉挛性收缩，则为治疗量。服药时多采用间断服药法，一般每次1~3 g，每日1次，服5 d，停2 d再服，持续半年1年以上[1]。

【减毒原理】

1.炮制减毒原理

马钱子炮制后毒性降低，主要是通过改变毒性成分的结构，并非单纯的降低含量来降低毒性的，即马钱子加热炮制不仅仅是减少了生物碱含量，更重要的是转化成了氮氧化物和异型生物碱。士的宁和马钱子碱的毒性分别比它们相应的氮氧化物大10倍和15.3倍，但药理作用与氮氧化物相似，尤其是马钱子碱氮氧化物的镇痛作用强于马钱子碱，具有药效发挥迟，但药效持久的特点。

2.配伍减毒原理

一是降低毒性成分的溶出，马钱子与甘草配伍后，沉积物组毒性成分含量较大，但由于其吸附作用，毒性成分释放缓慢，可维持血药浓度平衡，从而实现减毒增效的作用[3]。二是抑制毒性成分的吸收：芍药苷、芍药内酯苷可以减少马钱子碱、士的宁的吸收，并且配伍后会上调P-糖蛋白的表达，增强P-糖蛋白的外排作用，增加外排率，使马钱子碱和士的宁在细胞内的蓄积减少，从而起到减毒的作用。这可能是马钱子配伍白芍实现减毒的机制之一[4]。三是影响相关代谢酶，研究发现甘草苷对马钱子碱诱导的CYP450酶的异常有拮抗作用，甘草次酸对CYP2E1、CYP1A2活性有抑制作用，这可能是甘草降低马钱子碱毒性的机制之一。CYP2E1和CYP1A2参与致癌物质的代谢过程，抑制CYP2E1和CYP1A2的活性可以抑制马钱子生物碱的生物转化，进而抑制其肝毒性和致癌性[5]。四是降低氧化应激反应，芍药总苷可以改善马钱子生物碱引起的氧化应激反应，并且可以减少大脑对马钱子中有毒生物碱的吸收，从而达到对神经的保护作用[6]。

【安全性评价】

成人一次口服约5~10 mg士的宁可导致中毒，30 mg可导致死亡；小鼠灌服士的宁、马钱子碱、马钱子仁的LD_{50}分别为3.27 mg/kg、233 mg/kg和234.5 mg/kg；小鼠腹腔注射上述药物的LD_{50}分别为1.53 mg/kg、69.77 mg/kg和76 mg/kg[7]。

【毒性反应】

马钱子中毒早期可有头痛，头晕，舌麻，口唇发紧，全身肌肉轻微抽搐，精神轻度失常；中毒严重时可见全身肌肉强直性痉挛，由于颈部和腿强直而成角弓反张，嚼肌痉挛而致牙关紧闭，面肌痉挛而呈苦笑状，双目凝视，渐至呼吸肌痉挛、发绀、瞳孔散大、脉搏加快。中毒者受外界声、光、风等刺激，立即引起再度强直性痉挛，每次持续几分钟。如连续几次发作，最终可因呼吸麻痹而死亡。

【中毒救治】

马钱子中毒惊厥者应立即静脉注射戊巴比妥钠。洗胃导泻：用0.1%高锰酸钾或生理盐水反复洗胃，随后灌入50%硫酸镁40~50 mL导泻，以加速肠道残留毒物排泄。静脉输液：每日输液量3 000~4 000 mL，5%葡萄糖和生理盐水各占一半，老年人、儿童用量酌情而定。利尿：静推速尿，每次40~80 mg，保持每小时尿量在250 mL以上，但应注意监测水电解质以防失衡，老年儿童酌减。呼吸麻痹者及时气管插管、人工机械呼吸。另外要预防水电解质平衡紊乱，注意预防因剧烈痉挛引起骨折的可能。另外，在大量输入葡萄糖和生理盐水时，常大量服用甘草绿豆汤或甘草生姜汤来解毒。

【代表方剂】

1.马钱子散

马钱子（沙烫）适量（含士的宁8 g），地龙（去土焙黄）93.5 g。

2.九分散

马钱子粉（调制）250 g，麻黄250 g，乳香（制）250 g，没药（制）250 g。

【代表中成药】

舒筋丸、疏风定痛丸、疏络养肝丸、伤科七味片、九转回生丹、痹祺胶囊、平消胶囊。

【参考文献】

［1］贾旋旋，李文，李俊松，等.马钱子的毒性研究进展［J］.中国中药杂志，2009，34（18）：2396.

［2］张莉，李莉，杜冠华.中药马钱子毒的历史认识与现代研究［J］.中药药理与临床，2018，34（4）：191-194.

［3］郭玉岩，李春成，孙爽，等."甘草-马钱子"配伍前后及其拆分相态指纹图谱对比研究［J］.中医药学报，2020，48（10）：1-6.

［4］胡亚.基于MDCK-MDR1细胞模型的马钱子活性成分配伍白芍活性成分的转运机制研究及对P-糖蛋白表达的影响［D］.南昌：江西中医药大学，2019.

［5］XING P P，WU W H，DU P，et al. Effects of brucine combined with glycyrrhetinic acid or liquiritin on rat hepatic cytochrome P450 activities in vivo［J］. Acta Pharm Sin，2011，46（5）：573-580.

［6］LI S，CHU Y，ZHANG R，et al. Prophylactic neuroprotection of total glucosides of Paeoniae Radix Alba against Semen Strychni-induced neurotoxicity in rats: Suppressing oxidative stress and reducing the absorption of toxic components [J]. Nutrients, 2018, 10 (4): 514.

[7] 赵珍东, 黄兆胜. 马钱子毒副作用研究进展 [J]. 国医论坛, 2003(1): 50-51.

千金子
Qianjinzi
《蜀本草》

本品为大戟科植物续随子（*Euphorbia lathyris* L.）的干燥成熟种子。主产于吉林、辽宁、内蒙古、河北、陕西、甘肃、新疆、山东、江苏、安徽、浙江等地。南方7月中下旬，北方8~9月上旬，待果实变黑褐色时采收，晒干，脱粒，扬净，再晒至全干。

千金子味辛，性温；有毒。归肝、肾、大肠经。具有逐水消肿，破血消癥的功效。主治水肿，痰饮，积滞胀满，二便不通，血瘀经闭；外治顽癣，疣赘。体弱便溏及孕妇禁用。内服：制霜入丸、散，1~2g。去壳，去油用，多入丸散服。外用：适量，捣烂敷患处。

【毒性成分】
主要毒性成分为千金子甾醇、殷金醇棕榈酸酯以及续随子醇二乙酸苯甲酸酯、千金子霜脂肪油等二萜酯类成分[1]。

【减毒方法】
霜制千金子，按照《中华人民共和国药典》2020年版"千金子霜"项下方法，取适量千金子，去皮取净仁，碾碎如泥，经微热、压榨除去大部分油脂，含油量符合要求后，取残渣研制成符合规定的松散粉末。本品测得含油量为19.21%[2]。

【减毒原理】
生千金子的含油量极高，其中的二萜酯类化合物具有很强的致死毒性，且泻下作用明显，千金子制霜后可减少脂肪油及二萜类化合物的含量，降低毒性作用[3]。千金子3个二萜醇酯类成分在体内主要通过粪便排泄，制霜后在尿液的半衰期$t_{1/2}$减小，消除速率常数K_e增大，其制霜后毒性减弱可能与药物从体内的排泄量增加、在体内蓄积减少有关[4]。此外，研究表明千金子霜制后，可能与致炎能力下降及干预TLR4/NF-KB/NLRP3信号通路[2]，促进LXR-ABCA1信号通路调控胆固醇外流有关[5]；可能与减轻细胞周期阻滞和细胞氧化损伤改善肾细胞功能、减少细胞凋亡，从而降低体外肾毒性有关[6]；可能与减轻细胞氧化损伤，降低细胞膜通透性，改善肝细胞功能损伤，减少细胞凋亡来降低体外肝毒性有关[7]。

【安全性评价】

千金子的LD_{50}为1.795 g/kg。小鼠口服千金子乙酸乙酯、石油醚、水提取物的LD_{50}分别为160.23 g/kg、90.8 g/kg、912.0 g/kg；口服千金子挥发油的最大耐受量为266.8 g/kg；乙酸乙酯、石油醚以及水提取物所引起的毒性反应相似；小鼠口服2.0 g/kg千金子甾醇无明显急性毒性反应[8-9]。烘千金子脂肪油的LD_{50}为20.78 g/kg，烘千金子霜脂肪油的LD_{50}为124.1 g/kg，结果进一步表明，千金子中所含脂肪油是其主要毒性成分，千金子烘制后制霜能够降低毒性，且脂肪油含量与其毒性具有量化关系[10]。

【毒性反应】

千金子引起中毒，多因误服、过量。中毒主要症状为剧烈呕吐、腹痛、腹泻，头痛、头晕、烦躁不安、体温升高、出汗、心慌、血压下降。严重者可发生呼吸、循环衰竭。

【中毒救治】

可用高锰酸钾及温水反复洗胃，口服硫酸镁导泻。静脉滴注葡萄糖加维生素C，肌内注射呋塞米排毒。烦躁不安可用镇静剂，严重者应注意可能发生呼吸、循环衰竭。中药治疗：板蓝根30 g，绿豆30 g，黄豆15 g，水煎服；黄柏15 g，石斛30 g，栀子9 g，黑豆15 g，水煎服。

【代表方剂】

1.解暑片

麝香150 g，腰黄（飞）320 g，朱砂（飞）600 g，雄黄320 g，冰片100 g，大黄400 g，苍术（麸炒）320 g，肉桂100 g，天麻320 g，山慈菇300 g，沉香150 g，丁香200 g，硼砂320 g，苏合香150 g，红大戟300 g，五倍子（去毛、垢）300 g，

细辛100 g，檀香150 g，千金子霜300 g，降香150 g，卫矛300 g，麻黄300 g。

2. 周氏回生丹

五倍子60 g，檀香9 g，木香9 g，沉香9 g，公丁香9 g，甘草15 g，千金子霜30 g，红芽大戟（醋炙）45 g，山慈菇45 g，六神曲（麸炒）150 g，麝香9 g，雄黄9 g，冰片0.9 g，朱砂42 g。

【代表中成药】

时疫救急丸、八宝玉枢丸、卫生散、辟瘟片、麝香丸、外用紫金锭、癫痫宁片、庆余辟瘟丹、紫金锭。

【参考文献】

［1］杜贵友，方文贤.有毒中药现代研究与合理应用［M］.北京：人民卫生出版社，2003：284.

［2］王慧楠，姜明瑞，王志成，等.千金子制霜前后提取物对TLR4/NF-κB/NLRP3信号通路的影响研究［J］.北京中医药大学学报，2023，46（6）：780-789.

［3］朱娟娟，辛义周，马传江.千金子炮制减毒机理的研究进展［J］.药学研究，2020，39（3）：153-155，183.

［4］王佩华，王英姿，王慧楠，等.基于UPLC-MS/MS技术的千金子制霜前后3种二萜醇酯类成分在大鼠体内的排泄动力学研究［J］.药物分析杂志，2021，41（11）：1904-1913.

［5］王佩华，岳珠珠，魏晓彤，等.千金子制霜前后提取物通过肝X受体-腺苷三磷酸结合盒转运体A1信号通路对Caco-2细胞中胆固醇外流的影响［J］.中国临床药理学杂志，2023，39（2）：201-205.

［6］杨子烨，张桂梅，王佩华，等.千金子制霜前后提取物对人胚肾细胞HEK293的体外毒性作用［J］.中国现代中药，2022，24（5）：831-836.

［7］王慧楠，王佩华，杨子烨，等.千金子制霜前后提取物在体外对人正常肝细胞LO2的毒性作用研究［J］.中国临床药理学杂志，2022，38（1）：18-22.

［8］李滨，刘石磊，邹存珍，等.千金子急性毒性实验研究［J］.黑龙江医药，2006，19（2）：96.

［9］梁娅君，郑飞龙，唐大轩，等.千金子不同提取物对小鼠的毒性及药效学的初步研究［J］.华西药学杂志，2011，26（1）：27.

［10］曹艳花.千金子饮片炮制规范化实验研究［D］.济南：山东中医药大学，2003.

千里光

Qianliguang

《神农本草经》

本品为菊科植物千里光（*Senecio scandens* Buch.-Ham.）的干燥地上部分。主产于江苏、浙江、广西、四川等地。9～10月收割全草，晒干或鲜用。

千里光味苦，性寒；有小毒。归肺、肝经。具有清热解毒，明目，利湿的功效。主治痈肿疮毒，感冒发热，目赤肿痛，泄泻痢疾，皮肤湿疹。脾虚胃寒者慎服。内服：15～30 g。外用：适量，煎水熏洗。

【毒性成分】

主要毒性成分为吡咯里西啶生物碱，包括阿多尼弗林碱、千里光碱、倒千里光碱、克氏千里光碱、千里光菲灵碱、野百合碱，是目前已知的重要的一类植物性肝毒类成分[1-4]。不饱和生物碱可造成人类以肝小静脉栓塞为特征的严重肝脏损害，死亡率较高。具有强烈肝毒性的生物碱在结构上的特征是C-1和C-2之间存在不饱和双键，本身无毒，毒性来自其在体内（主要是肝脏）的代谢产物代谢吡咯[5]。

【减毒方法】

1.用法用量减毒

千里光提取物毒性大小为：95% 乙醇提取物>60% 乙醇提取物>水提取物，临床上一般用水提取液洗或搽患处，或用水煎浸膏片（每片重0.35 g），每2次3片，日服4次，小儿酌减，以免过量服用而中毒[1]。

2.配伍减毒

千里光配伍五味子：千里光苦寒，有毒，对肝脏有明显毒性，而五味子具有敛肺滋肾、生津敛汗、涩精止泻、宁心安神的功效，是传统的保肝中药。两药配伍，五味子可以有效缓解千里光生物碱对肝脏的损伤[6]。

【减毒原理】

PAs由细胞色素P450酶（主要是CYP3A4）代谢生成活化吡咯并与蛋白等生命大分子物质结合从而诱导毒性。五味子中含有的木脂素类成分，如五味子醇乙、五味子酯乙、五味子酯甲、五味子乙素等木脂素类化合物均对CYP3A4酶活性具有不同程度的抑制作用，从而改善肝损伤，并在体内外抑制千里光碱经CYP3A4催化的代谢产物的含量，进而达到减毒的作用[6]。

【安全性评价】

千里光超微粉对昆明小鼠的口服LD_{50}为2 925.50 mg/kg；不同剂量的峨眉千里光叶和全草水提物均能导致小鼠发生中毒和死亡，引起小鼠肺和肝脏损伤，叶水提物的LD_{50}为62.28 g/kg；全草水提物的LD_{50}为81.65 g/kg；千里光提取物对小鼠的腹腔注射LD_{50}为2 206 mg/kg[7-9]。阿多尼弗林碱对小鼠表现出了很强的肝毒性，致小鼠LD_{50}为153 mg/kg[5]。

【毒性反应】

千里光引起中毒，多为摄入过量的吡咯里西啶生物碱引起，即超剂量使用或蓄积中毒。中毒主要症状为急性腹痛、腹胀、肝肿大、腹水、脾肿大，常伴有全身乏力、发热、恶心、呕吐和腹壁静脉扩张等症状，以及水肿和黄疸。对肝的损害：急性中毒可导致肝坏死，慢性中毒可引起进行性肝变性，致肝硬化、腹水，最后可因肝性脑病而死。个别患者有过敏性药疹。

【中毒救治】

中毒后立即催吐，用1∶5 000的高锰酸钾或1%～2%的鞣酸溶液洗胃。口服药用炭或通用解毒剂；腹水严重者可给双克，必要时静脉注射速尿。出现过敏性药疹，应用抗过敏药物；口服维生素B_1、B_6及复合维生素B、葡醛内酯（肝泰乐）；肌内注射维生素B_{12}等；静脉注射50%葡萄糖液60 mL，加维生素C 2 g，每日2次。

【代表方剂】

1.花叶洗剂

野菊花1 500 g，千里光1 000 g，土荆芥500 g，食盐30 g。

2.野菊煎剂

野菊花750 g，千里光500 g，侧柏叶500 g，土荆芥250 g，食盐15 g。

3.鱼败银海汤

鱼腥草31 g，败酱草31 g，金银花18 g，海金沙24 g，苦参12 g，车前草15 g，石苇12 g，地肤子18 g，千里光15 g，黄芩12 g，白花蛇舌草31 g。

【代表中成药】

咳喘清片、咳痰合剂、黄萱益肝散、复方黄松洗液、润伊容胶囊、千喜片、感冒安片、千紫红胶囊、千柏鼻炎胶囊、感冒消炎片。

【参考文献】

［1］梁爱华，叶祖光.千里光属植物的毒性研究进展［J］.中国中药杂志，2006，31（2）：93.

［2］WANG Y，LI Y，CANG S，et al. Qualitative and quantitative analysis of pyrrolizidine alkaloids for the entire process quality control from Senecio scandens to Senecio scandens-containing preparations by high performance liquid chromatography-tandem mass spectrometry［J］.J Mass Spectrom，2020，55（10）：e4532.

［3］LI S L，LIN G，FU P P，et al. Identification of five hepatotoxic pyrrolizidine alkaloids in a commonly used traditional Chinese medicinal herb，Herba Senecionis scandentis（Qianliguang）［J］.Rapid Commun Mass Spectrom，2008，22（4）：591-602.

［4］XIONG A，FANG L，YANG X，et al. An application of target profiling analyses in the hepatotoxicity assessment of herbal medicines：comparative characteristic fingerprint and bile acid profiling of Senecio vulgaris L. and Senecio scandens Buch.-Ham［J］.Anal Bioanal Chem，2014，406（29）：7715-7727.

［5］张石宇，唐先会，陈艳，等.HPLC-MS/MS法测定不同产地千里光中阿多尼弗林碱的含量［J］.微量元素与健康研究，2023，40（1）：38-41.

［6］陈岩，贾夏丽，熊爱珍，等.五味子醇甲对千里光碱致小鼠肝损伤的改善作用［J］.药学学报，2022，57（12）：3626-3633.

［7］周勇，温佳颖，林琪胜，等.千里光超微粉的急性毒性及其镇痛效果研究［J］.中兽医医药杂志，2019，38（4）：46-49.

［8］何丽霞.峨眉千里光毒理学研究［D］.成都：四川农业大学，2013.

［9］饶海，秦拴梅，周镁，等.黔产千里光水提取物和醇提取物的急性毒性研究［J］.第三军医大学学报，2014，36（19）：2048-2050.

巴 豆

Badou

《神农本草经》

本品为大戟科植物巴豆（*Croton tiglium* L.）的干燥成熟果实。主产于四川、广西、云南、贵州等地。秋季果实成熟时采收，堆置2~3 d，摊开，干燥。

巴豆味辛，性热；有大毒。归胃、大肠经。生巴豆外用蚀疮。用于恶疮疥癣，疣痣。巴豆霜峻下冷积，逐水退肿，豁痰利咽；外用蚀疮。用于寒便秘，乳食停滞，腹水臌胀，二便不通，喉风、喉痹；外治痈肿脓成不溃，疥癣恶疮，疣痣。不宜与牵牛子同用；不能跟田螺一起食用。无寒实积滞者、孕妇及体弱者忌服；服巴豆后，不宜食热粥，饮开水等热物，以免加剧泻下。生巴豆外用适量，研末涂患处，或捣烂以纱布包搽患处。巴豆霜多入丸散用，常用剂量0.1~0.3 g。

【毒性成分】

主要毒性成分为其脂肪油（巴豆油）及植物蛋白（巴豆毒素，包括巴豆毒蛋白Ⅰ和巴豆毒蛋白Ⅱ）。巴豆种仁含脂肪油约34%~57%，蛋白质约18%[1]。此外，巴豆油中的佛波醇酯类化合物也可引起某些毒性反应，如促肿瘤形成，促细胞增殖；引起炎症反应，血小板聚集等[2-3]。

【减毒方法】

1.炮制减毒

（1）制霜：取20 g巴豆种仁，碾碎后，用吸油纸包裹（第1次用6层吸油纸，后面每次均用3层吸油纸），平铺于制霜板中，150 kPa的压强下，在80 ℃烘箱中放置，30 min，共压制3次。达到规定的时间后更换吸油纸。重复上述操作至规定次数后，取出，放凉，弃去吸油纸，取药渣粉碎，过80目筛，即得巴豆霜。

（2）发酵：将生巴豆（果实）粉碎成粗粒（过10目筛），加适量水湿润，填装试管，混合均匀，扎口，121 ℃高压灭菌50 min，冷却；从菌种斜面上分别切取绿豆粒大小的灵芝菌和白僵菌菌丝体（带培养基）各1块，移入待发酵生巴豆的表面（使二者有接触），扎口，置培养箱中，于（27±2）℃下恒温培养，发酵30 d后分别掏取试管中的发酵物，60 ℃下干燥4~6 h，即分别得灵巴菌质和白巴菌质[4]。

（3）焖煅制炭：取适量巴豆置于铁器内，盖上不锈钢盖，将容器均匀加热，工艺温度850 ℃，时间在1 h左右，待逸出淡青色烟雾时，停止加热，待其自然冷却后取出即可[5]。

（4）"各立衣克买提"泥巴豆霜：将巴豆仁置于铜冲中捣至泥状，捏在一起，用吸油纸包裹，外层用"各立衣克买提"泥包裹（药物：泥=1：100，每100 g泥中放一个蛋清，1 g的阿勒泰粗羊毛），在烘箱中110 ℃烘烤2 h，去泥去纸，重复上述方法4～5次后，冷却放凉后取出药物细粉[6]。

（5）烘制：取适量巴豆置于托盘中，铺放厚度3 cm，放置电热鼓风干燥箱中，烘制温度为180 ℃，烘制时间90 min[7]。

2.配伍减毒

（1）巴豆霜配伍大枣：大枣药性甘缓，具有顾护脾胃、缓解药性之功，常用于峻剂之中，以缓和药物峻烈之性。

（2）巴豆配伍桔梗："桔梗–巴豆"药对取自《伤寒论》中"三物白散"方，该方治疗寒实结胸，病变在胸膈，非一般祛痰药能克之，配伍巴豆以借其辛热之性，祛泻之力，然巴豆归经于大肠，主行下焦，桔梗以其"引经报使"之功，"引巴豆峻攻之性上升""攻下胸中寒实"[8]。

3.用法减毒

巴豆霜入丸、散剂不可细嚼，应舌服。

【减毒原理】

1.炮制减毒

霜制、烘制、焖煅等炮制方法，均对生巴豆进行高温加热，加热可使巴豆毒蛋白变性，降低巴豆的毒性，又使有效成分巴豆苷维持在较高水平[9]；巴豆经霜制后，可明显减少巴豆毒性成分脂肪油的含量，进而减弱巴豆毒性[10]；巴豆经灵芝菌、白僵菌双向固体发酵后，其毒性成分脂肪油与总蛋白含量均有所下降，且低于巴豆传统炮制品巴豆霜[4]。

2.配伍减毒

（1）研究表明大枣与巴豆霜配伍应用可在血清免疫指标、肠道运动，减轻巴豆霜导致的小鼠小肠组织损伤，并改善其引起的肠道菌群失调等方面表现出一定的配伍减毒作用趋势。此外，大枣尚可减缓巴豆霜的逐水药势，呈现出一定的降效作用[11]。

（2）巴豆配伍不同剂量比的桔梗，其毒性反应均减小，且以1：3剂量比值下LD_{50}及其95%可行限抬高最多；其毒性减小原理与降低游离态巴豆苷含量有关[8]。

【安全性评价】

10%巴豆霜给小鼠灌胃，其LD_{50}为1 535 mg/kg；40%巴豆霜的LD_{50}为540 mg/kg，巴豆油的LD_{50}为506 mg/kg。巴豆油及巴豆霜的大剂量组动物在给药后立即出现活动减少，躺卧不起，约30 min出现死亡。较小剂量组动物均出现倦怠[12]。

【毒性反应】

巴豆接触皮肤、黏膜炎后，可发生皮肤灼痛、红斑、丘疹，24 h后发泡，皮肤水肿，常伴有怕光、流泪、视物模糊、结膜炎、鼻黏膜炎、口腔炎、咽炎及全身乏力等。过量服用出现发热、呕吐、腹痛、泄泻不止，其泻下较凶猛，与霍乱之泻下类似，呈水样便或血便，里急后重。毒素刺激肾脏，引起血尿、少尿、尿闭、蛋白尿，严重者引起急性肾衰竭。中毒后期可引起血压下降、面色青紫、脉快而弱、呼吸困难、体温下降，最终死于循环衰竭。

【中毒救治】

立即用温水或1∶5 000高锰酸钾液洗胃，动作力求轻柔，以免使食道、胃黏膜受损加重。洗胃后给予冷牛乳、蛋清、冷米汤、豆浆等饮服，以保护胃黏膜。静脉补液，纠正脱水、酸中毒及电解质紊乱。对症处理，如强心，解痉，止痛，吸氧，抗休克，抢救呼吸、循环衰竭。外用中毒，可用冷水洗涤患部，黄柏或黄连泡水外敷。巴豆油入眼，用5%黄连汤洗眼。

【代表方剂】

1.拔毒膏

辰砂5 g，甘草5 g，巴豆2.5 g，狼粪5 g。

2.天台乌药散

天台乌药、木香、茴香（炒）、青皮（去白）、良姜（炒）各15 g，槟榔2个（锉），川楝子10个，巴豆70粒。

【代表中成药】

健儿药片、妇科通经丸、胃肠安丸、小儿消积丸、伤科八厘散、保赤散。

【参考文献】

［1］夏丽英.现代中药毒理学［M］.天津：天津科技翻译出版公司，2005：204.

［2］王磊，刘振，高文远，等.巴豆中佛波醇酯类成分及其生物活性研究进展［J］.中成药，2012，34（8）：1574.

［3］肖祖平.基于毒性物质基础的巴豆质量控制研究［D］.广州：广州中医药大学，2014.

［4］刘春美，吴晓峰，潘扬，等.巴豆发酵品与生巴豆、巴豆霜中毒性成分的含量比较［J］.中国药房，2011，22（43）：4071-4074.

［5］黄坤，张陈炎，李胜蓉，等.巴豆制炭方技术的源流和创新［J］.时珍国医国药，2005，16（9）：878-879.

［6］姜文娟.巴豆中维医炮制品化学成分及药理作用对比研究［D］.乌鲁木齐：新疆医科大学，2010.

［7］曾宝，黄孟秋，唐君苹，等.巴豆炮制新工艺及其生品与炮制品的对比研究［J］.中药材，2012，35（3）：371-375.

［8］林彦君，傅超美，章津铭，等.基于不同剂量比的巴豆配伍桔梗"减毒"作用机制探讨［J］.中国实验方剂学杂志，2011，17（13）：178-181.

［9］刘淑娟.巴豆的炮制与应用研究［J］.中国现代药物应用，2014，8（4）：236.

［10］单雪莲.不同炮制方法制备巴豆霜对巴豆蛋白毒性的影响［D］.南京：南京中医药大学，2019.

［11］李瑶，郭盛，陶伟伟，等.基于小鼠胃肠道系统毒性及利尿效应的大枣与巴豆霜配伍减毒机制研究［J］.药学学报，2019，54（1）：95-103.

［12］王毅，张静修.巴豆霜的新制法及其急性毒性试验［J］.中药材，1993，16（4）：24.

白附子

Baifuzi

《中药志》

本品为天南星科植物独角莲（*Typhonium giganteum* Engl.）的干燥块茎。主产于河北、山东、山西、陕西、甘肃、宁夏、四川、贵州、西藏等地。秋季采挖，除去须根和外皮，晒干。生用或制后用。

白附子味辛，性温；有毒。归胃、肝经。具有祛风痰，定惊搐，解毒散结，止痛。用于中风痰壅，口眼㖞斜，语言謇涩，惊风癫痫，破伤风，痰厥头痛，偏正头痛，瘰疬痰核，毒蛇咬伤等。白附子生品刺激性毒性较强，表现为麻舌而刺喉，具有"戟人喉"的刺激性。生品内服宜慎；孕妇慎用。一般炮制后内服，3～6 g。外用生品适量捣烂，熬膏或研末以酒调敷患处。

【毒性成分】

主要刺激性毒性物质是其毒针晶及其内部的凝集素蛋白[1]。

【减毒方法】

取净白附子，分开大小个，浸泡，每日换水2～3次，数日后如起黏沫，换水后加白矾（每100 kg白附子，用白矾2 kg），泡1日后再换水，至口尝微有麻舌感为度，取出。将生姜片、白矾粉置锅内加适量水，煮沸后，倒入白附子共煮至无白芯，捞出，除去生姜片，晾至六七成干，切厚片，干燥。每100 kg白附子，用生姜、白矾各12.5 kg。

【减毒原理】

白附子经白矾和生姜加热处理后，白矾可破坏白附子中针晶的结构，同时辅料白矾以及加热煮制的方法导致凝集素蛋白变性或降解，从而显著降低刺激性毒性[2]。

【安全性评价】

小鼠腹腔注射白附子生粉和其针晶，均出现行动迟缓、蜷缩、厌食的现象，尤其是针晶的高剂量组可以看到有身体颤抖、呼吸急促的表现。白附子生粉和其针晶的LD_{50}值分别是2 875 mg/kg和21.6 mg/kg，针晶的毒性是白附子生品的100多倍。大鼠灌胃，给予制白附子70%乙醇提取物，对大鼠的行为、饮食、大小便、黏膜以及体重等指标均无明显影响。制白附70%乙醇提取物在受试剂量下对大鼠无明显急性毒性作用[3-4]。白附子的毒针晶可刺入机体组织，针晶及块茎中的凝集素蛋白可随针晶进入组织，与组织巨噬细胞膜上的TNFR1、TLR4受体结合，诱导氧化应激，并激活下游MAPK、NF-κB及LRP-3信号通路，导致炎症因子大量释放，并进一步促发炎症级联反应，导致强烈的炎症刺激性毒性[2]。

【毒性反应】

白附子中毒，多因误服生品白附子或过量服用。主要表现口舌麻辣，咽喉部灼热并有梗塞感，舌体僵硬，言语含糊，继则四肢发麻，头晕眼花，恶心呕吐，流涎，面色苍白，神志呆滞，唇舌肿胀，严重者可导致死亡。

【中毒救治】

白附子中毒救治同"川乌"。早期应尽快催吐，并立即用 1∶5 000～1∶2 000 的高锰酸钾溶液或 2% 盐水或浓茶反复洗胃，再用硫酸钠 20～30 g 导泻。静脉输入高渗或等渗葡萄糖注射液，以促进毒物的排泄。对症治疗。中药治疗：万年青总苷可与阿托品配合应用治疗心律失常，单独应用可治疗心力衰竭。西洋参 9 g，茯苓 12 g，白薇 9 g，生甘草 9 g，橘络 5 g，竹叶 5 g，炒山栀 5 g，石斛 18 g，犀角 1 g（冲服），水煎服。

【代表方剂】

1. 疾风一字散

雄黄 9.3 g，川乌 9.3 g，南星 18.7 g，川芎 18.7 g，白芷 18.7 g，全蝎 5.6 g，白附子 5.6 g，辰砂 3.7 g，麝香少许。

2. 蔓荆实丸

蔓荆实（去浮皮）1.2 g，防风（去叉）20.7 g，羌活（去芦头）20.7 g，桔梗（炒）20.7 g，白附子（炮）20.7 g，枳壳（去瓤，麸炒）20.7 g，蒺藜子（炒去角）20.7 g，皂荚 330.5 g（不蛀者，新水浸 1 宿，揉熟，绢滤去滓，入面少许，同煎成膏）。

3. 丹砂丸

丹砂（研）20.7 g，干蝎（去足，微炒）20.7 g，白僵蚕（微炒）20.7 g，天南星（炮裂）20.7 g，白附子 0.4 g。

【代表中成药】

佛山人参再造片、救急散、临江风药、清眩治瘫丸、抱龙丸等。

【参考文献】

［1］张耀军. 中药白附子化学成分及质量控制研究进展［J］. 国医论坛，2011，26（4）：53.

［2］王卫. 天南星科 4 种有毒中药凝集素蛋白促炎作用机制及炮制的影响

［D］. 南京：南京中医药大学，2019.

　　［3］潘耀宗. 天南星科有毒中药毒性作用机制［D］. 南京：南京中医药大学，
2016.

　　［4］徐智，薛梅苓，单升高. 天南星科有毒中药毒针晶的组成成分［J］. 中国
卫生产业，2013，10（17）：133，135.

白　果

Baiguo

《日用本草》

　　本品为银杏科植物银杏（*Ginkgo biloba* L.）的干燥成熟种子。主产于山东、江苏、广西、四川、河南、湖北等地。秋季种子成熟时采收，除去肉质外种皮，洗净，稍蒸或略煮后，烘干。

　　白果味甘、苦、涩，性平；有毒。归肺、肾经。具有敛肺定喘，止带缩尿的功效。主治痰多喘咳，带下白浊，遗尿尿频等。生食或炒食有毒；有实邪者忌服。内服：煎汤，5～10 g。外用：适量，捣敷或切片涂。

【毒性成分】

　　主要的毒性成分为其肉质外皮及种皮、种仁中所含的银杏酸类成分、氰化物、白果毒素及种仁中所含致敏蛋白质成分[1]。4'-O-甲基吡哆醇（MPN）或银杏毒素，是导致白果急性中毒症状的主要毒性物质[2]。

【减毒方法】

1.炮制减毒

　　（1）炒白果仁：取净白果仁，照清炒法炒至有香气，用时捣碎。

　　（2）煨白果：取净白果，用湿草纸裹好，置灰火中煨至有香气，取出，打破去壳。

2.用法用量

　　白果不能生食，熟食不能过量，食时应去除绿色的胚。一般成人食用生白果不超过10颗，幼儿不超过5颗。

【减毒原理】

1.炮制减毒

加工温度与干燥速度是影响白果中毒性物质含量的主要影响因素。50 ℃以下加工，白果毒性含量变化较小。50 ℃及更高温度，同时保持白果湿度条件下，白果中MPN损失率达90%以上，但在高温快速干燥过程中，白果中MPN含量几乎不变。银杏酸类物质在径高温（90 ℃、100 ℃）处理后的白果中含量减少约55%。MPN的含量变化可能与自身含有酶的转化有关，温度过低酶活力不够，快速干燥过程中白果中水分迅速流失，在水分少的条件下酶活力下降，MPN的减少亦非常有限。同时，加热炮制后，可使白果致敏蛋白变性，减低白果毒性[3]。

2.去除有毒部位

在白果可食部位中，胚芽是含毒性成分最高的部位，其重量占可食部位总重量的2.82%，但其含有的银杏酸类物质却占可食部位中的62.1%，含有的MPN占3.87%。因此，去除白果中的胚芽，可有效地降低白果可食用部位的毒性[3]。

【安全性评价】

白果中的MPN对斑马鱼幼鱼有神经毒性，且对斑马鱼脏器形态，胚胎孵化具有一定影响；小鼠口服MPN出现抽搐惊厥等急性毒性症状。中毒剂量与死亡剂量相近，LD_{50}为35.20 mg/kg，95%的置信区间为33.18～37.33 mg/kg[3]。

【毒性反应】

白果中毒儿童多见，大多由生食或食未经熟透的白果引起，一般中毒剂量为10～50颗。幼儿生食5～10粒即可引起白果中毒。食用白果中毒症状发生在进食白果1～12 h后出现，先有消化道症状如恶心、呕吐、腹痛、腹泻、食欲不振，随即有神经系统症状如烦躁不安、恐惧怪叫，惊厥而肢体强直。轻微刺激能引起抽搐。以后逐渐四肢无力，甚至瘫痪。重者发生呼吸困难、肺水肿和昏迷。此外，白果接触皮肤可能引起皮肤刺激性反应或过敏性反应。可造成局部皮肤炎症，轻度表现为皮肤出现水肿性红斑，严重者皮肤可出现红色丘疹。主观症状有不同程度的灼热、瘙痒。

【中毒救治】

中毒后立即用高锰酸钾洗胃，或用盐水高位结肠冲洗；用硫酸钠或硫酸镁导泻；口服药用炭，吸附胃内未吸收的毒物。静脉输液，纠正电解质紊乱，有尿后，必要时补钾。对症治疗：如有烦躁不安、抽搐、惊厥时，可用抗癫痫药物治疗或

补充维生素 B_6。出现心衰时可静脉注射毒毛旋花子苷 K。出现呼吸困难时，吸氧或人工呼吸对症治疗。皮肤过敏可对症治疗。中药治疗：急用白果壳 30 g 煎水服，或用甘草 15 g 煎水服。

【代表方剂】

1.固本定嗽汤

白果仁 15 g，细辛 4 g，龟甲胶 10 g，五味子 7.5 g，干姜 5 g。

2.易黄汤

山药 30 g（炒），芡实 30 g（炒），黄柏 6 g（盐水炒），车前子 3 g（酒炒），白果 10 枚（碎）。

【代表中成药】

银杏露、百咳宁片、如意定喘片、葶贝胶囊、噎膈丸、除湿白带丸、复方蛤青片、银冰消痤酊等。

【参考文献】

［1］夏梦雨，张雪，王云，等.白果的炮制方法、化学成分、药理活性及临床应用的研究进展［J］.中国药房，2020，31（1）：123-128.

［2］黄强燕，李莉，顾峥嵘，等.中药白果毒性物质 4'-O-甲基吡哆醇的高效液相色谱-紫外检测器检测技术［J］.中国药物经济学，2023，18（1）：111-114，123.

［3］钱怡云.白果复合毒性物质基础及其减毒机制研究［D］.南京：南京中医药大学，2017.

白屈菜

Baiqucai

《救荒本草》

本品为罂粟科白屈菜属植物白屈菜（*Chelidonium majus* L.）的干燥全草。主产于东北各地。夏、秋二季采挖，除去泥砂，阴干或晒干。

白屈菜味苦，性凉；有毒。归肺、胃经。具有解痉止痛，止咳平喘的功效。主治胃脱挛痛，咳嗽气喘，百日咳等。本品有毒，用量不可过大。脾胃虚寒者、孕妇忌服。煎服，9～18 g。外用：适量，捣汁涂；或研粉调涂。

【毒性成分】

主要毒性成分为白屈菜碱、白屈菜赤（红）碱、原阿片碱、强心苷、黄连碱等成分[1]。

【减毒方法】

常采用炮制法减毒，主要炮制方法如下：

（1）甘草炙：取白屈菜，加甘草（白屈菜用量15%），闷润3 h，60 ℃下烘12 h。

（2）酒炙：每100 g白屈菜除去泥砂杂草后用10～20 g酒闷制1～3 h后，烘制12～20 h。

（3）盐炙：每100 g白屈菜除去泥砂杂草后用1～3 g盐水闷制1～3 h后，烘制12～20 h。

（4）姜炙：每100 g白屈菜除去泥砂杂草后用5～20 g姜汁闷润1～3 h后，烘制12～20 h。

（5）蜜炙：每100 g白屈菜除去泥砂杂草后用5～20 g炼蜜闷润1～3 h后，烘制12～20 h。

【减毒原理】

白屈菜经甘草炙、酒炙、盐炙、姜炙和蜜炙后，与生品相比，总碱含量有所降低，其中极性相对大的原阿片碱、别隐品碱、白屈菜碱和盐酸黄连碱等4个成分下降不多，而极性相对较低的血根碱和白屈菜红碱含量降低明显，其中白屈菜红碱为白屈菜主要毒性成分[2-3]。

【安全性评价】

白屈菜全草有毒，所含橘黄色乳汁对皮肤刺激性强，外涂可引起皮肤疼痛、瘙痒，咽下则引起呕吐、腹痛、痉挛和昏厥。白屈菜注射液静脉注射后，小鼠LD_{50}为（3.0±0.01）g/kg；静脉注射白屈菜总碱小鼠LD_{50}为（0.077 5±0.000 67）mg/kg。给雄性小鼠静脉注射白屈菜红碱、血根碱的LD_{50}分别为18.5 mg/kg、15.9 mg/kg，雌性小鼠皮下给药的LD_{50}分别为95.0 mg/kg、102 mg/kg。对于中枢神经系统，白屈菜碱与吗啡相似，都有抑制作用，能使痛觉消失，中毒量能引起昏睡，血管运动中枢麻痹[4]。

【毒性反应】

白屈菜中毒与误食、用量过大及直接接触皮肤有关。超量食用1h左右可出现烦躁不安，意识障碍，谵语，皮肤、黏膜干燥，瞳孔放大，对光反应消失，心率增快，血压升高。如食用新鲜植物，则可出现胃肠道症状[5]。

【中毒救治】

早期应催吐、洗胃、导泻，或高位灌肠，并补液和注射阿托品，需防止尿潴留；心力衰竭时，注射万年青总苷；实时心电监测。重症者，加大剂量和缩短间隔时间，或同时服用金银花、甘草、绿豆、生姜、黑豆等。如出现频发早搏或阵发性室性心动过速，可用利多卡因、普鲁卡因等。轻度中毒者，可用绿豆60 g，黄连6 g，甘草15 g，生姜15 g，红糖适量水煎后鼻饲或口服；还可用蜂蜜50～120 g，用凉开水冲服；心律失常，可用苦参30 g，煎服。

【代表方剂】

1.紫河车丸

紫河车1具（初生者佳，或无病壮年妇人者亦可，米醋浸一宿，焙干用），草龙胆6 g，甘草（炙）6 g，鳖甲（酥炙）15 g，桔梗7.5g，胡黄连（白屈菜）7.5 g，大黄（酒拌湿，蒸）7.5 g，苦参7.5 g，黄柏7.5 g，知母（去毛）7.5 g，秋石7.5 g，贝母（去芯）7.5 g，犀角屑4.5 g，蓬莪术4.5 g，消石4.5 g，败鼓皮心（米醋炙黄）7.5 g，辰砂30 g（另研）。

2.大胡连丸

胡黄连（白屈菜）30 g，银柴胡30 g，黄芩30 g，当归30 g，白芍30 g，茯苓30 g，陈皮30 g，熟地30 g，知母30 g，人参24 g，白术24 g，川芎24 g，桔梗24 g，甘草24 g，地骨皮24 g，半夏24 g，秦艽24 g，黄芪36 g，黄柏45 g，五味子45 g，牛黄6 g，犀角6 g。

【代表中成药】

小儿白贝止咳糖浆、小儿清热灵、胃舒止痛片、胃痛平糖浆、复方白头翁片。

【参考文献】

[1] 刘建明，刘宸辰，刘新民，等．白屈菜赤碱对大鼠肺组织的长期毒性作用及其对肺组织中NF-κB表达的影响［J］．吉林大学学报（医学版），2019，45（3）：518-523.

[2] 肖增飞，李瑞海，贾天柱．白屈菜甘草炙减毒炮制工艺研究［J］．中国药师，2021，24（10）：1923-1927.

[3] 李瑞海，贾天柱．中药白屈菜的炮制方法：CN202011597760.7［P］．CN11254609 8A［2023-07-31］．

[4] 郭晓庄．有毒中草药大辞典［M］．天津：天津科技翻译出版社，1991：184.

[5] 朱亚峰．中药中成药解毒手册［M］．4版．北京：人民军医出版社，2012：157.

白头翁

Baitouweng

《神农本草经》

本品为毛茛科植物白头翁［*Pulsatilla chinensis*（Bge.）Regel］的干燥根。主产于吉林、辽宁、河北等地。春、秋二季采挖，除去泥沙，干燥。

白头翁味苦，性寒；有小毒。归胃、大肠经。具有清热解毒，凉血止痢的功效。主治热毒血痢，阴痒带下。虚寒泻痢忌服；接触皮肤黏膜，可发生肿胀、疼痛；如超量服用或误服，对口腔、胃肠道有强烈的刺激作用。内服：煎汤，10～15 g；或入丸、散。外用：适量，煎水洗或捣敷。

【毒性成分】

白头翁全株有毒，以根最毒，对皮肤及黏膜有强烈的刺激作用，主要毒性成分可能为原白头翁素[1]。

【减毒方法】

1.配伍减毒

取炼蜜加适量水稀释后，淋入白头翁饮片中拌匀，闷透，文火炒至不粘手取出[2]。

2.剂型剂量

（1）剂型：一般煎剂安全，不易中毒，而研末和捣敷使用不当易造成中毒。

（2）剂量：对于体格壮实或火热之毒较盛的情况，剂量可适当增加，但一般不超过30 g。

3.贮存减毒

干燥久贮。

【减毒原理】

1.配伍减毒原理

由于蜂蜜含有大量消化酶、淀粉酶等活性成分，且含有各种有机酸，便于将胃肠中的大分子分解成小分子，因此，蜂蜜具有疏通肠道排出毒素的作用。同样，当原白头翁素与蜂蜜一同进入人体消化系统，蜂蜜可以减少人体对原白头翁素的吸收，并快速将其排出体外。

2.贮存减毒原理

干燥久贮者则因原白头翁素聚合为白头翁素，局部刺激作用大为降低。

【安全性评价】

白头翁提取物对小鼠的LD_{50}为175.5 g/kg。急性毒性试验中当给药剂量超过300 g会产生严重毒性导致小鼠死亡。亚急性毒性试验中，各试验阶段的小鼠临床观察、血常规检查指标、血清生化检查指标和病理组织学检查结果均无明显差异[3]。体外实验，白头翁皂苷具有较强的杀精子作用，使精子瞬间失活的最低有效浓度为0.73 mg/mL[4]。

【毒性反应】

白头翁引起中毒，多因超剂量使用、研末和捣敷使用不当及品种混乱引起[5]。白头翁接触皮肤黏膜，可发生肿胀、疼痛。超量内服或误服后，首先感到口腔灼热、肿胀等口腔炎症状，致使咀嚼困难、呕吐、腹痛、腹泻，排黑色腐臭便，甚至便秘，心跳快而弱，血压下降、循环衰竭、呼吸困难、瞳孔散大，严重者可于10个多小时内死亡。

【中毒救治】

皮肤或黏膜中毒后，可用清水、硼酸水或鞣酸溶液冲洗。内服中毒者在催吐之后用1∶2 000高锰酸钾溶液洗胃，再口服蛋清、冷面糊或通用解毒剂。用4%碳酸氢钠或硼酸水清洗口腔黏膜。静脉输液，血压下降时，加用升压药。剧烈腹痛时，可皮下注射阿托品。中药治疗：甘草15 g，绿豆60 g，水煎2次，合在一起，1 h服1次，2次服完，连服3~4剂。剧烈腹痛、腹泻时，用焦地榆15 g，盐黄柏9 g，粟壳6 g，炙甘草9 g，水煎2次，合在一起，早晚分服。

【代表方剂】

1.白头翁汤

白头翁60 g，黄连、黄柏、秦皮各90 g。

2.黄连白头翁汤

黄连（去须）41.3 g，白头翁20.7 g，醋石榴皮20.7 g（炙），犀角（镑屑）20.7 g。

【代表中成药】

复方白头翁汤、白蒲黄片、丹益片、白连止痢胶囊、消火止痢胶囊、白蒲黄胶囊。

【参考文献】

［1］宁玉明.白头翁素经皮渗透特性及其给药系统的研究［D］.杭州：浙江大学，2006.

［2］方艳夕，晏明炉，秦梅颂，等.不同炮制方法对白头翁多糖含量的影响［J］.中兽医医药杂志，2010，29（3）：14-16.

［3］徐盾.白头翁提取物的安全性试验［J］.畜牧兽医科技信息，2023（5）：53-56.

［4］慕慧，杜俊杰.白头翁皂苷体外杀精效果研究［J］.西北药学杂志，1996，11（3）：119-120.

［5］张丹翎，伏晓，杨燕云.白头翁及其混乱品种之考证［J］.中草药，2000（7）：76-78.

半 夏

Banxia

《神农本草经》

本品为天南星科植物半夏 [*Pinellia ternata*（Thunb.）Breit.] 的干燥块茎。夏、秋二季采挖，洗净，除去外皮和须根，晒干。

半夏味辛，性温；有毒。归脾、胃、肺经。具有燥湿化痰，降逆止呕，消痞散结的功效；外用消肿止痛。主治痰湿证和寒痰证，生用外治瘿瘤痰核，痈疽肿毒及毒蛇咬伤等。忌海藻、饴糖、羊肉、羊血；不宜与川乌、制川乌、草乌、制草乌、附子同用；生品内服宜慎。内服：一般炮制后使用，3～9 g。外用：适量，磨汁涂或研末以酒调敷患处。

【毒性成分】

主要毒性成分为半夏毒针晶、半夏凝集素蛋白、2，5-二羟基苯乙酸及其葡萄糖苷、3，4-二羟基苯甲酸、甾醇类、辛辣醇和生物碱，具有较强的黏膜刺激作用[1-2]。

【减毒方法】

1.炮制减毒

（1）取净半夏，大小分开，用8%白矾溶液浸泡或煮至内无干芯，口尝微有麻舌感，取出，洗净，切厚片，干燥。每100 kg净半夏，煮法用白矾12.5 kg，浸泡法用白矾20 kg。

（2）取半夏，大小分开，用水浸泡至内无干芯，取出；另取甘草适量，加水煎煮2次，合并煎液，倒入用适量水制成的石灰液中，搅匀，加入上述已浸透的半夏，浸泡，每日搅拌1～2次，并保持浸液pH为12以上，至剖面黄色均匀，口尝微有麻舌感时，取出，洗净，阴干或烘干。每100 kg净半夏，用甘草15 kg、生石灰10 kg。

（3）取净半夏，大小分开，用水浸泡至内无干芯时，取出；另取生姜切片煎汤，加白矾与半夏共煮透，取出，晾干，或晾至半干，干燥；或切薄片，干燥。每100 kg净半夏，用生姜25 kg、白矾12.5 kg。

2.配伍减毒

（1）半夏配伍甘草或白蜜，既调和药性，又可解半夏毒。仲景用半夏凡42首方剂中和甘草配伍者有21首[3]。

（2）半夏配伍生姜和（或）干姜，可制半夏毒性，同时与生姜相配伍亦可起到相须为用的效果。《伤寒论》与《金匮要略》中半夏配伍生姜和（或）干姜的方剂有22首[3]。

（3）半夏配伍黄连性味相反，一寒一热，辛开苦降，既可缓和药物毒性，又能相反相成增强疗效，如半夏泻心汤、生姜泻心汤、黄连汤等[3]。

（4）半夏配伍人参，一方面可以补益中气，另一方面又可降低半夏的燥性毒性。如《伤寒论》竹叶石膏汤，热病后外邪已解，气液两伤，元气未复，用人参补养元气，兼防半夏辛燥伤津耗气；《金匮要略》干姜半夏人参丸，半夏本有下胎之害，但用之治妊娠呕吐，因配伍人参[3]。

【减毒原理】

1.炮制减毒原理

生半夏经过8%明矾水或以10%的Na_2CO_3浸泡后，刺激性成分草酸钙针晶被锈蚀溶解，不溶性草酸钙含量从1%以上急剧下降到0.5%以下，几乎不引起刺激性。半夏有毒成分难溶于水，通过加热煎煮可去除半夏的刺激性。半夏加热加压30 min和经8%白矾溶液浸制均可使半夏的麻辣性消除，且水浸出物量增加[1, 4]。

2.配伍减毒原理

现代研究表明，生半夏配伍生姜，生姜可显著抑制生半夏所致毛细血管通透性增加及炎症因子的含量，降低炎症反应程度。此外，半夏还可配伍干姜、人参，后两者可减低半夏的胚胎毒性[5]。

【安全性评价】

生半夏对各种黏膜（嘴唇、口腔、声带、胃肠、眼等）有强烈的刺激性，引起刺痛、炎症、水肿、失音、呕吐、腹泻等刺激症状。生半夏引起中毒的靶器官主要是肝、肾和肠，但经炮制或加热（如水煎）后毒性减弱。生半夏和制半夏均有致癌、致突变作用，以及生殖毒性。可提高孕小鼠骨髓和胎鼠肝细胞的微核率，并影响胚胎发育，导致孕鼠阴道出血、胚胎早期死亡数增加，胎儿体质量显著下降[5]。

【毒性反应】

半夏中毒，多因内服误用未经炮制的生半夏，或临床使用时与海藻、饴糖、羊肉、羊血、川乌、制川乌、草乌、制草乌、附子等同用，或一次服用剂量过大，或长期服用。半夏中毒后首先出现口舌麻木、咽喉干痛、胃部不适等症状，继而喉舌肿胀、灼痛充血、流涎、呼吸迟缓、声音嘶哑、语言不清、吞咽困难、剧烈呕吐、腹痛腹泻、头痛发热、出汗、心悸、面色苍白、脉弱无力、呼吸不规则；严重者抽搐、喉部痉挛，最后死于呼吸麻痹。

【中毒救治】

立即用 1∶5 000 高锰酸钾液或 3%～5% 鞣酸液或浓茶洗胃。服硫酸钠 25～30 g 导泻或用中药洗胃。内服蛋清、牛奶、稀粥、面糊、果汁、稀醋等。出现过敏性药疹，肌内注射非那根 25 mg，静脉推注 25% 葡萄糖溶液 40 mL、10% 葡萄糖酸钙 10 mL、维生素 C 注射液 1.0 g、地塞米松注射液 10 mg，口服扑尔敏。局部皮肤过敏性坏死时，可增加肌注青霉素。中药治疗：食醋 30～60 mL，口服，也可饮糖姜汤或服蜜饯姜片；防风 60 g，绿豆 30 g，甘草 15 g，煎水频服；生姜汁 5 mL，白矾 9 g，调匀即服。

【代表方剂】

1. 小柴胡汤

柴胡 12 g，黄芩 9 g，人参 6 g，半夏（洗）9 g，甘草（炙）5 g，生姜（切）9 g，大枣（擘）4 枚。

2. 栝蒌薤白半夏汤

栝蒌实 12 g，薤白、半夏各 9 g，白酒 70 mL。

【代表中成药】

二陈丸、二陈合剂、橘红丸、半夏天麻丸、橘贝半夏颗粒、复方鲜竹沥液、桂龙咳喘宁胶囊。

【参考文献】

[1] 钟凌云. 半夏刺激性毒性成分、炮制减毒机理及工艺研究 [D]. 南京：南京中医药大学，2007.

[2] 黄玉梅，钟丝，吴志坚，等. 生半夏毒性物质基础初步探析 [J]. 辽宁中医药大学学报，2013，15（11）：64-68.

[3] 张玉修. 基于古今药方纵横的半夏减毒增效配伍规律研究 [D]. 济南：山东中医药大学，2011.

[4] 王艳，胡素敏，李盼飞，等. 解读半夏炮制减毒 [J]. 吉林中医药，

2019，39（10）：1264-1267.

[5] 徐建亚. 生半夏胚胎发育毒性及其复方配伍减毒作用的蛋白质组学分析 [D]. 南京：南京师范大学，2017.

甘 遂

Gansui

《神农本草经》

本品为大戟科植物甘遂（*Euphorbia kansui* T. N. Liou ex T. P. Wang）的干燥块根。主产于甘肃、山西、陕西、宁夏、河南、青海等地。春季开花前或秋末茎叶枯萎后采挖，撞去外皮，晒干。

甘遂味苦，性寒；有毒。归肺、肾、大肠经。具有泻水逐饮，消肿散结的功效。主治水肿胀满，胸腹积水，痰饮积聚，气逆咳喘，二便不利，风痰癫痫，痈肿疮毒等。不宜与甘草同用；孕妇禁用。炮制后多入丸散用，常用剂量0.5～1.5 g。外用：适量，生用。

【毒性成分】

主要毒性成分为四环二萜和大环二萜类成分，对黏膜、皮肤和肠道有强烈的刺激性，具有致炎和致癌作用[1]。

【减毒方法】

1.炮制减毒

（1）醋炙：取净甘遂，加米醋拌匀，闷透，置炒药锅内，用文火加热，炒至微干，取出晾干。甘遂每100 kg，用米醋30 kg。

（2）豆腐制：取生甘遂100 g，用清水浸漂5 d，每天换水3次，漂净捞起，用豆腐50 g与原药同煮，至内无白芯为度，取出，拣去豆腐，沥干，60 ℃烘干。

（3）甘草炙：取甘草25 g，加水1 000 mL，煎汤去渣，加准确称重的生甘遂100 g，先浸泡3 h，再煮1 h，沥去汁，用清水反复漂洗，至无甘草水色，沥干，60 ℃烘干。

2.配伍减毒

配伍甘草，属于中药配伍禁忌"十八反"的内容，但历代医家常反药同用，如张仲景在甘遂半夏汤中甘草伍甘遂，现代已故名医蒲辅周甘草伍甘遂治愈"痰迷心窍"的痴呆症等，国医大师朱良春甘草伍甘遂治疗胸水、渗出性胸膜炎等。

【减毒原理】

1.炮制减毒原理

经炮制后甘遂刺激性下降5/6，其内大部分成分含量下降，成分的种类没有明显变化，但不同成分间的含量比例发生了改变[2-3]。醋炙加热过程中乙酸与甾醇缩水成酯，甾醇类物质含量降低甚至消失，故致峻泻作用减小[4]。醋炙甘遂和甘草炙甘遂抑制体外AB病毒早期抗原（EBV-EA）激活，纠正抗炎因子与促炎因子之间的失衡，减少皮肤刺激作用[5-6]。

2.配伍减毒原理

甘遂-甘草以1：4比例配比时对大鼠肾脏有减毒作用[7]。醋甘遂与炙甘草配伍可能通过抑制细胞色素氧化酶的基因、蛋白表达，提高PON1含量，降低氧化应激，起到对肝脏的保护作用[8]。

【安全性评价】

石油醚部位是甘遂的毒性部位，生品的LD_{50}为36.4 g/kg；醋炙品的LD_{50}为65.3 g/kg；清炒品的LD_{50}为53.9 g/kg；清炒拌醋品的LD_{50}为59.8 g/kg；生拌醋品的LD_{50}为43.8 g/kg[9]。甘遂中的巨大戟烷型二萜类成分EK-03的IC_{50}值较小，具有较强的肠细胞毒性，且随着浓度的增加，细胞增殖的抑制率增大[10]。甘遂具有急性毒性，研究表明，在甘遂亚致死浓度条件下，斑马鱼幼虫发生肝损伤，代谢组学发生显著改变[11]。甘遂对心、肝、肾均有一定程度的刺激。在甘遂的长期毒性实验中，取大鼠进行3个月不同剂量的灌胃，在大鼠的死亡病检报告中发现，大鼠的肝和肾均出现不同程度的病变，以及心脏增生、肥大等症[12]。

【毒性反应】

甘遂中毒，多因误食生品、配伍不当、服用剂量过大引起。口服中毒主要表现为消化道刺激症状，如恶心、呕吐、剧烈腹泻、腹痛等，还有头晕、肌无力、心悸、血压下降、脱水、水电解质紊乱、酸中毒、呼吸困难、发绀、体温下降等，严重者可因呼吸衰竭而死亡。外用中毒主要表现有皮肤黏膜刺激症状，可引起接触性皮炎和肌无力，严重者可造成肢体乏力、呼吸困难、恶心、呕吐、头晕等症状。

【中毒救治】

先用温开水洗胃，再服通用解毒药。硫酸钠导泻及高位灌肠。静脉输入生理盐水或5%葡萄糖盐水，防止失水过多发生虚脱。出现剧烈腹痛时，应立即肌注硫酸阿托品0.5 mg，若症状不能控制，可肌注吗啡或哌替啶注射液。呼吸、循环衰竭时，给兴奋剂或强心剂。中药治疗：大青叶30 g，黑豆15 g，水煎至300 mL，1次顿服。生绿豆30 g，生大豆15 g，黄柏6 g，黄连6 g，水煎2次合服，每2～3 h服1次，2次服完。连服3～5剂。

【代表方剂】

1.十枣汤

芫花1.5 g，大戟1.5 g，甘遂1.5 g，大枣10枚。

2.大葶苈丸

葶苈41.7 g，泽漆茎20.7 g，赤茯苓（去黑皮）20.7 g，陈橘皮（汤浸，去白，焙）20.7 g，甘遂1.2 g，牵牛子1.2 g，郁李仁（研）20.7 g。

【代表中成药】

舟车丸、清心滚痰丸、消喘膏、麝香回阳膏、臌症丸、祛痰止咳颗粒、万灵筋骨膏等。

【参考文献】

［1］海燕，束晓云，丁安伟，等.甘遂和醋甘遂醇提物及其不同极性部位的药效和毒性研究［J］.中国药业，2008，17（17）：3-4.

［2］修彦风，施贝，王海颖，等.甘遂炮制前后量变成分的初步研究［J］.上海中医药大学学报，2009，23（1）：67.

［3］修彦风，吴弢，王海颖，等.HPLC-ELSD指纹谱法研究甘遂炮制前后成分差异［J］.中成药，2009，31（2）：249.

［4］程顺峰，杨德斋，王建民.甘遂炮制的历史沿革及现代研究［J］.内蒙古中医药，1995，14（S1）：88.

［5］聂淑琴，李泽琳，梁爱华，等.炮制对甘遂、牛膝、苦杏仁特殊毒性及药效的影响［J］.中国中药杂志，1996，21（3）：153.

［6］何美菁.醋甘遂炮制工艺与醋炙减毒增效相关性的研究［D］.太原：山

西中医药大学，2019.

　　[7] 唐冰雯，李俊健，毋福海，等.甘遂-甘草配伍对大鼠肾脏毒性代谢组学的影响 [J].中国实验方剂学杂志，2015，21（9）：88-92.

　　[8] 刘艳蕊，郝蕾，王婷婷，等.醋甘遂与炙甘草配伍对癌性腹水模型大鼠细胞色素氧化酶基因和蛋白表达的影响 [J].中药新药与临床药理，2021，32（11）：1640-1647.

　　[9] 张姗姗，孙立立，石典花，等.不同炮制方法对甘遂急性毒性影响的研究 [J].中成药，2012，34（11）：2178-2180.

　　[10] 曹雨诞，张丽，李媛，等.甘遂的毒性成分、炮制方法及炮制减毒机制的研究进展 [J].中国药房，2011，22（19）：1817-1819.

　　[11] ZHAO C，JIA Z，LI E，et al. Hepatotoxicity evaluation of Euphorbia kansui on zebrafish larvae in vivo [J].Phytomedicine，2019（62）：152959.

　　[12] 杨馨，李兵，植森业，等.甘遂的现代研究进展 [J].中国民族民间医药，2023，32（8）：75-79.

木鳖子

Mubiezi

《开宝本草》

　　本品为葫芦科植物木鳖 [*Momordica cochinchinensis*（Lour.）Spreng.] 的干燥成熟种子。主产于广西、四川、湖北等地。冬季采收成熟果实，剖开，晒至半干，除去果肉，取出种子，干燥。

　　木鳖子味苦、微甘，性凉；有毒。归肝、脾、胃经。具有散结消肿，攻毒疗疮的功效。主治疮疡肿毒，乳痈，瘰疬，痔漏，干癣，秃疮。孕妇及体虚者忌服。生木鳖子有毒，多供外用，内服宜慎；木鳖子制霜后毒性降低，可入丸散剂内服。常用剂量0.9 ~ 1.2 g。

【毒性成分】

　　木鳖子富含脂肪油，具有一定的刺激性及泻下作用[1]。另外，毒性成分还包括木鳖子皂苷（木鳖子皂Ⅰ、木鳖子皂苷Ⅱ等），对家兔红细胞有溶血作用[2]；木鳖子素，属于木鳖子中的单链核糖体失活蛋白，对蛋白质生物合成有可强烈抑制作用[3]。

【减毒方法】

1.炮制减毒

（1）制霜：取净仁，炒热，研末，用纸包裹，反复换纸或加压去油。或取一定量木鳖子，去壳取仁，放置于真空干燥箱内，于80℃下加热1.7 h，用粉碎机粉碎过40目筛后，取出用草纸包裹放置于压油机内，压制去油，换纸重复操作至草纸上基本无油迹[4]。

（2）砂烫：称取木鳖子原药材，与细砂混合均匀（药砂比1∶3），置炒锅内翻炒。砂炒温度控制在300℃，炮制时间为5 min，此时香气四溢，种仁绿表皮脱落且颜色微加深，掰开种仁呈金黄色，质地酥脆[3]。

2.配伍减毒

木鳖子配伍淫羊藿：现代研究表明，木鳖子1∶1配伍淫羊藿用于肿瘤治疗时具有减毒增效的作用[5]。

3.用法减毒

（1）剂型：木鳖子毒性较大，故现今临床上多作外用，内服者较少，即使内服，也常制成丸剂（或其他成药），便于控制服用剂量。

（2）用法：和生鸡蛋一起服用，能够降低木鳖子的毒副作用。

【减毒原理】

1.炮制减毒原理

木鳖子富含脂肪油，其含量在40%左右，经过制霜及砂烫后可有效减少其脂肪油的含量，减轻副作用。

2.配伍减毒原理

淫羊藿性寒，味甘、淡，归心、胃小肠经，具有坚筋骨、补肾阳等功效，能够扶助正气，补益精微，御邪抗癌。木鳖子配伍淫羊藿属于攻毒药配伍补虚药，符合《金匮要略》所提出的"毒药攻邪，宜护中以顾正气"的配伍原则[6]。

【安全性评价】

木鳖子乙醇提取物急性毒性试验，其静脉注射LD_{50}为108.05 mg/kg，肌肉注射LD_{50}为178.09 mg/kg[7]。木鳖子水提物毒性较大，腹腔注射LD_{50}为146.17 mg/kg，口服给药LD_{50}为4.03 g/kg[8]。小鼠腹腔注射木鳖子素LD_{50}为16 mg/kg。小鼠静脉注射木鳖子皂苷，其LD_{50}为32.35 mg/kg，腹腔注射则为37.34 mg/kg，小鼠腹腔注射木鳖子素的LD_{50}为16 mg/kg，中毒动物安静衰竭死亡[8]。

【毒性反应】

临床多有误食木鳖子引起的急性中毒事件，中毒主要症状多为消化道症状，如恶心、呕吐、腹痛、腹泻、便血等；也可出现神经系统症状，如头痛、头晕、耳鸣、烦躁不安，甚至意识障碍、休克等。

【中毒救治】

用1：5 000高锰酸钾溶液或0.5%活性炭洗胃，服用蛋清，灌肠，硫酸镁导泻。静脉补液。对症处理：如烦躁不安可予以镇静药物；对出现休克及呼吸、循环衰竭者，应积极采取综合性抢救措施。

【代表方剂】

1.轻脚丸

木鳖子80 g，白胶香80 g，白芍药80 g，草乌（去皮、尖）160 g，赤小豆80 g（别研为末，打糊）。

2.小金丸

麝香或人工麝香30 g，木鳖子（去壳去油）150 g，制草乌150 g，枫香脂150 g，醋乳香75 g，醋没药75 g，醋五灵脂150 g，酒当归75 g，地龙150 g，香墨12 g。

【代表中成药】

小金丸、万灵筋骨膏、京万红、绿樱膏、正骨膏。

【参考文献】

［1］江瑜，姚梦雪，张姗姗，等.木鳖子炮制前后脂肪油提取工艺及气相色谱-质谱联用分析研究［J］.安徽中医药大学学报，2020，39（6）：68-72.

［2］郑硕，李格娥.木鳖子素的纯化和性质研究［J］.生物化学与生物物理学报（英文），1992，3（4）：311-316.

［3］石军飞，闫超.木鳖子炮制前后毒性对比研究［J］.北方药学，2013，10（1）：52-53.

［4］宋燕.木鳖子制霜工艺及炮制"减毒增效"机理初步研究［D］.合肥：

安徽中医药大学，2019.

　　[5] 阚月一，王娅杰，李军，等.木鳖子淫羊藿合用配比筛选及机制研究[J].中国中药杂志，2020，45（2）：374-382.

　　[6] 吴剑浩，熊为国.《金匮要略》组方双向调节规律探析[J].四川中医，2015，33（9）：15.

　　[7] 向丽华，陈燕萍，张智，等.24味有毒中药长期毒性实验对大鼠脏器指数的影响[J].中国中医基础医学杂志，2006，12（1）：47.

　　[8] 杨仓良，潘志强，李遇春，等.毒药本草[M].北京：中国中医药出版社，1993：1037-1038.

山慈菇

Shancigu

《本草拾遗》

　　本品为兰科植物杜鹃兰 [*Cremastra appendiculata*（D. Don）Makino]、独蒜兰 [*Pleione bulbocodioides*（Franch.）Rolfe] 或云南独蒜兰（*P. yunnanensis* Rolfe）的干燥假鳞茎。前者习称"毛慈菇"，后二者习称"冰球子"。杜鹃兰主产于长江流域以南地区及陕西等地；独蒜兰主产于中南、西南等地。夏、秋二季采挖，除去地上部分及泥沙，分开大小置沸水锅中蒸煮至透心，干燥。

　　山慈菇味甘、微辛，性凉；小毒。归肝、脾经。具有清热解毒，化痰散结。主治痈肿疔毒，瘰疬痰核，淋巴结结核，蛇虫咬伤。正虚体弱者慎用；内服过量则易引起恶心、呕吐。内服：剂量一般为3~9 g，因其质地坚韧，多入散剂，很少入煎剂。外用：适量，磨汁涂或研末调敷。

【毒性成分】

　　主要毒性成分为秋水仙碱，多由消化道进入而致中毒。秋水仙碱在体内被氧化成氧化二秋水仙碱，对消化系统、泌尿系统有严重的毒性作用，同时会抑制神经系统，产生上行性麻痹，严重者甚至会产生呼吸系统障碍。凡经排泄之处均可导致严重的刺激作用，也可引起毛细血管毒性反应，严重者可致脊髓及延脑麻痹[1]。

【减毒方法】

夏、秋二季采挖，除去地上部分及泥沙，分开大小置沸水锅中蒸煮至透心，干燥[2]。

【减毒原理】

因山慈菇内的秋水仙碱是一种易溶于水的物质，故应使用水泡法将毒性物质很好地溶入水中，从而达到分离效果，以有效降低其含量[3]。

【安全性评价】

山慈菇其所含秋水仙碱在体内有蓄积作用，排泄甚慢，但其本身无毒，进入人体后迅速氧化成氧化二秋水仙碱而有剧毒。小鼠一次性腹腔注射秋水仙碱的LD_{50}为 2.6 ~ 2.9 mg/kg，静注的LD_{50}为 2.7 ~ 3.3 mg/kg。秋水仙酰胺对小鼠腹腔注射的LD_{50}为 61.77 mg/kg，静注的LD_{50}为 30.59 mg/kg。若误食过量山慈菇或误用过量秋水仙碱、秋水仙酰胺均可引起中毒。山慈菇的中毒量为 15 ~ 45 g，秋水仙碱的致死量为 20 ~ 30 mg。山慈菇还具有生死细胞遗传毒性，具有致突变性[4-5]。

【毒性反应】

山慈菇引起中毒，多因误服、过量。中毒主要症状为咽喉部及上腹部烧灼感、吞咽困难、恶心、剧烈呕吐、腹痛等症状。中毒初期会出现口咽灼热，腹痛剧烈，呕吐，吐出物中含胆汁，甚至吐血。腹泻水样便及血便等。口渴，喉干，头痛眩晕，烦躁不安，尿少尿闭，或血尿、蛋白尿。毛细血管毒性反应可致血管壁充血、水肿、血压下降，以致休克。严重者肌肉痉挛疼痛，皮肤变白发冷，后期出现紫绀、血压下降、循环衰竭及呼吸麻痹而死亡。

【中毒救治】

中毒者应立即洗胃，内服 0.2% ~ 0.5% 胆矾溶液 200 mL，用手指刺激咽喉黏膜引起呕吐。用 5% 碳酸氢钠溶液，或 1% ~ 2% 鞣酸溶液，或 0.5% 活性炭混悬液，或清水洗胃，但禁用高锰酸钾等氧化剂洗胃，防止使其变为氧化二秋水仙碱而增加毒性。剧烈腹痛可给予蛋清水、藕粉、牛奶等以保护黏膜。可用止吐剂、止泻剂等药物控制消化道症状，也可用 5% 鞣酸蛋白保留灌肠。中药治疗：当归、大黄、明矾、甘草、水煎即服，加速肠内毒物排出。足麻木或关节痛：用当归、赤芍、鸡血藤、威灵仙、桑寄生、甘草、金银花、地龙、丹参、乳香、没药，加水煎煮，早晚服。

【代表方剂】

1.周氏回生丹

五倍子60 g，檀香9 g，木香9 g，沉香9 g，公丁香9 g，甘草15 g，千金子霜30 g，红芽大戟（醋炙）45 g，山慈菇45 g，六神曲（麸炒）150 g，麝香9 g，雄黄9 g，冰片0.9 g，朱砂42 g。

2.菊藻丸

菊花62 g，海藻62 g，三棱62 g，蚤休62 g，制马钱子62 g，银花93 g，漏芦93 g，马蔺子93 g，山慈菇93 g，蜈蚣31 g，首乌125 g。

【代表中成药】

艾愈胶囊、消乳散结胶囊、祛瘀散结胶囊、乳癖清胶囊、外用紫金锭、伤科万花油、慈丹胶囊、紫金锭。

【参考文献】

［1］刘婷婷，于栋华，刘树民.山慈菇的本草考证及现代研究进展［J］.中国药房，2020，31（24）：3055-3059.

［2］王晓宇，罗冰，吴萍，等.基于商品规格等级的山慈菇本草考证及近现代文献研究［J］.世界中医药，2022，17（16）：2336-2344，2350.

［3］赖日明.中药各类毒性成分的中毒机制和炮制减毒的原理探析［J］.深圳中西医结合杂志，2015，25（10）：186-187.

［4］刘冰，庞慧民，陆培信，等.山慈菇生殖细胞遗传毒性研究［J］.长春中医学院学报，2000，2（16）：50.

［5］刘冰，庞慧民，武广恒，等.几味抗癌中药致突变性研究［J］.白求恩医科大学学报，1999，25（1）：8.

山豆根

Shandougen

《开宝本草》

本品为豆科植物越南槐（*Sophora tonkinensis* Gagnep.）的干燥根和根茎。主产于广西、贵州、云南、广东等地。秋季采收，除去杂质，洗净，晒干。

山豆根味苦，性寒；有毒。归肺、胃经。具有清热解毒，消肿利咽。主治火毒蕴结，咽喉肿痛，齿龈肿痛。不宜与神曲、大黄及马兜铃等配伍；不宜与藜芦同用；本品有毒，故用量不宜过大；脾胃虚寒者慎用；服用期间不宜饮酒。内服：煎汤，6~12 g；或磨汁；或研服。外用：适量。

【毒性成分】

主要毒性成分为生物碱类，如苦参碱和金雀花碱等[1]。

【减毒方法】

1. 炮制减毒

干燥加工，鲜山豆根采挖后快速清洗，快速晾干表面水分，快速横切成5 mm厚片，快速干燥备用[2]。

2. 配伍减毒

（1）山豆根配伍射干升麻：《普济方》中的"山豆根方"为含药味较为简单的复方，山豆根和射干均是古方治喉搏咽痛之要药，升麻可以引阳明清气上行，具有透解发散的辅助作用，三药合用可增效减毒[3]。

（2）山豆根配伍甘草：山豆根药性苦寒，有毒，甘草其性平和，具有补脾益气、清热解毒、缓急止痛、调和诸药的功效，可有效缓解其毒性[4]。

（3）山豆根配伍僵蚕或天麻：山豆根神经毒性主要表现与风邪侵袭入体或肝风内动的表现相似，以中医理论为指导，结合现代医学研究思路，以具有熄风止痉或平肝潜阳功效的僵蚕、天麻与山豆根进行单独或联合配伍[5]。

【减毒原理】

1. 炮制减毒原理

山豆根经炮制加工后，检测发现毒性成分苦参碱含量为0.031%，在一定程度上起到了控制和减少苦参碱含量以降低毒性的作用[2]。

2. 配伍减毒原理

山豆根配伍射干、升麻后可能降低毒性的机制未见研究。山豆根配伍天麻、僵蚕、甘草后能减轻其神经毒性的机制可能与能调整脑内DA和Ach的比例有关[5]。

【安全性评价】

山豆根水煎液小鼠灌胃，LD_{50}为40.6 g/kg[6]，山豆根不同组分急性毒性大小为总生物碱提取物>水提组分>全组分>醇提组分，总生物碱提取物、水提组分、醇提组分的LD_{50}分别为13.40 g/kg、17.50 g/kg、27.14 g/kg[7]。苦参碱小鼠灌胃的耐受剂量大于30 mg/kg，小于140 mg/kg，LD_{50}为64.01 mg/kg[8]。氧化苦参碱小鼠灌胃的耐受剂量大于50 mg/kg，小于200 mg/kg，LD_{50}为85.95 mg/kg[9]。小鼠尾静脉注射苦参碱、氧化苦参碱的LD_{50}分别为83.21 mg/kg、214.22 mg/kg[10]。山豆根水提物LD_{50}为31.66 g（原生药）/kg，醇提物LD_{50}为79.58 g（原生药）/kg，生物碱LD_{50}为52.45 g（原生药）/kg[11]。山豆根水提组分对小鼠急性毒性和肝毒性的影响均大于醇提组分，苦参碱含量亦高于醇提组分。山豆根不同组分大鼠长期灌胃给药，可对大鼠产生一定长期毒性。水提组分是其主要毒性组分，产生毒性的剂量范围为0.6～2.4 g/kg，并对大鼠肝脏有损伤，血清ALT、AST以及ALP活性显著升高[12]。苦参碱和氧化苦参碱致小鼠肝毒性比较研究显示，苦参碱200 mg/kg组小鼠死亡率为80%，氧化苦参碱200 mg/kg组小鼠全部存活[13]。

【毒性反应】

山豆根引起中毒，多因误服、过量，或炮制不当等。中毒主要症状为头晕眼花、恶汗、冒汗、呕吐，如用量过大则会出现四肢麻木、剧烈头痛、呼吸急迫、脘腹胀满、全身肌肉颤动、手足抽搐痉挛，继而错迷、口唇紫绀、瞳孔放大、呼吸衰竭而亡[14]。

【中毒救治】

早期应尽快催吐，并用1∶2 000高锰酸钾或清水洗胃，若服药超过4 h，效果较差，可用硫酸镁等导泻。静脉滴注葡萄糖注射液、维生素C，吸氧。应用小剂量的阿托品，对缓解胃肠道症状，预防肺水肿可能有意义。昏迷都应服用促进苏醒药物，如甲氯芬酯等。合并血压下降、肺水肿、呼吸衰竭者则应予升压、利尿、呼吸兴奋药等对症处理，并用抗生素预防感染。中药救治：甘草、绿豆各30 g，急煎汤，口服；生姜、大枣、红糖各20 g，煎汤服；灸百会、中脘，用泻法针内关、足三里。

【代表方剂】

1.白虎解毒养阴汤

石膏24 g，山药9 g，浙贝母9 g，板蓝根9 g，山豆根9 g，紫花地丁18 g，金银花18 g，生地18 g，玄参18 g，连翘15 g，麦冬15 g，白芍12 g，丹皮12 g，薄荷6 g，甘草6 g，鲜橄榄10枚。

2.达原解毒汤

鲜生地15 g，玄参12 g，白芷12 g，麦冬10 g，浙贝母10 g，金银花10 g，牛蒡子10 g，山豆根10 g，花槟榔10 g，射干6 g，丹皮6 g，厚朴6 g，甘草6 g，草果仁6 g，土牛膝30 g。

【代表中成药】

牙痛宁滴丸、天芝草胶囊、复方忍冬野菊感冒片、蛇伤散、复方两面针含片、开喉剑喷雾剂、秋燥感冒冲剂、双料喉风散。

【参考文献】

［1］余登香，王淑娜，傅月朦，等.山豆根中生物碱类成分的毒性及机制研究进展［J］.中国实验方剂学杂志，2022，28（6）：262-271.

［2］周沁阳，马克坚，赵景云，等.鲜山豆根干燥加工炮制方法实践及探讨［J］.上海中医药杂志，2020，54（5）：58-60.

［3］陈影.山豆根配伍减毒及毒性作用部位研究［D］.北京：中国中医科学院，2018.

［4］潘双凤，华碧春.甘草降低山豆根致小鼠肝毒性的实验研究［J］.江西中医药大学学报，2016，28（5）：90-92，119.

［5］胡昕，鄢良春，宋军.山豆根神经毒性的配伍减毒作用和机制研究［J］.四川中医，2018，36（7）：68-71.

［6］邱赛红，汤淮波，李飞艳，等.常用苦寒药的急性毒性实验研究［J］.中南药学，2004（1）：37-38.

［7］孙蓉，杨倩，赵燕.山豆根不同组分小鼠急性毒性比较研究［J］.中国药物警戒，2010，7（5）：257-262.

［8］张宏利，杨清娥，杨学军，等.苦参碱的提取分离及对小鼠的毒性研究［J］.西北植物学报，2005（8）：1649-1652.

［9］张宏利，贺春玲，杨清娥，等.氧化苦参碱的提取分离及对小鼠的毒性研究［J］.天然产物研究与开发，2006（2）：279-281，272.

［10］戴五好，钱利武，王丽丽，等.苦参碱、氧化苦参碱对小鼠的毒性研究［J］.安徽医药，2012，16（7）：904-905.

［11］谷建俐.山豆根毒效规律及靶器官毒性机制研究［D］.泸州：泸州医学

院，2010.

　　[12] 李素君.山豆根毒性与物质基础相关性研究 [D].济南：山东中医药大学，2011.

　　[13] 郭秋平，金若敏.苦参碱和氧化苦参碱致小鼠肝毒性比较 [J].中国药理学与毒理学杂志，2016，30（7）：736-740.

　　[14] 陈丹.山豆根安全性的文献研究 [D].北京：北京中医药大学，2018.

天花粉

Tianhuafen

《雷公炮炙论》

　　本品为葫芦科植物栝楼（*Trichosanthes kirilowii* Maxim.）或双边栝楼（*T. rosthornii* Harms）的干燥根。主产于河南、广西、山东、江苏、贵州、安徽等地。秋、冬二季采挖，洗净，除去外皮，切段或纵剖成瓣，干燥。

　　天花粉味甘、微苦，性微寒。归肺、胃经。具有清热泻火，生津止渴，消肿排脓的功效。主治热病烦渴，肺热燥咳，内热消渴，疮疡肿毒。天花粉禁与川乌、制川乌、草乌、制草乌、附子等配伍。孕妇，过敏体质及脾胃虚寒、大便滑脱者禁用。出血性疾病、严重贫血、精神异常、智障及活动性心脏疾病、肝脏疾病、肾脏疾病或功能不良者慎用，急性炎症患者根据情况暂缓应用。内服：煎汤；或入丸、散。外用：研末撒布；或调敷。常用剂量10～15 g。

【毒性成分】

　　主要毒性成分为大分子植物蛋白。结晶天花粉蛋白分子有6个不同的抗原决定簇，能使人体及小鼠体内产生特异性抗体IgE和IgG，并使人体皮肤和外周血嗜碱性细胞在一定时间内处于致敏状态，同时还能激活激肽系统及补体系统等，从而引起黏膜充血、水肿和蠕动加快，甚至出现肠黏膜过敏性炎症[1]。

【减毒方法】

　　称取天花粉饮片500 g，加蒸馏水2 000 mL，浸泡过夜，待其变软后取出，刮去黄色外皮。之后换水浸泡5 d，每日换水一次[2]。

【减毒原理】

天花粉炮制后与炮制前相比，可溶性蛋白含量降低约50%，大大降低了天花粉中的主要毒性成分大分子植物蛋白的含量[2]。

【安全性评价】

成年雌犬肌注天花粉蛋白粗制剂0.2~2.0 mg/kg，可出现精神萎靡，食欲减退，心电图S-T段降低，经3~5 d恢复正常，少数犬丙氨酸转氨酶轻度升高，并出现全身毛细血管和小静脉扩张，肝、肾实质细胞轻度变性，剂量增至3~4 mg/kg时，大部分动物在1~2周后由于严重衰竭而死亡。

【毒性反应】

天花粉煎服可致过敏、腹泻、过敏性休克等不良反应。潜伏期6~8 h，早期出现发热、头痛、恶心、呕吐、腹痛、腹泻、咽痛、关节酸痛、精神萎靡、心率加快等，也有皮疹、胸闷、哮喘、血管神经性水肿、红斑、白细胞总数增高、肝脾肿大症状发生，甚至发生过敏性休克。天花粉引产后，出血量多在50 mL，偶有出血量达1 000 mL以上者；可并发上呼吸道出血、淋巴结肿大、盆腔感染等，心电图检查发现S-T段降低，偶可发生Ⅲ度房室传导阻滞[1]。

【中毒救治】

出现轻度不良反应时应及时停药，一般症状在数日后可自行消失。出现严重过敏反应时，可使用糖皮质激素进行脱敏治疗，对发热、疼痛等可用解热镇痛药及抗组胺药对症治疗[3]。

【代表方剂】

1.如意金黄散

姜黄160 g，大黄160 g，黄柏160 g，苍术64 g，厚朴64 g，陈皮64 g，甘草64 g，生天南星64 g，白芷160 g，天花粉320 g。

2.解毒散结汤

银花15 g，黄芩9 g，连翘9 g，蒲公英12 g，天花粉9 g，赤芍12 g，薄荷4.5 g。

【代表中成药】

如意金黄散、导赤丸、羚羊清肺丸、清胃黄连片。

【参考文献】

［1］孙波.天花粉的不良反应与临床合理用药分析［J］.中国中医药现代远程教育，2009，7（9）：182.

［2］王莹，王静.天花粉炮制方法及炮制前后成分变化研究［J］.临沂大学学报，2019，41（6）：65-68.

［3］宋宁，王新苗，樊俐慧，等.天花粉的临床应用及其用量探究［J］.长春中医药大学学报，2020，36（3）：433-435.

天南星

Tiannanxing

《本草纲目拾遗》

本品为天南星科植物天南星 ［*Arisaema erubescens*（Wall.）Schott.］，异叶天南星（*A. heterophyllum* Bl.）或东北天南星（*A. amurense* Maxim.）的干燥块茎。产于河南、河北、四川等地。秋、冬二季茎叶枯萎时采挖，除去须根及外皮，干燥。全株有毒，块茎毒性较大。

天南星味苦、辛，性温；有毒。归肺、肝、脾经。具有燥湿化痰，祛风止痉，散结消肿的功效。主治顽痰咳嗽，风痰眩晕，中风痰壅，口眼㖞斜，半身不遂，癫痫，惊风，破伤风。生用外治痈肿，蛇虫咬伤。阴虚燥咳，热极、血虚动风者禁服，孕妇慎服。生天南星使用不当易致中毒，内服一般应炮制用。常用剂量 3 ~ 9 g。

【毒性成分】

主要毒性成分为苛辣性毒素、草酸钙结晶。苛辣性毒素对皮肤和黏膜有强烈的刺激作用，吸收后出现神经症状及全身毒性反应，严重时可产生惊厥、呼吸困难，最后使呼吸中枢完全麻痹而死亡，运动神经中枢也受到影响。草酸钙结晶可以与蛋白酶共同作用，也可以与黏液细胞相反应，或者单独作用，产生强烈的刺激性和腐蚀性，从而对皮肤、肌肉、黏膜等局部的组织产生损伤[1]。

【减毒方法】

1.炮制减毒

（1）制南星：将药材除去杂质，分档，水浸至内无干芯，沥干，切厚片，晒至七八成干（已为厚片者则略浸、润），拌入姜汁，待全部渗入，再拌入明矾粉，边拌边翻，使之上下均匀后置缸内，加盖，腌三昼夜，随后沿缸边缓缓加水至超过药面20 cm（为防止明矾粉被冲沉缸底，可先留出明矾粉20%，待水加完后撒于水面），继续腌4～6 d，至口嚼5 min无麻感（如仍有麻感，可延长腌的时间），取出，洗去明矾，干燥，筛去灰屑。每100 kg生天南星（片），用生姜25 kg，压榨取汁（无鲜姜时用干姜4 kg，煎汁2次，合并煎液替代）；明矾25 kg，研粉，过40目筛。

（2）制胆星：将制南星研粉，过60目筛。另取鲜牛胆汁（或鲜猪汁、羊胆汁），拌入制南星粉内搅匀，揉和，待其自然发酵，切块，日晒夜露至无腥臭，干燥。每100 kg制南星粉，用鲜胆汁350 kg，或用上列胆汁的干膏50 kg（加适量水溶化）。

2.配伍减毒

天南星配伍生姜：《本草备要》记载生姜，"杀半夏、南星、菌覃、野禽毒"；《本草蒙筌》言南星，"畏干生姜"。因此，临证应用时，可根据天南星畏生姜或生姜杀南星的七情关系进行配伍，以消减天南星的毒性反应[2]。

3.药引减毒

天南星为有毒中药，加入引药可降低或消除其毒性，提高其服药的疗效、降低毒副反应，又可顾脾护胃、引药达于病所。常见的药引包括：大枣、甘草、生姜、竹叶、葱白、灯芯草、薄荷、竹沥、荆芥、蜂蜜、酒、盐、醋等。

【减毒原理】

炮制过程中白矾及加热等因素可使凝集素蛋白变性和降解，使草酸钙针晶分解破坏，从而使凝集素蛋白及草酸钙针晶含量降低，而Al^{3+}加速破坏了草酸钙针晶的形态[3-4]。

【安全性评价】

急性毒性试验表明，天南星针晶组LD_{50}为42.53 mg/kg，生天南星粉末组LD_{50}为1 062 mg/kg，天南星炮制品粉末组LD_{50}为2 788 mg/kg[5]。王贺鹏的研究显示，生天南星经过炮制后，草酸钙含量的降幅为25.6%～78.3%。各批次天南星炮制后均未检测到凝集素蛋白条带，建议以凝集素蛋白限度作为天南星毒性控制指标更为稳定可靠[6]。

【毒性反应】

中毒主要症状：首先对局部有强烈刺激，接触皮肤则发生瘙痒、肿痛、红斑、起泡、糜烂。误食或超量内服，可引起口腔咽喉有麻辣感、痒感、大量流涎、味觉丧失、言语不清、声音嘶哑、张口困难、口腔黏膜轻度水肿、糜烂、头痛、心慌、面色苍白、四肢麻木，严重者可出现痉挛、窒息、昏迷、因呼吸衰竭而死亡。

【中毒救治】

如皮肤接触中毒可用水或稀醋、鞣酸洗涤。如服用未超过1 h，可用1∶5 000高锰酸钾溶液，或鞣酸、2%～3%药用炭洗胃。用硫酸镁导泻，阿扑吗啡催吐。同时对症处理，采用补液及其他支持疗法。服抗组织胺药，钙剂，外用激素软膏。内服中毒，可先用大量生姜汁或防风汁灌胃，然后服稀醋酸；也可灌服浓茶、蛋清或生姜糖水或25%干姜汤60 mL，含服。

【代表方剂】

1.玉真散

生白附子706 g，防风58.8 g，生天南星58.8 g，白芷58.8 g，天麻58.8 g，羌活58.8 g。

2.小活络丹

制川乌、制草乌、制南星、地龙各180 g，乳香、没药各66 g。

【代表中成药】

玉真散、止痛膏、接骨灵贴膏、筋骨宁膏、消食化痰丸、保赤散、蛇胆南星散。

【参考文献】

［1］徐智，薛梅苓，单升高.天南星科有毒中药毒针晶的组成成分［J］.中国卫生产业，2013，10（17）：133，135.

［2］董振飞.基于"毒-效-证"关联性的天南星用药规律研究［D］.济南：山东中医药大学，2017.

［3］葛秀允.天南星科有毒中药刺激性毒性成分及矾制解毒共性机制研究［D］.南京：南京中医药大学，2009.

［4］郁红礼，王卫，吴皓，等.炮制对天南星科4种有毒中药毒性成分凝集素蛋白的影响［J］.中国中药杂志，2019，44（24）：5398-5404.

［5］唐力英，吴宏伟，王祝举，等.天南星炮制减毒机制探讨（Ⅰ）［J］.中国实验方剂学杂志，2012，18（24）：28.

［6］王贺鹏，郁红礼，吴皓，等.炮制对天南星毒性成分草酸钙针晶及凝集素蛋白含量的影响［J］.南京中医药大学学报，2022，38（5）：375-381.

天仙子

Tianxianzi

《本草图经》

本品为茄科植物莨菪（*Hyoscyamus niger* L.）的干燥成熟种子。主产于黑龙江、吉林、辽宁、河北、河南、浙江、江西、山东、江苏、山西、陕西、甘肃、内蒙古、青海、新疆、宁夏、西藏等地。夏、秋二季果皮变黄色时，采摘果实，暴晒，打下种子，筛去果皮、枝梗，晒干。

天仙子味苦、辛，性温；有大毒。归心、胃、肝经。具有解痉止痛，平喘，安神的功效。主治胃脘挛痛，喘咳，癫狂。心脏病、心动过速、青光眼患者及孕妇禁用。内服：煎汤或入散剂，常用剂量0.06～0.6 g。外用：研末调敷；煎水洗；或烧烟熏。

【毒性成分】

毒性主要源于其所含托烷型生物碱，如东莨菪碱和阿托品成分，可在胃肠吸收，过量服用可因呼吸中枢麻痹而死亡[1]。

【减毒方法】

1.炮制减毒

（1）清炒：将锅预热至190 ℃，投入生品50 g，拌炒4 min（160～180 ℃），取出、晾凉[2]。

（2）醋炙：取生品50 g，加15 mL醋（药材∶醋=100 g∶30 mL），按传统方法，润湿加水没过药材，文火煮至药汁被吸进，取出烘干[3]。

2.用量控制减毒

天仙子内服常用剂量应控制在 0.06 ~ 0.6 g 之间。

【减毒原理】

1.炮制减毒原理

实验表明，清炒后可使天仙子中氢溴酸东莨菪碱、硫酸阿托品、消旋山莨菪碱的含量分别降低 0.018 7 mg/g、0.020 2 mg/g、0.000 602 mg/g，而醋炙后天仙子中氢溴酸东莨菪碱、硫酸阿托品、消旋山莨菪碱的含量分别增加 0.038 6 mg/g、0.044 6 mg/g、0.000 748 mg/g [3]。

2.用量控制减毒原理

现代毒理学研究表明，天仙子的毒性作用是由于含有阿托品、东莨菪碱而使其安全性较低。据《中华本草》记载，阿托品 5 ~ 10 mg 即可产生中毒症状，最低致死量为 80 ~ 130 mg，东莨菪碱最小致死量为 100 mg [4]。因此控制内服天仙子剂量，可减少阿托品、莨菪碱的摄入和吸收，减轻毒性。

【安全性评价】

实验证明，天仙子中阿托品含量约为 0.06% ~ 0.2%，莨菪碱含量约为 0.02% ~ 0.2% [3]。以成人体重 60 kg 计算，天仙子在 41.67 ~ 266.67 mg/kg 即可产生中毒症状，致死量约为 666.67 mg/kg。以相当于临床用量的 8 333 倍（200 g/kg）剂量给予小鼠天仙子水提液，观察天仙子的急性毒性作用。动物在给药后均表现为活动明显减少，静卧不动，闭目，对刺激的反应性减弱，低头，呼吸稍慢。给药 10 h 后恢复常态，开始进食。观察 7 d 后仍无死亡。以颈椎脱位法处死动物，并对所有动物进行肉眼尸检，未发现异常。有报道称，给予妊娠期小鼠天仙子，对小鼠子代的大脑发育可能造成永久损伤 [5-6]。

【毒性反应】

天仙子引起中毒，多因误服、过量，或用生品不经炮制等。中毒主要症状为口干、吞咽困难、声音嘶哑、皮肤和黏膜干燥潮红、头痛、发热、心动过速、瞳孔散大、视物模糊、排尿困难，严重者可致狂躁、眩晕、共济失调，或表现反应迟钝、定神衰颓、昏睡等抑制症状，最后可因血压下降、呼吸衰竭而死亡 [7]。

【中毒救治】

用 1∶5 000 高锰酸钾溶液洗胃，也可用 2% ~ 3% 鞣酸溶液或浓茶洗胃。用硫酸镁导泻，然后继续用浓茶或2%鞣酸液，每3~5 min服30 mL。用盐酸阿扑吗啡5 mg催吐或用酒石酸锑钾催吐。静脉补充液体，促进毒物的排出。用毛果芸香碱每次5~10 mg，皮下注射，间隔30 min重复应用。对症治疗：如有高热，可用物理降温法降温。如有尿潴留者，及时导尿。如有呼吸困难，给氧或行人工呼吸[8]。

【代表方剂】

1.当归没药丸

当归（锉，炒）、没药、天仙子（炒黑色）、干姜（炮）、苍术（炒黄色）、芍药、熟干地黄、川芎各等分。

2.炼砂丹

辰砂37.3 g，天仙子（择净）37.3 g。

3.沉香丸

沉香18.65 g，槟榔18.65 g，枳实26.11 g，厚朴26.11 g，三棱22.38 g，蓬术22.38 g，广皮22.38 g，天仙子（即朱蓼子）22.38 g，白豆仁14.92 g，乌药14.92 g，木香11.19 g，姜黄18.65 g，卜子26.11 g。

【代表中成药】

安喘片、癣宁搽剂、溃疡散胶囊、溃疡片、癣灵药水。

【参考文献】

［1］蒋一帆，高建超，田春华，等.毒性药材天仙子的文献研究及风险探讨［J］.中国药物警戒，2016，13（3）：165-168，172.

［2］杨丹.天仙子炮制工艺及质量标准研究［D］.沈阳：辽宁中医药大学，2010.

［3］王岩.天仙子炮制原理初步探讨［D］.沈阳：辽宁中医药大学，2009.

［4］国家中医药管理局《中华本草》编委会.《中华本草》精选本［M］.上海：上海科技出版社，1999：1973-1975.

［5］李军，门启鸣，刘进朋，等.天仙子研究概况［J］.中华中医药学刊，2012，30（3）：615.

［6］王岩，白宗利，李军，等.天仙子急性毒性、抗炎及镇痛作用研究［J］.中国中医药杂志，2008，6（2）：5.

［7］LONGO V G. Behavioral and electroencephalographic effects of atropine and related compounds［J］. Pharmacol Rev，1966，18（2）：965-996.

[8] 宋少江，彭缨，王淑君.有毒中药药理与临床应用［M］.北京：人民军医出版社，2008：54.

石菖蒲
Shichangpu
《本草图经》

本品为天南星科植物石菖蒲（*Acorus tatarinowii* Schott）的干燥根茎。主产于印度东北部至泰国北部，我国各地常有栽培。秋、冬二季采挖，除去须根和泥沙，晒干。

石菖蒲味辛、苦，性温。归心、胃经。具有开窍豁痰，醒神益智，化湿开胃的功效。主治神昏癫痫，健忘失眠，耳鸣耳聋，脘痞不饥，噤口下痢等。不宜与麻黄、地胆、硫酸亚铁、乙酰胆碱等药物同用；服药期间不能吃羊肉、菠菜、海带食物；凡外感风寒或温热，热实内炽，阴虚火旺，血虚血热等，忌单味服用；忌用铜、铁器煎药。内服：常用剂量5～10 g。外用：取适量石菖蒲，研末敷于患处，或煎汤洗。

【毒性成分】
主要毒性成分为石菖蒲挥发油中的α-细辛醚、β-细辛醚[1-3]。

【减毒方法】
常配伍减毒，具体配伍如下[4]：

（1）石菖蒲配伍远志：远志与石菖蒲既是临床常用配伍，又是成方-远志散（《圣济总录·卷五十五》），以远志（去芯），菖蒲（细切）各一两主治久心痛，后世多用于防治"好忘""呆证"等。远志通于肾交于心，石菖蒲开窍启闭宁神。二者合用可以起到补益肾、健脑宁心之效。

（2）石菖蒲配伍郁金：石菖蒲、郁金相配为伍，参合而用，一温一寒，一开一清，祛热利湿，涤痰宣窍，活血化瘀，疏肝理气，使气机顺而解郁，痰浊去而机窍开，化瘀而气血通，神志自可清明。石菖蒲、郁金药对出自《温病全书》菖蒲郁金汤。

（3）石菖蒲配伍人参：二药合用，相须相成、协同增效，一补一化，一开一合，共奏益心安神，化痰开窍之功，临床主要用于阿尔茨海默症、抑郁症等疾病。陈世铎指出："凡心窍之闭，非石菖蒲不能开，徒用人参，竟不能取效，是人参必得石菖蒲以成功，非菖蒲必得人参而奏效。"

【减毒原理】

石菖蒲与远志配伍后，两药之间发生化学反应能改变主要药效成分种类、溶出率。石菖蒲、远志配伍后显著降低了β-细辛醚的含量，该成分是石菖蒲中潜在毒性物质[5]。

【安全性评价】

石菖蒲挥发油给小鼠灌胃、腹腔注射和皮下注射的LD_{50}分别为4.71 mL/kg、0.23 mL/kg和0.16 mL/kg；水煎剂给小鼠腹腔注射的LD_{50}为53 g/kg，长期给药后通过调控PGC-1α蛋白的表达，引起心肌细胞线粒体凋亡[6]；α-细辛醚给小鼠腹腔注射LD_{50}为332.5 mg/kg。给药后先呈阵挛性惊厥，而后出现强直性惊厥、死亡。α-细辛醚为阳性诱变物质，能引起鼠伤寒沙门菌突变种TA100、TA98的致突变作用。按185.2 mg/kg给大鼠灌胃时，可出现骨髓细胞染色体畸变率增加。给药72hpf β-细辛醚处理过的斑马鱼在20 μM时心率出现大幅下降，对斑马鱼肝脏形态学、转氨酶含量进行研究发现，β-细辛醚浓度为20 μM时对斑马鱼肝脏产生毒性[2]。

【毒性反应】

石菖蒲中毒多因过量服用。中毒症状为兴奋脊髓神经，导致抽搐，严重者可死于强直性惊厥。

【中毒救治】

早期及时进行催吐、洗胃、导泻，注意静脉输液。皮下注射麻黄碱，进行对症治疗。

【代表方剂】

1.远志散

远志（去芯）74.6 g，黄连（去须）74.6 g，白茯苓（去黑皮）93.3 g，菖蒲（切，焙）111.9 g，人参56 g。

2.天王补心丹

人参15 g，五味子15 g，当归（酒洗）15 g，天门冬（去芯）15 g，麦门冬（去芯）15 g，柏子仁15 g，酸枣仁（炒）15 g，玄参15 g，白茯神（去皮）15 g，丹参15 g，桔梗（去芦）15 g，远志（去芯）15 g，黄连（去毛，酒炒）60 g，生地黄（酒洗）120 g，石菖蒲30 g。

【代表中成药】

益心颗粒、杜蛭丸、甘露消毒丸、交通心肾胶囊、珍苓解郁胶囊、疏肝益阳胶囊、冲和散、清脑复神液、洋参龟灵口服液、抗病毒滴丸、辛苓颗粒、消眩止晕片、解郁安神颗粒、稚儿灵颗粒、益心口服液、银黄清肺胶囊、宁神定志丸、参百宁神口服液、驳骨水、宁神补心片、琥珀止痛膏、云南红药散、金栀洁龈含漱液、风湿膏药、菖蒲四味胶囊等。

【参考文献】

［1］周长凯，王莹，高静，等.石菖蒲挥发油及其纯化品的急性毒性研究［J］.江西中医药，2012，43（10）：64-65.

［2］樊沛楠.石菖蒲活性分子β-细辛醇的合成、抗癫痫活性及毒性研究［D］.西安：西北大学，2022.

［3］黄晓洁，邢成锋，魏刚，等.β-细辛醚对小鼠急性毒性作用的初步研究［J］.山东医药，2013，53（42）：26-28.

［4］蔡婷婷，马丙祥，史文丽，等.石菖蒲相关药对的研究进展［J］.环球中医药，2021，14（10）：1917-1922.

［5］张慧，王颖，侯林.石菖蒲-远志药对配对前后水煎液中挥发性成分的含量变化分析［J］.药学研究，2015，34（5）：269-271.

［6］杨柳.从细胞凋亡途径探讨石菖蒲心脏毒性作用及机制［D］.广州：广州中医药大学，2018.

仙 茅

Xianmao

《海药本草》

本品为石蒜科植物仙茅（*Curculigo orchioides* Gaertn.）的干燥根茎。主产于四川、广西、云南等地。秋、冬二季采挖，除去根头和须根，洗净，干燥。

仙茅味辛，性热；有毒。归肾、肝、脾经。具有补肾阳，强筋骨，祛寒湿的功效。主治阳痿精冷，筋骨痿软，腰膝冷痛，阳虚冷泻等。便秘、咽痛、阳强易举、尿赤等病症患者不宜服用；阳虚火旺者不宜服用；阳虚发热、咳嗽、吐血、衄血及遗精白浊等症不宜服用。内服：煎汤，3～10 g；或入丸、散；或浸酒。外用：适量，捣敷。

【毒性成分】

仙茅发挥药效作用的主要成分为仙茅苷等成分，然而其引起毒性反应的主要成分并不明确。临床上，仙茅中毒剂量与其有效剂量差距较大，急性毒性不明显，仅在长期大量使用时可能造成蓄积毒性[1]。

【减毒方法】

1.炮制减毒

（1）酒蒸仙茅：取仙茅，除去杂质，洗净，用黄酒拌匀（每100 kg仙茅段，用黄酒20 kg），润透后，置蒸笼内蒸2 h，取出放凉。

（2）酒炙仙茅：取净仙茅段，喷淋黄酒拌匀（每100 kg仙茅段，用黄酒10～20 kg），润透后，置锅内，用文火炒干，取出放凉。

（3）乌豆汁炙仙茅：将净仙茅段150 g装于无纺布袋中，在乌豆汁中浸泡一夜，取出，用黄酒拌匀，闷润，置笼屉内蒸3 h，取出，晒干。

（4）米泔炙仙茅：将净仙茅段150 g刮去皮，用淘米水浸3 h，捞出稍晾，蒸透心，取出，晒干。

（5）米炙仙茅：将净仙茅段150 g刮去皮，用糯米30 g混合，蒸透心，至断面无白点，取出晒干[2]。

（6）盐炙仙茅：取净仙茅段置适宜容器内，加入盐水（食盐：水=1：15）闷润2 h（每100 kg仙茅段，用食盐2 kg），待盐水被吸尽后置于炒制容器内，在110～120 ℃不断翻炒5 min，取出，放凉[3]。

2.配伍减毒原理

仙茅-淫羊藿，是中医常用的温补肾阳药对，也是中医经典方"二仙汤"中的两味主药[4]。

【减毒原理】

1.炮制减毒

有文献报道仙茅酒炙后确有减毒的作用，但是具体炮制如何降低仙茅毒性，改变仙茅何种毒性成分的含量，都有待研究[1]。

2.配伍减毒原理

仙茅和淫羊藿配伍可增效减毒，但其增效减毒的配伍比例、与成分含量的相关性及药理机制等有待阐明[1]。

【安全性评价】

仙茅水提取物在临床每日推荐的最高剂量（原生药）的1 384倍剂量下无动物死亡，而乙醇提取物的LD_{50}为215.9 g/kg，为临床每日推荐的最高剂量（原生药）的1 439倍[5]。而长期毒性试验表明，给予120 g/kg乙醇提取物90 d，会对肝脏、肾脏和生殖器官造成伤害，而30 g/kg和60 g/kg的长期给药没有任何毒理作用[6]。

【毒性反应】

仙茅多因超剂量使用或长期服用引起中毒。中毒主要症状为全身冷汗、四肢厥逆、麻木、舌肿胀、烦躁，继而昏迷等[7]，另外存在心血管系统的不良反应，包括心悸、心肌受损、心律失常、心电图改变等[8]。

【中毒救治】

以0.02%高锰酸钾溶液洗胃，也可以2%碳酸氢钠溶液洗胃。口服硫酸钠30 g导泻或以大黄10 g，煎水冲服元明粉15 g。大黄可解仙茅毒，以大黄10 g，沸水浸泡，频频少量内服，同时以5%葡萄糖盐水2 000～2 500 mL加入维生素C 1～2 g，静脉点滴，加速解毒排毒，稀释血中毒素。给予强心剂安钠咖或可拉明肌肉注射0.5克/次，也可用西地兰、洛贝林等。可服中药六一散（滑石6份，甘草1份）；或用黄芩、甘草、防风等水煎内服；也可内服绿豆汁，甘草汁。

【代表方剂】

1.三仙汤

仙茅6 g，淫羊藿12 g，仙鹤草15 g。

2.二仙汤

仙茅、仙灵脾、当归、巴戟天各9 g，黄柏、知母各6 g。

【代表中成药】

生精片、更年安胶囊、骨仙片、调经促孕丸、速效牛黄丸、金凤丸、参芪二仙片、复方仙茅补肾口服液、仙茸壮阳口服液、锁阳补肾胶囊、鹿仙补肾片。

【参考文献】

［1］王霖，张雪，孔令雷，等.仙茅等有小毒记载的祛风除湿中药毒性的历史认识与评价［J］.中药药理与临床，2018，34（5）：157-160.

［2］刘芳，祝宇，魏娟，等.不同炮制法对仙茅中仙茅苷含量的影响［J］.中国药师，2018，21（12）：2284-2286.

［3］吕彤彤，鞠成国，刘博男，等.仙茅盐炙工艺的优化［J］.中成药，2019，41（10）：2425-2429.

［4］朱芳芳，杨明华，陈婉姬，等.不同配伍比例仙茅-淫羊藿药对的毒性与含量相关性［J］.中国实验方剂学杂志，2015，21（5）：175-177.

［5］鲍荟竹.补益中药仙茅的毒效学和靶器官毒作用规律研究［D］.成都：成都中医药大学，2011.

［6］鲍荟竹，赵军宁，宋军，等.仙茅醇提取物大鼠长期毒性试验研究［J］.中药药理与临床，2011，27（3）：70-73.

［7］李卓.浅谈补益类中药的不良反应［J］.中国工业医学杂志，2002，15（4）：204.

［8］赵景云.近十年来中药及其制剂不良反应综述［J］.云南中医杂志，1991，12（4）：28-31.

防 己

Fangji

《神农本草经》

本品为防己科植物粉防己（*Stephania tetrandra* S. Moore）的干燥根。主产于浙江、安徽、江西、福建、广东等地。秋季采挖，洗净，除去粗皮，晒至半干，切段，个大者再纵切，干燥。

防己味辛、苦，性寒；有小毒。归膀胱、肺经。具有利水消肿，祛风止痛的功效。主治水肿脚气，小便不利，湿疹疮毒，风湿痹痛，高血压等。本品苦寒、易伤胃耗阴，胃纳不佳及阴虚体弱者慎服。一般内服：煎汤，5～10 g；或入丸、散。常人服用30～100 g，可发生中毒。

【毒性成分】

主要毒性成分为双苄基异喹啉类生物碱，如粉防己碱（又称"汉防己碱""汉防己甲素"）、汉防己乙素、轮环藤酚碱等。其他包括氧化防己碱、粉防己碱 D 盐酸盐、荷苞牡丹碱等，毒副作用较前者小。粉防己碱既是主要有效成分也是主要毒性成分。

【减毒方法】

1. 炮制减毒

（1）传统法炮制：取原药材，除去杂质，浸泡至四五成透，润透，切厚片，干燥。

（2）酒防己：取净防己片，加黄酒拌匀，闷润，置锅内用文火炒至微黄色，取出放凉。防己片每100 kg用黄酒10 kg。

（3）炒防己：取净防己片，置锅内用文火加热，炒至微黄色，偶有焦斑，取出，放凉。

（4）麸炒防己：将锅烧热，撒入麦麸或蜜麸，至冒烟时，投入净防己片，拌炒至防己片表面呈黄色时，取出，筛去麦麸，放凉。

2. 配伍减毒

（1）防己配伍黄芪：二药相配辛甘发散为阳，降低药物毒性，最早出自汉代《金匮要略》。

（2）防己配伍桂枝：二药合用，辛散温通，苦寒泄降，出自汉代《金匮要略》

木防己汤。

【减毒原理】

1.炮制减毒原理

防己的毒性成分主要是双苄基异喹啉类生物碱，该类化合物性质不稳定，易降解断裂，其C-1及C-1位异构体骨架断裂，苯环上的亚甲二氧基断裂毒性减小，从而达到"减毒"目的。在炮制工艺中，醇闷法、炒制或加热、加酒，都能促进异构体骨架断裂，使具有毒性的粉防己碱断键而"去毒"。

2.配伍减毒原理

防己配伍黄芪水提物中粉防己碱的转移率分别为56.45%，63.03%[1]。粉防己碱为叔胺类双苄基异喹啉类生物碱，属脂溶性生物碱，难溶于水，推测水提物中粉防己碱含量的降低可能与此有关。

【安全性评价】

粉防己碱灌胃给药雄性SD大鼠的LD_{50}为646 mg/kg。中毒量可导致阵发性惊厥及呼吸困难、共济失调等，可因呼吸抑制而死亡；中毒量对肝脏有毒性作用，可致肾小球坏死，甚至发生急性肾功能衰竭[2]。

【毒性反应】

防己引起的中毒多因长期服用防己类药物或大量服用防己。中毒主要症状为恶心、呕吐、腹泻、上腹不适等反应。静脉注射有刺激痛，少数有色素沉着、鼻出血或出血倾向，胸闷、气促、头痛、口干、嗜睡等。中毒后表现为下肢无力、共济运动失调、震颤、肌肉紧张性增加、四肢麻痹、呼吸被抑制、阵发性惊厥、抽搐、强直性痉挛、面色苍白、出冷汗、心悸、木僵状态和不省人事，因呼吸麻痹、窒息、心肌受损而死。

【中毒救治】

停药后不良反应即消失，腹泻严重时应及时补液，对症治疗。中毒后立即用2%鞣酸或1:2 000高锰酸钾液洗胃，口服硫酸钠导泻。对症治疗：出现下肢无力时，用毒扁豆碱对抗肌松作用。呼吸抑制时，应用呼吸兴奋药。必要时，给氧及进行人工呼吸。如有惊厥，立即静脉缓慢注射苯巴比妥钠，也可用地西泮等。中药治疗可用甘草90 g，水煎，当茶饮。还可用黄芩60 g，煎汤服。

【代表方剂】

1.防己茯苓汤

防己9 g，黄芪9 g，桂枝9 g，茯苓18 g，甘草6 g。

2.防己黄芪汤

防己3 g，黄芪4 g，白术12 g，甘草2 g。

【代表中成药】

风痛安胶囊、伸筋丹胶囊、肠胃适胶囊、肾炎舒片、骨仙片、复方夏天无片、清肝利胆口服液、清肝利胆胶囊、湿热痹片、滑膜炎片、滑膜炎胶囊、滑膜炎颗粒、藤丹胶囊。

【参考文献】

[1] 梁琦，张艳霞，许刚，等.黄芪对广防己中马兜铃酸与粉防己中粉防己碱含量的影响研究 [J].中国实验方剂学杂志，2012，18（2）：111-114.

[2] 陈颖伟，陈梅梅，孙超，等.灌胃给药时粉防己碱对雄性SD大鼠的急性毒性实验研究 [J].实用医学杂志，2011，27（1）：24-25.

关白附

Guanbaifu

《中药志》

本品为毛茛科植物黄花乌头 [*Aconitum coreanum*（H. Lév.）Rapaics] 的干燥块根。主产于黑龙江东部、吉林、辽宁、河北北部等地。每年8～9月间挖取块根，除去茎叶、须根，洗净，晒干。

关白附味辛、甘，性热；有毒。归肝、胃经。具有祛风痰，逐寒湿，定惊痫的功效。主治中风痰壅，口眼㖞斜，偏正头痛，癫痫，风湿痹痛，破伤风，疮疡疥癣，皮肤湿痒等。阳虚或热盛之证及孕妇禁服。内服：煎服，常用剂量1.5～6 g。可入丸、散剂。外用：酌量。

【毒性成分】

关白附所含毒性成分为次乌头碱，又名"海帕乌头碱"，属双脂型生物碱[1]，其毒性主要表现为心脏毒性和对循环系统的毒性，能造成心律失常及呼吸抑制。但关白附中次乌头碱含量较低，仅为0.021%～0.043%，炮制后其含量在0.001%以下，故关白附比草乌、川乌的毒性小得多，现代研究表明关白附毒性不大，与一些古代文献记载的关白附有大毒不太相符[2]。另外，关附甲素等成分毒性较小。

【减毒方法】

常采用炮制法减毒，主要炮制方法如下：

（1）豆腐制：取生关白附，用凉水浸漂，置于阴凉处，每日换水2～3次。泡5～7d后，捞出，用豆腐同置锅中，加清水适量，同煮约30 min，取出，拣去豆腐，阴干，再用开水浸润，闷透，切片，晒干[3]。

（2）姜矾制：取生关白附加3倍水浸泡6 d，每天换水2次，浸4 d时加入白矾（100∶2）又浸2 d，取出。将生姜及白矾粉置锅内，加水煮沸后，倒入关白附共煮沸4 h，口尝无麻感，捞出，除去生姜片，晒半干切片（2～3 mm），干燥；筛去灰屑[4]。（关白附∶生姜∶白矾=100∶12.5∶12.5）

（3）水煮：取生关白附加3倍水浸泡6 d，每天换水2次，取出置锅内，加水煮沸4 h后，捞出，晒半干切片（2～3 mm），干燥；筛去灰屑[4]。

（4）蒸制：取关白附适量，加3倍水浸泡48 h左右，每天换水2次，取出放入蒸锅内，清蒸4 h，取出凉半干，切厚片（2～3 mm），干燥，筛去灰屑[4]。

【减毒原理】

经姜矾煮、豆腐煮后关白附的主要毒性成分次乌头碱的下降率为98%，而蒸4 h后次乌头碱的下降率约为100%[5]。其原理是：其一，与关白附中的次乌头碱遇到豆腐中所含大量蛋白质（42%左右）生成沉淀而被除去。其二，白矾主要成分为含水$KAl(SO_4)_2$，豆腐中含有$CaSO_4$，都属于强酸弱碱盐，在水中酸根呈游离状态，在与关白附共煮过程中和关白附中本来水溶性很小的生物碱形成新的盐，从而使这部分生物碱增加了在水中的溶解度，结果使其比清水煮成分流失更为严重，导致含量明显下降[4]。

【安全性评价】

关白附的毒性较同科植物川乌、草乌等低。小鼠急性毒性实验证明，关白附煎剂160 g/（kg·d），混悬液36 g/（kg·d），给小鼠口服，观察7 d未见死亡及异常表现。小鼠灌胃关白附混悬液口服20 g/kg，连给3 d，观察5 d未见小鼠死亡及明显毒性反应。小鼠口服关白附生物碱提取物，其LD_{50}为185 g/kg（生药）。小鼠腹腔注入稀乙醇提取物，测得LD_{50}为4.5 g/kg（生药）。关附甲素小鼠尾静脉注射LD_{50}为134 mg/kg；腹腔注射LD_{50}为430 mg/kg、（421.69±22.49）mg/kg、（582.2±37.6）mg/kg。关附庚素小鼠腹腔注射LD_{50}为（185.5±19.4）mg/kg，且可能减慢心室传导作用[6]。关白附冷浸剂腹腔给药生品高、低剂量均显示一定毒副作用，高剂量（7.5 g/kg）时小鼠死亡率达93%，并且死亡发生在几分钟之内呈惊厥状[7]。

【毒性反应】

关白附引起中毒，多因误食、过量服用。中毒主要症状为口舌发麻，恶心，头晕，随即呕吐，神志不清，说话含糊，烦躁，二便失禁，面色苍白，皮肤出汗，四肢厥冷，呼吸困难，瞳孔散大，脉搏细迟，血压下降，昏迷，最后心跳呼吸停止而死亡。

【中毒救治】

催吐、洗胃：可用1∶2 000高锰酸钾溶液洗胃后从胃管中灌入硫酸钠20 g导泻，或用2%盐水高位灌肠。用阿托品0.5～2 mg，每10 min至4 h经皮下或肌肉注射1次。若用药后未见症状改善可改用利多卡因，每次50～100 mg，静脉注射，每5～10分钟1次，同时酌用呼吸兴奋剂及地塞米松、ATP、辅酶A等。酌情补液。呼吸困难者，给予吸氧。配合服用中草药：用生白蜜120 g加凉开水搅匀，徐徐咽下；或用绿豆汤代茶频服。也可用生姜、生甘草各15 g，银花18 g，水煎服[8]。

【代表方剂】

1.阿胶散

阿胶1.12 g（捣碎，炒令黄燥），白附子（炮裂）1.12 g，桂心1.12 g，羌活1.12 g，当归37.3 g，天麻37.3 g。

2.回生丹

天麻0.4 g，白附子0.4 g（炮裂），白僵蚕0.4 g（微炒），桃胶0.4 g，天南星0.4 g（炮裂）。

3.防附汤

防风0.4 g，僵蚕0.4 g（炮），白附子0.4 g（炮），川芎0.8 g，荆芥0.4 g，雄黄3.73 g，全蝎7个（瓦焙干），朱砂3.73 g，麝香少许。

【代表中成药】

蟾乌凝胶膏、治伤胶囊、创伤散、关节镇痛巴布膏、小儿惊风片、参桂再造丸、婴宁散、治伤散、金粟丹。

【参考文献】

[1] 倪勤武.关白附毒性成分限量检测及标准研究 [J].浙江中西医结合杂志,1999,9(6):416.

[2] 杜贵友,方文贤.有毒中药现代研究与合理应用 [M].北京:人民卫生出版社,2003:490.

[3] 孙小侠.有毒中药药性药理及临床研究应用实用手册 [M].北京:当代中国音像出版社,2004:953.

[4] 李先端,毛淑杰,傅梅红,等.加辅料炮制对关白附已知成分的影响 [J].中药材,1997(2):74-77.

[5] 傅梅红,章春宜,毛淑杰.炮制对关白附中有毒成分次乌头碱含量影响研究 [J].中国中药杂志,1997(5):24-25,63.

[6] 毛淑杰,程丽萍,吴连英.关白附生品、炮制品药效及安全性研究 [J].中国中药杂志,1997(3):24-28,63.

[7] 毛淑杰,李先端.中药关白附现代研究概况 [J].基层中药杂志,1995(2):33-36.

[8] 高渌纹.有毒中药临床精要 [M].北京:学苑出版社,2000:23.

关木通

Guanmutong

《中国药典》

本品为马兜铃科植物东北马兜铃(*Aristolochia manshuriensis* Kom.)的干燥藤茎。主产于黑龙江、吉林、辽宁、山西、甘肃、陕西、四川等地。秋、冬二季采截,除去粗皮,晒干。生用或制后用。

关木通味苦,性寒;有毒。归心、小肠、膀胱经。具有清心泻火,利小便,通经下乳的功效。主治口舌生疮,心烦尿赤,水肿,热淋涩痛,白带,经闭乳少,湿热痹痛等。不可多用、久服；肾功能不全及孕妇忌服。内服：煎服，3～6g。外用：适量，熏洗。

【毒性成分】

主要毒性成分是马兜铃酸，含量约为0.717%[1]。

【减毒方法】

1.炮制减毒

（1）加辅料炒法：取关木通片500g，按《全国中药炮制规范》的要求[2]，分别置炒锅内以黄土、河砂、麦麸、大米、滑石粉、蛤粉为辅料依法炒制。

（2）炙法：取关木通片500g共8份，按《全国中药炮制规范》的要求[2]，分别加适量黄酒、米醋、甘草汁、黑豆汁、姜汁、蜜水、盐水、石灰水8种液体辅料，闷润，至液汁被吸尽后，置炒锅内，依法炒制，备用。

（3）蒸法：取关木通片500g共5份，按《全国中药炮制规范》的要求[2]，不加辅料或分别加适量甘草汁、黑豆汁、姜汁、石灰水4种液体辅料，闷润，置蒸制容器内，密闭，依法蒸制，取出，烘干。

（4）煮法：取关木通片500g共8份，按《全国中药炮制规范》的要求[2]，不加辅料或分别加适量甘草汁、黑豆汁、姜汁、石灰水、小苏打水、食碱水、明矾水7种液体辅料，煎煮至水近干，取出，烘干。

以上炮制方法均能不同程度地降低关木通毒性，尤以加辅料煎煮或加一些特殊辅料，如滑石粉炒制效果最好，其中炙法效果较差[3-4]。

2.配伍减毒

（1）关木通配伍补益类中药，如甘草、冬虫夏草、当归等，均可降低毒性，其中关木通与当归的最佳配伍比例为1∶1[5-7]。

（2）关木通配伍活血类中药，如牡丹皮、丹参等，均可降低关木通的毒性，其中牡丹皮与关木通的最佳配伍比例为1∶1[8-9]。

（3）关木通配伍清热类中药，如生地黄、竹叶、黄连等，均可降低关木通的毒性，其中生地黄配伍关木通的最佳比例为2∶1，竹叶配伍关木通的最佳比例为1∶4[10-12]。

（4）关木通配伍泻下类中药，大黄为泻下类中药的代表，性味苦寒，能在配伍关木通时起到解毒作用[13]。

3.用法用量

中病即止，不可久服。关木通的用量：煎服，3～6g，不可多服。

【减毒原理】

1.炮制减毒原理

关木通的毒性成分主要是马兜铃酸，通过不同炮制方法，均能不同程度地降低马兜铃酸A的含量，达到降低关木通毒性的作用。其中马兜铃酸A含量降低30%以上的炮制方法有：石灰水煮、石灰水蒸、甘草汁煮、黑豆汁煮、小苏打水煮及滑石粉炒，尤以小苏打水煮和滑石粉炒降低幅度最大（40%以上）。马兜铃酸A含量降至10%以下的炮制方法：酒炙、醋炙、黑豆汁炙、蜜炙、盐炙及明矾水煮。其他炮制方法均在10%至30%之间[3]。

1.炮制减毒原理

（1）关木通配伍甘草：从中药理论分析，甘草对含马兜铃酸药物的减毒作用，可能与甘草"调和诸药"的药性有关。从现代药理研究分析，甘草的解毒作用可能与马兜铃酸的竞争性抑制作用或抗氧化损伤有关[14]。

（2）关木通配伍冬虫夏草：冬虫夏草归肺、肾两经，可补肾阳、益精血，而马兜铃酸肾病多存在肾阳虚的表现，故以冬虫夏草配伍，属药证相应。此外，药理研究表明，冬虫夏草还有保护肾脏细胞、延缓肾纤维化的作用[6, 14]。

（3）关木通配伍当归：现代实验研究表明，当归四逆汤中关木通与补血药当归配伍，可以显著减少马兜铃酸A的溶出量[5]。从中医理论分析，当归性温，可缓和关木通之寒凉；而当归之补血活血作用，又可缓解关木通利水伤阴之弊，属寒温相配、阴阳调和，故可减毒增效。

（4）关木通配伍牡丹皮：将牡丹皮与关木通1∶1配伍，可显著降低关木通中马兜铃酸的溶出含量，明显减轻关木通的肾毒性作用[8]。马兜铃酸Ⅰ在加热条件下不稳定，会部分生成另外一种物质；牡丹皮与关木通配伍后的减毒机制并非抑制关木通中马兜铃酸Ⅰ的溶出量，而是使煎煮液中部分马兜铃酸Ⅰ发生化学变化，转化为其他无毒的新成分[15]。

（5）关木通配伍丹参：解毒作用可能与丹参改善微循环、促进纤溶及促进组织修复作用，减轻马兜铃酸引起的肾小管上皮细胞损伤，并可减轻血管病变有关[9]。

（6）关木通配伍生地：生地黄与关木通2∶1配伍，可明显降低关木通毒性成分马兜铃酸的溶出。

（7）关木通配伍竹叶：竹叶与关木通1∶4配伍，可明显降低关木通毒性成分马兜铃酸的溶出。

（8）关木通配伍黄连：关木通中马兜铃酸A含羟基，生物碱及金属离子可影响其溶出，而黄连中含有多种生物碱，这可能是关木通配伍黄连后马兜铃酸含量降低的原因之一[16]。

（9）关木通配伍大黄：首先，因大黄可入血分，能活血化瘀、推陈致新，故其在配伍含马兜铃酸中药后可能通过改善肾小球的滤过功能及微循环，起到保护肾脏的作用[14]。其次，两者配伍后可明显减少马兜铃酸A溶出量[13]。

【安全性评价】

关木通生品水煎剂的LD_{50}为50.32 g/kg，关木通制品的LD_{50}为226.62 g/kg，且急性毒性小鼠的死亡时间主要分布于药后48～72 h之间[17]。关木通≥0.24 g/(kg·d)时可引起小鼠明显的肾脏毒性，如肾近曲小管明显扩张，小管上皮细胞变性、坏死，肾间质炎症及明显纤维化[18]。马兜铃酸可引起尿路上皮癌变，其机制是马兜铃酸代谢物与DNA形成加合物。

【毒性反应】

关木通引起中毒，多因用量过大、用药持续时间长、与木通混用或在存在肾损害的危险因素时（如患者有高龄、腹泻、减肥、原发性肾脏疾病和糖尿病等）使用含关木通的药物。中毒主要表现为较强的肾脏毒性，用量过大，可引起急性肾功能衰竭，甚至死亡。主要中毒症状表现为中毒者初感上腹不适，继则呕吐、头痛、胸闷、腹胀、隐隐作痛、腹泻、水肿、尿频尿急、不能平卧、神志不清、昏迷。

【中毒救治】

对症治疗：出现肾功能损害、尿毒症时，应限制液体输入量，防止脑和肾水肿；口服碳酸氢钠5～10 g，碱化尿液，减少血红蛋白的沉淀；其他按一般原则处理。也可以用0.25 g氨茶碱加入5%～10%葡萄糖溶液20 mL内，缓慢静脉注射；为纠正酸中毒，可给予乳酸钠或三羟甲基氨甲烷。中药救治：甘草、绿豆各30 g，水煎服；车前草30 g，大黄12 g（后下），大青叶15 g，枳壳9 g，厚朴9 g，甘草6 g，水煎服。

【代表方剂】

1.龙胆泻肝丸

龙胆120 g，柴胡120 g，黄芩60 g，栀子（炒）60 g，泽泻120 g，关木通60 g，车前子（盐炒）60 g，当归（酒炒）60 g，地黄120 g，炙甘草60 g。

2.妇科分清丸

当归200 g，白芍100 g，川芎150 g，地黄200 g，栀子100 g，黄连50 g，石韦50 g，海金沙25 g，甘草100 g，关木通100 g，滑石150 g。

【代表中成药】

排石颗粒、五淋丸、导赤丸、安阳膏、复明片、消风止痒颗粒等。自2003年起，我国取消关木通药用标准，《中国药典》不再收录关木通，含有关木通的中成药都用木通替代。

【参考文献】

［1］侯改灵，黄岩杰，杨晓青，等.从临床表现和致病机制再认识马兜铃酸类中药的肾毒性［J］.中药药理与临床，2019，35（2）：162-166.

［2］中华人民共和国药政管理局.全国中药炮制规范［M］.北京：人民卫生出版社，1988.

［3］潘金火，严国俊，宋娟.关木通不同炮制品中马兜铃酸A的含量测定及其对大鼠肾功能的急性损伤试验［J］.中药材，2010，33（8）：1228-1233.

［4］张春红，曹蕊，李虔全，等.不同炮制方法对关木通减毒存效作用的比较［J］.中国实验方剂学杂志，2012，18（10）：149-152.

［5］全世建，丁洁，王红丹.配伍滋阴养血中药对关木通马兜铃酸A含量的影响［J］.辽宁中医杂志，2009，36（10）：1766-1767.

［6］刘茂东，李英，迟雁青，等.冬虫夏草对马兜铃酸肾病保护作用的研究［J］.中国中西医结合肾病杂志，2007，8（3）：158-159.

［7］窦夏睿.中药配伍对关木通毒性的影响［D］.济南：山东中医药大学，2003.

［8］朱杰华.丹皮与关木通配伍减毒作用研究［J］.中国实用医药，2012，7（17）：164.

［9］王巍巍，张金元，程劲.丹参对马兜铃酸肾损害大鼠肾组织病理学改变及ACE、ACE2表达的影响［J］.中国中西医结合肾病杂志，2009，10（2）：109-112.

［10］赵慧辉，刘养清，侯娜，等.配伍生地对关木通中马兜铃酸A含量的影响［J］.中国中药杂志，2007，32（5）：451-452.

［11］王亮，丁里玉，丁芳，等.不同剂量竹叶对关木通中马兜铃酸A溶出量的影响实验研究［J］.时珍国医国药，2009，20（11）：2681-2682.

［12］吴建红，张智华，吕银娟，等.黄连配伍降低马兜铃酸A含量的研究［J］.湖北中医药大学学报，2012，14（6）：39-42.

［13］刘养清，赵慧辉，侯娜，等.反相高效液相色谱法测定关木通及配伍中药中马兜铃酸A［J］.分析化学，2006，34（S1）：161-164.

［14］朱竹菁，苏励.单味中药配伍含马兜铃酸中药后肾脏减毒作用的实验研究进展［J］.上海中医药杂志，2015，49（4）：98-101.

［15］王勇，邓晓春.丹皮与关木通配伍对马兜铃酸Ⅰ的影响［J］.中草药，2008，39（12）：1805-1807.

［16］许刚，谢鸣.龙胆泻肝汤配伍减毒的化学研究［J］.中国实验方剂学杂志，2008，14（5）：20-23.

［17］王智民，由丽双，李琳，等.关木通生品及其制品的药效学及毒理学研究［J］.中国药物与临床，2006（10）：728-732.

［18］薛翔，任进.龙胆泻肝丸、关木通、三叶木通及五叶木通的小鼠体内毒性比较［J］.毒理学杂志，2007（4）：302-303.

红大戟

Hongdaji

《药物出产辨》

本品为茜草科植物红大戟（*Knoxia valerianoides* Thorel et Pit.）的干燥块根。主产于福建、台湾、广东、广西、贵州、云南及西藏等地。秋、冬二季采挖，除去须根，洗净，置沸水中略烫，干燥。

红大戟味苦，性寒；有小毒。归肺、脾、肾经。具有泻水逐饮，解毒散结的功效。主治水肿胀满，痰饮喘急，痈疮肿毒。避免与甘草同用；孕妇及体质虚寒者忌服。一般内服：煎汤，1.5～3.0g，或入丸散服，每次内服醋炙用。外用：煎水熏洗。

【毒性成分】

红大戟主要成分为蒽醌、黄酮苷和色原酮苷类成分[1]，毒性比京大戟小[2]。研究表明，京大戟具有一定的急性毒性和眼、皮肤刺激性，而红大戟对小鼠的急性毒性和对家兔的眼刺激、皮肤刺激性均不明显[3]。

【减毒方法】

1.炮制减毒

醋炙：取净红大戟置锅内，加入米醋和适量水，浸润约1~2 h，用文火加热，煮至醋液被吸尽，取出，晾至六七成干时，切厚片，干燥。或取净红大戟片，用米醋拌匀，闷润至透，置锅内，用文火加热，炒干，取出放凉。每红大戟100 kg，用米醋20 kg。

2.配伍减毒

（1）红大戟配木香：大戟苦寒，泻水逐饮；木香辛温，温能行气。大戟得木香使气行而水行，术香性温可防大戟苦寒伤胃。二药合用，相辅相制。

（2）红大戟配甘遂、白芥子：大戟能汇脏腑水湿，甘遂能行经络水湿，白芥子专散皮里膜外痰气，三药相伍，则长于祛痰逐饮。

（3）红大戟配大枣：大戟苦寒下泄，辛能行，有逐水消肿散结之功；大枣甘缓补中，补脾养心，缓和药性。二药伍用，以大枣之甘缓、挽大戟峻下之热，使之逐水而不伤正。

（4）红大戟配干姜：大戟苦寒，泻水逐饮，专泻脏腑水湿；干姜辛温能走能守，温中回阳，温肺化饮，偏治里寒。二药配伍，相辅相制，辛开苦降，直通肺气，用于水饮伏肺。

（5）红大戟配雄黄：雄黄苦温，苦燥杀虫，温可祛寒解毒，又可泄瘀闭、散寒凝；大戟辛散横行，消肿散结。二药伍用，相辅相成。具有除寒辟秽、解毒消肿之功。

【减毒原理】

1.炮制减毒原理

醋具有活血散瘀，开胃，消食化积，杀菌解毒，利尿的功效。红大戟经醋炒或醋煮后减少其游离蒽醌成分，降低毒性。但有学者在对红大戟的探讨中提到[4]，除1963年版的《中国药典》中提到醋炙的内容，以后的几个版本一直到2010年版的《中国药典》都只有生品净制和切制的要求，但2010年版在其"用法与用量"中又出现了"内服醋炙用"。再则卫生部及省级炮制规范对于红大戟炮制也有不同要求，因而对红大戟的炮制方法的分歧，目前仍没有定论。红大戟的"醋炙法"是由京大戟醋炙法移植而来，但由于缺少临床的检验和实验的支持，红大戟醋炙的必要性逐渐受到质疑。

2.配伍减毒原理

徐丽等通过大鼠在体小肠灌流实验发现，大戟95%醇提物相关色谱峰配伍大枣后减少甚至消失，这对大戟配伍大枣减毒作用的研究有一定程度的提示[4]。

【安全性评价】

红大戟根50%乙醇浸剂小鼠腹腔注射的LD_{50}为（40.6±1.8）g/kg。另有研究用小鼠灌胃红大戟甲醇提取物，结果显示最大给药量达到110.5 g/kg（以生药计）时，小鼠没有死亡，也没有表现出明显的毒性反应，LD_{50}远大于5 g/kg，属于实际无毒级；大鼠亚急性毒性试验结果显示，红大戟在剂量达到13.5 g/kg，相当于《中国药典》（2020年版）所载红大戟人用最高剂量的等效剂量的50倍时，仍无明显的亚急性毒性[5]。

【毒性反应】

红大戟毒性较小，但有资料表明，如剂量过大，部分病人可出现恶心、呕吐、腹泻等消化道刺激症状，应控制在常规剂量之内，对虚弱之体及脾胃功能较差者尽量少用或勿用[2]。

【中毒救治】

本品因毒性小，很少出现不良反应，若出现，可参考大戟科京大戟的救治方法措施[2, 6]。洗胃，服生蛋清、牛乳，或以1∶2 000高锰酸钾溶液洗胃来清除毒物。补液，纠正电解质紊乱及脱水，尿量增加后注意补钾。呼吸抑制时，给予呼吸兴奋剂，如苯甲酸钠咖啡因、山梗菜碱、尼克刹米等。中药救治：菖蒲30 g，黑豆15 g，水煎顿服；甜桔梗30 g，煎汤内服；或芦根120 g，白茅根30 g，金银花15 g，水煎服。

【代表方剂】

1.泻水丸

生甘遂15 g，巴豆15 g，红大戟15 g，净芫花15 g，上沉香3 g，红枣90 g（煮透，去皮核）。

2.时令救急丹

藿香叶400 g，香薷200 g，公丁香50 g，沉香50 g，白芷50 g，茅茨菇50 g，檀香100 g，广木香55 g，木瓜150 g，生神曲300 g，厚朴（姜炙）100 g，茯苓（去皮）200 g，红大戟（醋炙）50 g，千金子霜50 g（上为细末兑入：冰片15 g，麝香5.5 g，牛黄1.5 g，薄荷冰7.5 g，明雄黄面25 g）。

【代表中成药】

紫金散、天和追风膏、三黄宝蜡丸、八宝玉枢丸、麝香丸、万灵筋骨膏、杠记独角膏、时疫救急丸、玉枢散、清阳膏。

【参考文献】

［1］洪一郎，马丽，王垣芳，等.红大戟中的蒽醌和三萜类化学成分［J］.中国中药杂志，2014，39（21）：4230-4233.

［2］杜贵友，方文贤.有毒中药现代研究与合理应用［M］.北京：人民卫生出版社，2003：503-503.

［3］李兴华，钟丽娟，王晶晶.京大戟与红大戟的急性毒性和刺激性比较研究［J］.中国药房，2013，24（3）：208-209.

［4］徐丽，尚尔鑫，沈祥春，等.大戟配伍大枣减毒相关化学物质的初步研究［J］.安徽医药，2010，14（7）：758-760.

［5］杨曦.红大戟毒性研究及小驳骨活性成分与质量标准研究［D］.上海：上海中医药大学，2013.

［6］高渌纹.有毒中药临床精要［M］.北京：学苑出版社，2000：98.

华山参

Huashanshen

《陕西中草药》

本品为茄科植物漏斗泡囊草（*Physochlaina infundibu-laris* Kuang）的干燥根。主产于山西、陕西、河南等地。春季采挖，除去须根，洗净，晒干。生用或制后用。

华山参味甘、微苦，性温；有毒。归肺、心经。具有温肺祛痰，平喘止咳，安神镇惊。主治寒痰喘咳，惊悸失眠。不宜多服，以免中毒；青光眼患者禁服；孕妇及前列腺重度肥大者慎用。内服常用量0.1～0.2 g，超量易引起中毒。

【毒性成分】

主要含阿托品类生物碱，可引起中毒，其中毒反应与阿托品类药物中毒相似，据文献记载，1 mg 阿托品类即可出现中毒症状（成人致死量为100 mg以上）[1]。

【减毒方法】

1. 炮制减毒

以甘草12.5 g加水煎煮，收集煎液500 mL。将低温干燥后的华山参生品药材1 000 g加200 mL甘草液浸泡24 h，并翻动。再将剩余的300 mL药液与华山参共同煎煮约40 min，以手摸其质软如棉为度，捞出，低温干燥[2]。

2. 配伍减毒

华山参配伍天花粉：华山参可用于治疗心律失常，且对某些心律失常者比异丙肾上腺素更为适用。配伍天花粉可缓解华山参治疗心律失常的副作用。

3. 控制用量

华山参的内服常用量为0.1～0.2 g，华山参片口服每次0.12～0.24 mg，1天3次；极量1次0.48 mg。超量易引起中毒。

【减毒原理】

1. 炮制减毒原理

华山参经甘草煮制后，由于甘草具有解百草毒性的作用，其解毒的有效成分为甘草甜素。甘草甜素有肾上腺皮质激素样抗应激反应，可吸收毒物以减少吸收，提高机体对毒性物质的耐受力，提高小鼠肝细胞色素 P-450 的含量。甘草甜素可通过吸附阿托品生物碱类毒物以减少机体对该成分的吸收[3]。

2. 配伍减毒原理

天花粉味甘，微苦，酸，微寒，具养胃生津、清肺润燥、消肿排脓功效。《本草备要》指出：天花粉"生肌排脓消肿……口燥唇干，肿毒发背，乳痛疮痔……"《得配本草》指出：天花粉"润干燥，消肿痛，长肌肉，配赤小豆敷痈毒。"因此，天花粉配伍华山参可有效缓解其因口服或吸入导致口咽发干的副作用。

3. 控制用量减毒原理

华山参的内服常用量仅0.1～0.2 g，可通过控制患者服用剂量，减少其有毒成分阿托品类生物碱的摄入，起到减毒的作用。

【安全性评价】

华山参生品水煎液小鼠腹腔注射的LD_{50}为36.5 g/kg；华山参炮制品小鼠水煎

液腹腔注射的LD_{50}为45.659 g/kg[2]。

【毒性反应】

华山参中毒，多因误用、过量服用，未炮制引起。中毒主要表现与阿托品类药物中毒症状类似。一般服药1~3 h后发病，先有口干口渴，咽喉干燥，声音嘶哑，瞳孔散大，结膜充血。全身皮肤潮红，继而可变为青紫，皮肤偶见红色丘疹，伴有高热，体温可高达39~40 ℃。药后2~6 h可出现精神症状，病人烦躁不安，语言不清，谵妄，站立举步不稳，或见阵发性抽搐、痉挛、尿潴留或便秘等症状。中毒严重者于12~24 h后由烦躁进入昏睡，精神萎靡，呼吸表浅而缓慢，四肢发冷，血压下降，昏迷，终因呼吸麻痹而死亡。

【中毒救治】

应立即催吐、洗胃和导泻，尽快排除毒物。应用毛果芸香碱5~10 mg，皮下注射，每6小时1次，新斯的明0.5 mg，皮下注射，每隔3~4小时1次。如病人处于大脑兴奋阶段，见有烦躁不安，躁动谵妄可用安定10 mg肌注，或10%水合氯醛15~20 mL保留灌肠。在中毒的中后期，中枢神经系统由兴奋转入抑制时禁用吗啡和巴比妥类药，因这类药能增加中枢神经系统较持久的抑制作用。并可配合静脉输液，以促进毒物排泄。根据病情，对心率快、呼吸急促，有紫绀者及时吸氧，适当选用抗生素以预防感染。中药解毒：可用绿豆150 g，金银花90 g，甘草120 g，水煎服[4]。

【代表方剂】

华山参0.3 g，配桂圆肉15 g，冰糖适量，水煎服可治虚寒腹泻、失眠[5]。
华山参1.5 g，麦冬15 g，甘草5 g，冰糖5 g，水煎服，治体虚寒咳、痰喘。

【代表中成药】

华山参片、华山参滴丸。

【参考文献】

［1］姜希望，周巧玲，谭达人.华山参中毒7例报告［J］.湖南中医杂志，1987（4）：50.

［2］李丹，雷国莲，颜永刚，等.华山参生品与炮制品急性毒性实验研究：第一届全国中药商品学术大会论文集［C］.青岛：［出版者不详］，2008：361.

［3］陆秀萍，叶林军．甘草的解毒作用及机理［J］．海峡药学，2007（2）：82-83.

［4］朱天忠．浅议华山参的毒性与中毒解救［J］．陕西中医，1999，20（1）：43.

［5］李松武，赵云荣，庆伟霞，等．华山参的研究进展［J］．济源职业技术学院学报，2005，4（2）：8.

夹竹桃

Jiazhutao

《植物名实图考》

本品为夹竹桃科植物夹竹桃（*Neriumin indicum* Mill. cv. Paihua）的叶或树皮。主产于广东、广西、四川、福建、云南、河北、辽宁、黑龙江、江苏、浙江等地。四季可采，鲜用或晒干。生用或制后用。

夹竹桃味辛、苦、涩，性温；有大毒。归心经。强心利尿，祛痰定喘，镇痛，去瘀。用于心力衰竭、喘息咳嗽、癫痫、跌打损伤肿痛、经闭。外用治甲沟炎、斑秃、杀蝇。孕妇忌服；不宜多服久服；过量则中毒。内服：煎汤用3～4片叶子，研末0.10～0.16 g。外用：捣敷。

【毒性成分】

主要毒性成分为强心苷类，如L-夹竹桃糖（L-oleandrose）、D-沙门糖（D-sarmentose）、D-迪吉糖（D-diginose）、D-洋地黄糖（D-digitalose）、L-黄花夹竹桃糖（L-thevetose）、洋地黄毒苷等[1]。糖苷类、甾醇类及生物碱类物质毒性次之。一般服用鲜叶10余片即可中毒。

【减毒方法】

1.炮制减毒

将夹竹桃晒干，用清水浸泡一晚。将浸泡过的夹竹桃捞出，放入沸水中煮沸。沸水中加醋，继续煮沸20 min左右，均匀地摆放在阴凉通风处晾干。

2.配伍减毒

夹竹桃配伍甘草：甘草可缓解夹竹桃的毒性。

【减毒原理】

1.炮制减毒原理

夹竹桃的毒性成分主要是夹竹桃苷，该类化合物在酸性条件下易水解，其苷经水解苷键断裂分解为苷元和糖，苷键断裂的夹竹桃苷毒性较小，从而达到"解毒"的目的。在炮制工艺中，加醋、加热处理或煮法都能促进水解反应，使剧毒的夹竹桃苷苷键断裂而"去毒"。

2.配伍减毒原理

夹竹桃配伍甘草，甘草的化学成分甘草酸可使夹竹桃苷、洋地黄毒苷的苷键断裂促进水解，达到减毒效果。

【安全性评价】

夹竹桃叶强心苷总提取物灌服小鼠的LD_{50}为2 275.3 mg/kg。给药后，小鼠出现活动减少，可能是灌胃刺激所致，随后出现兴奋躁动，有时有攻击其他小鼠的行为，步态不稳、肌肉震颤、共济失调，持续15～30 min，随后出现抑制，直至死亡[2]。

【毒性反应】

夹竹桃引起的中毒多因剂量服用过多，煎煮时长不够。症状先出现头痛，头晕，恶心，呕吐，腹痛，腹泻，烦躁，说胡话。其后四肢冰冷而有汗，脸色苍白，脉搏不规则，瞳孔散大，对光不敏感，继而痉挛，昏迷，心脏停止而死亡。个别有倦怠，指尖或口唇发麻，嗜睡，暂时性痴呆，紫斑等主要为心脏毒性反应，表现为二度或完全性房室传导阻滞、完全性房室传导阻滞伴有窦性心动过缓或并有阿-斯综合征、伴有房室传导阻滞的发作性心动过速及窦性心动过慢等。

【中毒救治】

若毒物未吐出时可催吐，洗胃，中晚期可导泻，服蛋清，维生素C；大量饮浓茶；肌肉注射阿托品；静脉注射葡萄糖液；保温。烦躁不安或痉挛者给予镇静剂（口服水合氯醛1.2 g或肌肉注射苯巴比妥钠）；如循环衰竭则给予兴奋剂。呕吐严重，影响治疗的，可并用冬眠灵，腹泻的可投予鞣酸蛋白。心律失常发生后应即停药，并配合钾盐治疗。轻度中毒者可用：甘草15 g，绿豆30 g，水煎液，分2次服；浓煎加糖，频服。

【代表方剂】

1.治哮喘（《岭南采药录》）

夹竹桃叶7片，黏米一小杯同捣烂，加片糖煮粥食之。不宜多服。

2.治癫痫（《云南中草药》）

夹竹桃小叶3片，铁落60 g，水煎，日服3次，2 d服完。

【代表中成药】

夹竹桃颗粒、外搽白灵酊。

【参考文献】

[1] 黄丹丹.夹竹桃化学成分分析及其生物毒性研究［D］.厦门：厦门大学，2021.

[2] 刘晓艳，席明名.夹竹桃叶提取物的急性毒性实验研究［J］.吉林中医药，2009，29（6）：525-526.

肉豆蔻

Roudoukou

《药性论》

本品为肉豆蔻科植物肉豆蔻（*Myristica fragrans* Houtt.）的干燥种仁。主产于马来西亚、印度尼西亚、印度、巴西等地。每年4~6月及11~12月采收成熟果实，取出种仁，低温烘干。

肉豆蔻味辛，性温；有小毒。归脾、胃、大肠经。具有温中，下气，消食，固肠的功效。主治心腹胀痛，虚泻冷痢，呕吐，宿食不消。不宜与贝母类、半夏、白及、白蔹、天花粉、瓜蒌类同用。孕妇忌用。内服一般应炮制用，生品内服宜慎；酒浸、酒煎服易致中毒，应慎用。毒性与剂量有关，过量使用可导致中毒，应注意配伍应用。一般内服：煎汤，3~10 g；或入丸、散。

【毒性成分】

主要毒性成分为肉豆蔻挥发油中的肉豆蔻醚、黄樟醚、甲基丁香酚、丁香酚、异丁香酚及榄香脂素等。肉豆蔻醚毒性最强，约占挥发油总量的12.45%[1]。

【减毒方法】

1.炮制减毒

（1）传统法炮制：麸煨肉豆蔻，取净肉豆蔻，加入麸皮，麸煨温度150～160℃，约15 min，至麸皮呈焦黄色，肉豆蔻呈棕褐色，表面有裂隙时取出，筛去麸皮，放凉。用时捣碎。每100 kg肉豆蔻，用麸皮40 kg。

（2）煨肉豆蔻（煨肉果）：洗净，取白面加水揉和包裹。另取蛤粉或滑石粉置锅内加热，将包好的肉豆蔻倒入，拌炒至外面的面呈焦黄色取出，除去面皮，趁热切片。或将原药用清水略淘捞起，放在箩内润12 h后，用麸皮置锅内加热炒至老黄色为度，取出，筛去麸皮，趁热切片。

（3）蒸制：取净肉豆蔻浸泡1 h，捞出置笼内，一层麸皮，一层肉豆蔻，层层相间，蒸约2 h，油即润进麸皮内，去净麸皮及时切厚片，干燥，或捣碎用。

（4）炒制：将小麦面粉倒入锅内，用文火炒热，将肉豆蔻倒入，炒成微黄色时，出锅，筛去面粉，摊开，晾凉，配方时捣碎。每肉豆蔻100 kg，用小麦面粉50 kg。

（5）土制：取细黄土，置锅内加热到发泡，倒入肉豆蔻，不断翻动，煨至肉豆蔻热透，油质渗出（防止炒黑），取出，筛净黄土，用时捣碎。

（6）制霜：取肉豆蔻，研碎如泥。用多层草纸包裹，压榨去油，反复压榨至去尽油为度。

（7）滑石粉炒：将肉豆蔻粉碎成直径0.3～0.5 cm的小颗粒后，拌入适量赤石脂细粉（1∶1.2），置锅内炒至肉豆蔻起焦斑时取出，筛去赤石脂细粉，即可。滑石粉的用量为50%药材量，温度为170℃，200目滑石粉翻炒时间为20 min[2]。

2.配伍减毒

肉豆蔻配伍补骨脂：肉豆蔻配伍补骨脂是临床常用经典药对，补骨脂以补肾助阳而止泻，肉豆蔻以温脾涩肠而止泻，二药配伍，一涩一温，具有脾肾双补，涩肠止泻之效。

【减毒原理】

1.炮制减毒原理

肉豆蔻的毒性成分为肉豆蔻醚、黄樟醚等。高温炒制下肉豆蔻的挥发油类物质随着温度的增高而降低，肉豆蔻的不同炮制品中，挥发油中肉豆蔻醚和黄樟醚含量均明显降低[3-4]，尤以单蒸和热压蒸降低最多。肉豆蔻经炮制后，毒性成分肉豆蔻醚的含量通常可减少30%以上，能有效降低肉豆蔻的毒性。

2.配伍减毒原理

肉豆蔻配伍补骨脂之后能够增加有效成分的溶出，且有新物质生成，但对于新物质成分鉴定的相关研究几乎没有。配伍之后的成分不能全部入血，在体内可能会通过代谢或相互作用又生成新物质来发挥疗效，具体机制还需进一步研究。两药配伍后，可使部分成分的含量发生改变[4]，且能达到降低毒性的效果[5]。

【安全性评价】

小鼠灌胃给予肉豆蔻挥发油的LD_{50}为7.679 g/kg（95% CI：6.34～9.00 g/kg）。大多数中毒小鼠做环形运动，呼吸急促，步态蹒跚，死亡大多发生于给药后4 h内[1]。

【毒性反应】

肉豆蔻引起的中毒多因大量食用生品或食用酒浸、酒煎服的肉豆蔻。中毒引起的主要症状为出现浮动、飞行、手足离体、迷茫等幻觉，或恶心、眩晕，严重时，谵妄、昏迷、瞳孔散大、呼吸慢，反射消失，甚至死亡。

【中毒救治】

对未昏迷者可先用生理盐水洗胃，并催吐；同时予其他对症治疗，必要时给氧。

【代表方剂】

1.肉豆蔻散

肉豆蔻50 g（去壳），干姜25 g（炮裂，锉），白术15 g，诃黎勒50 g（煨），荜茇25 g，木香25 g，陈橘皮50 g（汤浸）。

2.肉豆蔻丸

肉豆蔻30 g（去壳），黎勒30 g（煨，用皮），白梅肉30 g（微炒），黄连30 g（去须微炒），白矾60 g（烧令汁尽），上药捣罗为末，炼蜜为丸，如梧桐子大。空腹以粥饮下20丸。

【代表中成药】

四神丸、健康补脾丸、四神片、二益丸、透骨镇风丸、安坤赞育丸、伤科万花油、珍宝丸、参鹿黑锡丸、清心沉香丸、温脾顾肠散、肠舒止泻胶囊。

【参考文献】

［1］韩蕾，马颖芳，袁子民，等.肉豆蔻挥发油的药理毒理研究［J］.中华中医药学刊，2007，25（5）：900-904.

［2］张贺，辛义周，马传江.肉豆蔻炮制研究进展［J］.药学研究，2021，40（10）：664-667.

［3］李铁林，周杰，江文君，等.炮制对肉豆蔻挥发油成分及肉豆蔻醚含量影响的研究［J］.中国中药杂志，1990，15（8）：23-25，63.

［4］曲晓琳，张婧茜，殷佳，等.补骨脂-肉豆蔻药对现代研究进展［J］.山东中医杂志，2022，41（3）：348-353.

［5］蔡涛涛.常用配伍对补骨脂肝毒性的影响研究［D］.济南：山东中医药大学，2019.

寻骨风

Xungufeng

《植物名实图考》

本品为马兜铃科植物绵毛马兜铃（*Aristolochia mollissima* Hance）的干燥根茎或全草。分布于山西、陕西、山东、江苏、浙江、江西、河南、湖南、贵州等地。5月开花前采收，连根挖出，除去泥土杂质，洗净，切段，晒干。

寻骨风味辛、苦，性平；有小毒。归肝、胃经。祛风除湿，活血通络，止痛。主治风湿痹痛，肢体麻木，筋骨拘挛，脘腹疼痛，跌打伤痛，外伤出血，乳痈及多种化脓性感染。孕妇忌服；内服不宜多服久服；过量则中毒。内服：煎汤，10～20 g；或浸酒。

【毒性成分】

主要毒性成分包括马兜铃酸、马兜铃内酰胺、6-甲氧基马兜铃内酰胺、马兜铃内酯、绵毛马兜铃内酯、9-乙氧基马兜铃内酰胺、9-乙氧基马兜铃内酯，萜类物质毒性次之。马兜铃酸是寻骨风最主要的有毒成分[1]。

【减毒方法】

1.炮制减毒

（1）传统法：寻骨风去杂草，用抢洗法，洗去灰土，捞入筛内滤干水分，稍片刻，取出切片3分长，晒干。

（2）炒焦：将净选或切制后的寻骨风，置炒制容器内，用中火或武火加热，炒至药物表面呈焦黄或焦褐色，并具有焦香气味。

（3）醋炙：取寻骨风，加醋拌匀，闷透，置炒制容器内，炒至规定的程度时，取出，放凉。醋炙时，用米醋，每100 kg待炮制品，用米醋20 kg。

（4）蜜炙：温度在110～120 ℃炼至手捻有黏性，两手指离开无长丝。取寻骨风生品，与炼蜜（加少量开水稀释）拌匀，稍闷，待蜜液吸尽，用文火炒至不粘手，颜色加深，有蜜和药物相混合的气味溢出时取出放凉（每100 kg寻骨风用炼蜜20～30 kg）[2]。

2.配伍减毒

（1）寻骨风配伍黄连：黄连中含有的小檗碱成分可有效抑制马兜铃酸毒性。

（2）寻骨风配伍大黄：泻下类的大黄与含马兜铃酸类中药配伍均出现显著的减毒作用。

【减毒原理】

1.炮制减毒原理

马兜铃酸与脱氧核糖核酸共价结合形成加合物导致肾毒性和致癌性，有结果表明硝基和羧基对加合物的形成是必需的。8位甲氧基和10位硝基是决定毒性的关键因素，炮制过程中发生氧化、还原、分解等化学反应，将毒性最强的马兜铃酸Ⅰ转换为毒性依次减弱的马兜铃酸Ⅱ、Ⅷa、Ⅰa[3]。

2.配伍减毒原理

毒性成分马兜铃酸可以与小檗碱在水煎煮过程中自组装形成稳定的超分子结构，该结构可以阻断马兜铃酸的毒性基团硝基和羟基的环化形成马兜铃内酰胺氮离子，从而抑制其形成毒性代谢产物马兜铃内酰胺。小鼠肾脏转录组分析结合组织病理学分析发现，该超分子结构能够有效中和马兜铃酸对肾脏NF-κB等炎症相关通路以及PI3K-AKT等肿瘤发生相关通路的激活作用，防止急性肾损伤以及肾癌的发生。肠道菌群分析表明，该超分子结构能显著抑制马兜铃酸导致肠道菌群失衡的副作用。

【安全性评价】

寻骨风煎剂给小鼠灌胃的 LD_{50} 为（64.11±7.5）g/kg，浸剂的 LD_{50} 为（73.8±7.0）g/kg。马兜铃酸对大、小鼠口服给药的 LD_{50} 分别为 183.9 mg/kg 和 55.9 mg/kg，静脉给药时分别为 74.0 mg/kg 和 38.4 mg/kg。马兜铃酸及其肠内代谢产物马兜铃酸内酰胺 I 都可以与 DNA 形成加合物，毒性以肾毒性为主，同时有肝毒性和致癌性 [3]。

【毒性反应】

寻骨风引起的中毒多因长期大量服用。首先出现腹痛腹泻、便血及里急后重等消化道症状，即出血性下痢，继而肌肉松弛、呼吸肌麻痹引起呼吸困难，甚至瘫痪、血压下降、嗜睡、瞳孔散大及知觉丧失。肾脏受累引起尿少、蛋白尿及血尿。轻症者诱发呕吐、拉肚子、食欲变差等异常现象。重症者会使肾脏负担变大、损害肾小管，干扰肾脏正常运行，甚至还会继发肾衰竭或肾间质纤维化，减少肾小球滤过率，增加血内尿素和肌酐，损害尿浓缩能力。此外，还可引起内脏毛细血管病变，造成内脏出血、水肿，及消化道出血等症状。

【中毒救治】

出现肾功能损害、尿毒症时，应限制液体输入量和蛋白质摄入，并补充ATP、能量合剂。出现高血钾时，最有效的方法为血液透析或腹膜透析，也可应用葡萄糖加胰岛素静脉点滴或给予5%碳酸氢钠250 mL静滴。口服碳酸氢钠碱化尿液，减少血红蛋白的沉淀代谢性酸中毒，可给予乳酸钠或三甲基氨甲烷。急性肾衰可应用利尿合剂、山莨菪碱及速尿等。早期可催吐、洗胃、服浓茶或稀醋或鞣酸溶液。静脉滴注5%葡萄糖盐水，加入维生素 B_1 100 mg，也可以静脉注射25%葡萄糖溶液。出现呼吸困难时可用呼吸兴奋药，如尼可刹米等，也可用针灸疗法，必要时给氧，人工呼吸或气管插管。肾衰竭时及时处理。其他对症治疗。可考虑使用冬虫夏草、糖皮质激素、钙拮抗药等。轻度中毒者可用甘草、绿豆各30 g，水煎服；或者车前草30 g，大黄（后下）12 g，大青叶15 g，枳壳9 g，厚朴9 g，甘草6 g，水煎服。

【代表方剂】

1.寻骨风汤

寻骨风30 g，红糖60 g，米酒60 g。

2.麻黄温痹汤

麻黄10g，羌活10g，独活10g，制川乌10g，制草乌10g，八里麻1g，桂枝10g，黄芪20g，川牛膝12g，木瓜12g，威灵仙12g，鸡血藤10g，细辛3g，制附块10g，伸筋草10g，寻骨风10g，苍耳子10g，秦艽10g，桑寄生10g，炙甘草10g。

【代表中成药】

复方拳秀片、神农药酒、祛风除湿药酒、杜仲壮骨丸、杜仲壮骨胶囊、益肾竭痹丸、伤湿止痛膏、三蛇药酒。

【参考文献】

［1］陈艳美，王利娜，崔超，等.寻骨风药学研究概况［J］.安徽农业科学，2013，41（10）：4322-4323.

［2］程玉，余寒优，索芳，等.马兜铃酸减毒与分离方法研究进展［J］.中国药业，2022，31（7）：128-132.

［3］王勇，邓晓春.马兜铃酸结构多样性及其复方毒性研究进展［J］.中草药，2006，37（8）：附3-附5.

羊角拗

Yangjiaoniu

《中国药植志》

本品为夹竹桃科植物羊角拗［Strophanthus divaricatus（Lour.）Hook. et Arn.］的根或茎叶。主产于福建、广东、海南、广西、贵州、云南等地。全年可采，根洗净，切片晒干；茎、叶，晒干或鲜用。

羊角拗味苦，性寒；有大毒。归心、肝、脾经。有祛风湿，通经络，解疮毒，杀虫的功效。主治风湿痹痛，小儿麻痹后遗症，跌打损伤，痈疮，疥癣。一般外用：适量，煎水洗；或捣敷；或研末调敷。有剧毒，不能内服。

【毒性成分】

主要毒性成分强心苷类，如羊角拗苷，羊角拗异苷，沙门苷元-3-O-D-葡萄糖基-L-夹竹桃糖苷，沙门苷元-3-O-D-葡萄糖基-L-地芰糖苷，沙木苷元-3-O-D-葡萄糖基-L-夹竹桃糖苷，沙木苷元-3-O-D-葡萄糖基-L-地芰糖苷等。D-毒毛旋花苷-Ⅰ和D-毒毛旋花苷-Ⅲ毒性最强[1]。

【减毒方法】

关于羊角拗配伍减毒的研究较少，但有早期文献表明，汉防己甲素的有效降压剂量能显著对抗羊角拗苷对心脏的毒性作用[2]。

【减毒原理】

关于羊角拗减毒方法及减毒原理的研究较少。汉防己甲素可以对抗羊角拗苷所诱发的心律失常，可能与汉防己甲素有拮抗钙离子的作用有关[2]。

【安全性评价】

羊角拗强心苷对小鼠尾部静脉注射的LD_{50}为6.39 mg/kg（5.45～7.68 mg/kg），对鸽子翼部静脉注射的LD_{50}为0.430 mg/kg（0.412～0.442 mg/kg）。猫股静脉注射的最小致死量为0.194 mg/kg，最大耐受量为0.097 mg/kg；猫口服的最小致死量为0.927 mg/kg，最大耐受量为0.162 mg/kg[3]。

【毒性反应】

生品内服极易中毒，初期出现头痛、头晕、恶心、呕吐、腹痛、腹泻、烦躁、谵语，其后四肢冰冷出汗、脸色苍白、脉搏不规则、瞳孔散大、对光反应不敏感，继而出现痉挛、昏迷、心跳停止而死亡。

【中毒救治】

早期可催吐、洗胃，中晚期可导泻。口服蛋清、牛奶、药用活性炭及维生素C等，并大量饮浓茶。肌内注射硫酸阿托品、静脉输入5%葡萄糖溶液。对烦躁不安或痉挛者给镇静剂，口服水合氯醛或肌注苯巴比妥钠。循环衰竭时用兴奋剂。

【代表方剂】

1.治风湿肿痛、小儿麻痹后遗症、疥癣

羊角拗叶适量，煎汤温洗。

2.治多发性脓肿、腱鞘炎、毒蛇咬伤、跌打骨折

羊角拗叶粉末适量，用酒水调和温敷患处。

3.治乳痈初期

羊角拗鲜叶、红糖同捣烂，烤热外敷。

【代表中成药】

罗浮山风湿膏药。

【参考文献】

[1] 杨瑶，曾贵俊，黄玉平，等.羊角拗的化学成分研究 [J].云南师范大学学报（自然科学版），2022，42（2）：56-60.

[2] 陈一岳，吕富华.汉防己甲素及钙离子在豚鼠心脏中与强心苷的相互作用 [J].药学学报，1982，17（1）：8-11.

[3] 景厚德.羊角拗强心苷与g-毒毛旋花子苷的效价比较 [J].中国药学杂志，1965（11）：523-524.

朱砂莲

Zhushalian

《广西中药志》

本品为马兜铃科植物四川朱砂莲（*Aristolochia cinnabarina* C. Y. Cheng et J. L. Wu）的块茎。主产于广西、浙江、江苏至四川、甘肃等地。春初新苗发出前或秋后地上茎叶干枯时采挖，去掉残茎及须根，洗净晒干。

朱砂莲味苦、辛，性寒；有小毒。归心、肺、肝经。具有清热解毒，消肿止痛的功效。主治肠炎，痢疾，尾、十二指肠溃疡，咽喉肿痛，毒蛇咬伤，痈疖肿毒，外伤出血。虚弱者忌用。一般内服：煎汤，5～10 g，鲜品量可酌加；或研末，每次0.5～1 g，每日2次。外用：适量，磨粉，酒或醋调涂。

【毒性成分】

主要毒性成分为马兜铃酸，如马兜铃次酸Ⅰ（1）、马兜铃酸Ⅲa-O-β-D-葡萄糖苷（4）、马兜铃酸Ⅳa-O-β-D-葡萄糖苷（5）、AAC（9）、7-羟基马兜铃酸A（10）、AAD（11）、AAⅡ（15）和AAⅠ（17）等，其中马兜铃酸AAⅠ（毒性较大）和AAⅡ（毒性较小）的含量最高，是朱砂莲最主要的有毒成分[1]。

【减毒方法】

1.炮制减毒

（1）蜜炙：取朱砂莲生品，与炼蜜（加少量开水稀释）拌匀，稍闷，待蜜液吸尽，用文火炒至不粘手，颜色加深，有蜜和药物相混合的气味溢出时取出放凉（100 g净药材，用炼蜜25 g）。

（2）蒸制：取净制后的朱砂莲蒸至透心，烘干。

（3）碱水制：取一定比例量的碳酸钠与朱砂莲共煮，至药汁被吸尽，取出，干燥（100 g净药材，用碳酸钠2 g）。

（4）甘草炙：取一定比例量的甘草饮片或粗末，加水煎煮两次，合并煎液适当浓缩，与朱砂莲共煮或共炒，至药汁被吸尽，取出，干燥（100 g净药材，用甘草6 g）。

2.配伍减毒

朱砂莲配伍啤酒花：具有增强朱砂莲镇痛、抗炎作用，同时能减少朱砂莲的毒性，起到减毒增效的作用[2]。

【减毒原理】

1.炮制减毒原理

马兜铃酸类成分（AAs）是朱砂莲的主要毒性成分，高温处理可使AAs发生降解、含量降低。因AAs的结构中含有羧基，可与碱或强碱盐等反应而溶于水，醋炙可使炮制品中的马兜铃酸盐还原为难以被煎出的AAs，以除去AAs或使AAs难以煎出[3-4]。

2.配伍减毒原理

朱砂莲配伍啤酒花，部分比例配伍的马兜铃酸A的含量有所降低。其中1∶1、1∶2、1∶3、1∶4、1∶5组降低显著，有显著差异（$P<0.05$），其中，又以朱砂莲∶啤酒花=1∶5组最为明显，降低了26%，有极显著差异（$P<0.01$）[5]。朱砂莲中高剂量组能引起大鼠肾脏损伤。配伍啤酒花，各剂量组AKP、Scr、β2-MG、LYS含量与朱砂莲高剂量组比较均明显下降，说明啤酒花在一定程度上可以缓解马兜铃酸肾病导致的津液代谢障碍，达到预防和延缓马兜铃酸肾病的发生以及减轻肾脏功能损害的作用[2]。

【安全性评价】

小鼠口服朱砂莲水提物的LD_{50}为（10.65±1.987）g/kg（相当于生药量25 g/kg），朱砂莲醇提物的LD_{50}为（8.192±2.669）g/kg（相当于生药量19 g/kg）。由此分析朱砂莲毒性不大，但朱砂莲中含有马兜铃酸类的成分，此类成分对肾脏有较强的毒性作用[6]。

【毒性反应】

朱砂莲引起的中毒多因误服、过量，配伍不当或炮制不当等。中毒主要症状为恶心、呕吐、头晕、腹泻、眼花；特殊症状为上述症状加心慌、全身大汗、手足抽搐、烦躁不安、神志恍惚、大小便失禁、昏迷。重症中毒者会出现急性马兜铃酸肾病（AAN）、急性肾衰竭等肾源性疾病。

【中毒救治】

轻症者给予催吐、洗胃、导泻、大剂量输液、利尿及支持处理。肾毒性患者予以金水宝胶囊1.98 g，3次/d护肾，多巴胺注射液20 mg/d静脉滴注扩张肾血管，呋塞米注射液20 mg静脉滴注利尿，碳酸氢钠注射液150 mL静脉滴注碱化尿液，氢化可的松注射液150 mg静脉滴注（3 d后改为醋酸泼尼松片30 mg顿服）[7]。

【代表方剂】

1.急性胃痛方

朱砂莲6 g，研末，1次冲服，日服2次。

2.消化性溃疡方

朱砂莲9 g，乌贼骨15 g，浙贝母12 g，延胡索6 g，水煎服。

3.慢性胃炎方

朱砂莲15 g，白芍药30 g，白蔻仁20 g，厚朴20 g，三七10 g，研末，每次5 g，每日服2次。

4.细菌性痢疾方

朱砂莲片，每片0.25 g，每次4片，每日服3~4次，连服6 d。

5.慢性结肠炎方

朱砂莲10 g，地锦草10 g，红蓼花10 g，槐米10 g，苦参10 g，水煎服。

6.跌打损伤方

朱砂莲30 g，浸泡于白酒100 mL中7 d，外搽患处。

【代表中成药】

朱砂莲胶囊、金朱止泻片、保胃胶囊、复方胃痛胶囊、九龙解毒胶囊。

【参考文献】

［1］郭宁，赵雍，孙奕，等.朱砂莲中马兜铃酸类成分的UPLC-QTOF-MS/MS定性与定量分析［J］.中国实验方剂学杂志，2021，27（11）：162-170.

［2］庞俊伟.啤酒花对朱砂莲所致马兜铃酸肾病的拮抗作用［J］.山西中医学院学报，2013，14（5）：19-20，23.

［3］郭宁.马兜铃科药材朱砂莲中马兜铃酸类物质的LC-MS分析［D］.济南：山东中医药大学，2021.

［4］王智民，由丽双，姜旭，等.利用炮制技术去除关木通毒性成分的方法学研究［J］.中国中药杂志，2005（16）：1243-1246.

［5］庞俊伟.朱砂莲配伍啤酒花减毒增效作用的实验研究［D］.太原：山西中医学院，2014.

［6］白景玲.血苕与朱砂莲生药学、药理学比较性研究［D］.贵阳：贵阳中医学院，2007.

［7］黄仁发，史伟，吴金玉，等.朱砂莲中毒致急性马兜铃酸肾病［J］.药物不良反应杂志，2007（6）：412-413.

苍耳子

Cang'erzi

《神农本草经》

本品为菊科植物苍耳（*Xanthium sibiricum* Patr.）的干燥成熟带总苞的果实。主产于山东、江西、湖北、江苏等地。秋季果实成熟时采收，干燥，除去梗、叶等杂质。

苍耳子味辛、苦，性温；有毒。归肺经。具有散风除湿，通鼻窍的功效。主治风寒头痛，鼻渊流涕，风疹瘙痒，湿痹拘挛等。血虚之头痛、痹痛忌服。一般内服：煎汤3~10 g，或入丸、散。外用：适量，捣敷；或水煎洗。

【毒性成分】

主要毒性成分为水溶性苷类物质，如苍术苷、羧基苍术苷、4'-去磺基苍术苷、3'，4'-去二磺酸基苍术苷等。此外，毒蛋白、氢醌和倍半萜内酯类（如苍耳苷）也有一定毒性[1, 2]。

【减毒方法】

1.炮制减毒

砂炒：取净苍耳子置锅内，140 ℃炒制 12 min，药砂比为 1∶15（g/kg）[3]。

2.配伍减毒

苍耳子配伍黄芪：具有健脾开胃、补气养血、利湿通淋等功效。

【减毒原理】

1.炮制减毒原理

研究发现，苍耳子中苍术苷和羧基苍术苷是苍耳子主要的毒性成分，可导致机体对物质的消化、吸收、排泄出现病理性、不协调的供需不平衡状态。炒苍耳子经加热炮制后，可降低苍耳子中有毒成分羧基苍术苷的含量，从而降低毒性。也有文献认为，苍耳子中毒蛋白也是其主要毒性的物质基础。毒蛋白是一种细胞原浆毒，常损害肝、心、肾等内脏实质细胞，导致黄疸、心律不齐和蛋白尿，尤其损害肝脏。目前，炮制机理的研究主要是对炮制后药效和毒性成分变化的分析。炒苍耳子的减毒机制可能与炒制后羧基苍术苷和苍术苷含量降低有关，也可能由于加热炮制后脂肪中蛋白变性而不被溶解，达到减毒的目的[4]。

2.配伍减毒原理

苍耳子配伍黄芪可一定程度降低苍耳子对肝脏的毒性，对苍耳子引起的各项指标变化有一定改善作用，与单用苍耳子比较具有显著性差异。苍耳子通过抑制机体内源性自由基清除系统的P450酶系，使肝细胞脂质过氧化引起肝损伤。而具有抗氧化自由基作用的黄芪可降低过氧化脂质（LPO）及其代谢产物丙二醛（MDA）的含量，提高谷胱甘肽过氧化物酶（GSH-PX）和谷胱甘肽转硫酶（GST）的活性，进而降低肝脏毒性。研究显示苍耳子与黄芪剂量配比为 2∶1 的减毒效果较好[5]。

【安全性评价】

急性毒性研究显示，苍耳子水提物小鼠灌胃给药的LD$_{50}$为 18.6 g/kg；亚急性毒性研究显示，苍耳子水提物灌胃给药（高剂量组 9.0 g/kg），大鼠的谷丙转氨酶（ALT）、谷草转氨酶（AST）与空白对照组比较均显著升高，这说明高剂量的苍耳子对大鼠的肝脏造成了较严重的损伤，且与病理组织学观察结果相符[6]。

【毒性反应】

苍耳子中毒，多因误服、服用过量，或炮制不当。中毒主要症状：轻者乏力，精神萎靡，头痛，头晕，食欲不振，恶心，呕吐，腹痛，腹泻或发热，颜面潮红，结膜充血，荨麻疹等；重者可出现烦躁不安或终日昏沉嗜睡，进而昏迷、惊厥、心率加快，或心律失常、黄疸、肝肿大，出血倾向，尿闭，尿中出现管型尿和红细胞等。少数人病情较重，会有嗜睡、昏迷及全身阵发性痉挛。

【中毒救治】

无胃肠道出血时可催吐，用高锰酸钾液洗胃，内服硫酸镁导泻，若服用量大超过4 h者，应及早用1%～2%食盐水做高位灌肠；静脉滴注5%葡萄糖氯化钠注射液，并大量饮糖水。如有心力衰竭、肺水肿及尿闭者应限制输液量。有出血时给予维生素K等止血剂，必要时输血。肝脏有明显损害时予激素及维生素B_1、维生素B_{12}、维生素C等保肝药物。在治疗期间暂禁脂肪类食物，其他对症治疗。中药治疗：甘草30 g，绿豆120 g，煎汤内服。

【代表方剂】

1.苍芩汤

苍耳子12 g，黄芩18 g，辛夷花10 g，防风15 g，甘草6 g。

2.苍耳散

辛夷仁15 g，苍耳子6 g，香白芷30 g，薄荷叶1.5 g。

3.回疔饮

苍耳子（炒）120 g，生甘草60 g。

【代表中成药】

鼻炎灵、鹅毛管眼药、瘰疬结核丸、黑云膏、通窍鼻炎片、换骨丹、鼻窦炎口服液、土茯苓合剂、苍耳子鼻炎滴丸、复方苍耳子片。

【参考文献】

［1］阮贵华，李攻科.苍耳子的化学成分及其分离分析研究进展［J］.中成药，2008，30（3）：421-426.

［2］汪洋.中药苍耳子的毒性物质基础及中毒机制研究［D］.上海：第二军

医大学，2010.

　　[3] 陈海鹏，曾春晖，杨柯.苍耳子炮制现代研究进展 [J].亚太传统医药，2017，13（18）：57-59.

　　[4] 张婷婷，鄢良春，赵军宁，等.苍耳子"毒性"及现代毒理学研究进展 [J].医学综述，2010，16（18）：2814-2818.

　　[5] 黄诗雄，张莹，杨兰兰.常用肝毒性中药及其配伍减毒研究进展 [J].西部中医药，2019，32（10）：154-157.

　　[6] 付帅.豨莶草与苍耳子毒性比较研究 [D].太原：山西中医学院，2015.

附　子

Fuzi

《神农本草经》

　　本品为毛茛科植物乌头（*Aconitum carmichaelii* Debx.）的子根的加工品。主产于四川、湖北、湖南等地。6月下旬至8月上旬采挖，除去母根、须根及泥沙，习称"泥附子"。

　　附子味辛、甘，性大热；有毒。归心、肾、脾经。具有回阳救逆，补火助阳，逐风寒湿邪的功效。主治亡阳虚脱，肢冷脉微，阳痿，宫冷，心腹冷痛，虚寒吐泻，阴寒水肿，阳虚外感，寒湿痹痛等。反半夏、瓜蒌、天花粉、贝母、白蔹、白及。阴虚阳盛、真热假寒者及孕妇均禁服。常用剂量，内服：煎汤，3～9 g（炮制品），回阳救逆可用18～30 g；或入丸、散。外用：适量，研末调敷，或切成薄片盖在患处或穴位上，用艾炷灸之。内服宜制用，宜久煎；外用多用生品。

【毒性成分】

　　主要毒性成分为双酯型生物碱（如乌头碱、中乌头碱、下乌头碱、杰斯乌头碱、异翠雀碱等），单酯型生物碱（如苯甲酰乌头胺、苯甲酰中乌头胺、苯甲酰下乌头胺等）毒副作用较前者小。乌头碱毒性最强，内服3～4 mg即可致死[1]。

【减毒方法】

1.炮制减毒

（1）盐附子：选取个大、均匀的泥附子，洗净，浸入食用胆巴的水溶液中过夜，再加食盐，继续浸泡，每日取出晾晒，并逐渐延长晾晒时间，直至附子表面出现大量结晶盐粒（盐霜）、体质变硬为止。

（2）黑顺片：选取中等大小的泥附子，洗净，浸入食用胆巴的水溶液中数日，连同浸液煮至透心，捞出，水漂，纵切成厚约5 mm的片，再用水浸漂，用黄糖及菜油制成的调色液使附片染成浓茶色，取出，蒸至出现油面、光泽后，烘至半干，再晒干或继续烘干。

（3）白附片：选取较小的泥附子，洗净，浸入食用胆巴的水溶液中数日，连同浸液煮至透心，捞出，剥去外皮，纵切成厚约3 mm的片，用水浸漂，取出，蒸透，晒干。

（4）淡附片：取盐附子，用清水浸漂每日换水2~3次，至盐分漂尽，与甘草、黑豆加水共煮透心，至切开后口尝无麻舌感时，取出，除去甘草、黑豆，切薄片，晒干。每100 kg盐附子，用甘草5 kg，黑豆10 kg。

（5）炮附片：取洁净河砂置炒制容器内，用武火加热至滑利状态时，投入附片，不断翻动，炒至表面鼓起并微变色时，取出，筛去河砂，放凉。

2.配伍减毒

（1）附子配伍干姜：附子配伍干姜是中医非常经典的药对，加姜炮制附子早在宋代的《博济方》中就有记载。

（2）附子配伍甘草：附子配伍甘草是中医的基本配伍药对，出自张仲景的《伤寒杂病论》。

3.剂量

严防超量用药。张仲景用附子约分三等用量：取附子温经散寒止痛时，用18~27 g；温补脾肾阳气时，用9~18 g；用于寒热夹杂、虫积寒聚时，用6~9 g。

【减毒原理】

1.炮制减毒原理

毒性成分双酯型二萜类生物碱，该类化合物性质不稳定，易水解，其C-8位上的乙酰基水解时失去一分子醋酸，得到相应的苯甲酰单酯碱；若继续水解，则生成乌头原碱；水解产物苯甲酰单酯碱和乌头原碱的毒性较小，从而达到"减毒"的目的。在炮制工艺中，加水、加热处理（包括干热法、湿热法），或蒸法，或煮法都能促进水解反应，使剧毒的双酯型乌头碱分解而"去毒"[2]。

2.配伍减毒原理

附子配伍干姜，附子中双酯型生物碱既是毒性成分又是体现回阳救逆功效的活性成分，与干姜配伍后双酯型生物碱的溶出量均增加。其中毒性最强的乌头碱增幅较小，而毒性小的新乌头碱、次乌头碱增幅较大，因此整体体现了减毒增效的效果[3]。

附子配伍甘草，附子所含双脂型二萜类生物碱具有强烈毒性，而甘草既有补中益气、健运中焦之良效，又可缓和药物偏性、解药毒等作用，故临床甘草附子多配伍应用。现代研究发现，附甘配伍后甘草中酸性成分所提供的酸性环境可促进双酯型生物碱的水解、脂交换，还可与附子中的生物碱通过生成络合物或"酸碱中和成盐"而沉淀的方式，进一步促进双酯型生物碱的水解平衡向右移动，从而减少溶液中游离态双酯型生物碱的绝对含量；此外，沉淀物又可延缓其在胃肠道吸收，发挥一定减毒作用。研究提示，甘草中的组分还可能影响了代谢附子的关键酶，加快乌头类生物碱成分的体内代谢过程，发挥减毒作用[4]。

【安全性评价】

生附子15 min～4 h水煎液灌胃给药对脾阳虚证、虚证及肾阳虚证模型小鼠的LD_{50}分别在19.63～71.78 g（生药）/kg、20.60～72.99 g（生药）/kg及19.14～71.78 g（生药）/kg之间[5]。刘智等[6]研究发现，生附子、黑顺片、附子双酯型生物碱、单酯水解型生物碱和单酯热解型生物碱小鼠经口给药的LD_{50}分别为5.24 g/kg、31.47 g/kg、0.25 g/kg、0.70 g/kg和0.72 g/kg；而市售炮附片、自制炮附片和脂型生物碱的MTD为121.46 g/kg、130.21 g/kg和14 g/kg。王瑞等[7]研究发现，附子总生物碱提取物灌胃给药小鼠的LD_{50}为0.753 g（生药）/kg，且雌、雄小鼠的毒性反应没有差异，中毒小鼠死亡时间集中于1 h之内，最快可使小鼠5 min内死亡。

【毒性反应】

乌头碱口服0.2 mg可引致中毒，致死量为3～4 mg。中毒症状主要以神经系统、循环系统和消化系统的表现为主。乌头碱对心脏毒性较大。中毒症状：口腔灼热，发麻（从指头开始渐达全身），流涎，恶心，可能呕吐，疲倦，呼吸困难，瞳孔散大，脉搏不规则（弱而缓），皮肤冷而黏，面色发白，可能突然死亡。

【中毒救治】

一旦发生附子中毒反应，立即停止服药并禁食，根据中毒症状轻重采取以下符合病情的措施进行治疗。用3%~5%鞣酸溶液或1∶5 000高锰酸钾溶液洗胃，用50%硫酸镁50 mL导泻（洗胃、导泻须在无呼吸困难、抽搐和严重心律失常条件下进行）。神志昏迷、呼吸困难者予甲氯芬酯、二甲弗林、尼可刹米交替应用，同时予以吸氧，或给予补液、补钾纠正电解质，降颅内压治疗。抗心律失常可选用利多卡因、普鲁卡因胺、阿普林定或普萘洛尔等。以迷走神经兴奋为主要表现者（心动过缓、传导阻滞）用阿托品；对异位心律失常（室性期前收缩、室性心动过速）明显者，则应用利多卡因；如两者皆有，可同用之。还可用中药治疗：金银花30 g，绿豆100 g，生甘草60 g，水煎内服；或蜂蜜内服，每次120 g，必要时可服至500 g。

【代表方剂】

1.附子汤

附子15 g，茯苓9 g，人参6 g，白术12 g，芍药9 g。

2.四逆汤

附子12 g，干姜9 g，炙甘草6 g。

3.附子泻心汤

大黄12 g，黄连6 g，黄芩6 g，附子10 g（炮，别煮取汁）。

4.参附汤

人参30 g，附子15 g。

【代表中成药】

干地黄丸、抗休克合剂、固脬丸、龙齿丹、小儿至宝丸、龟龄集丹、四斤丸、四逆注射液、天麻丸、回生再造丸、集效丸。

【参考文献】

［1］洪波，仇永清.附子中双酯型乌头碱类成分水解减毒机理的密度泛函理论研究［J］.分子科学学报，2008，24（3）：216.

［2］王昌利，杨景亮，雷建林，等.附子炮制机理及制品药效毒理研究［J］.现代中医药，2009，29（1）：53-54.

［3］张丽，李锦，王玉明，等.HPLC法测定附子配伍前后乌头类生物碱含量［J］.天津中医药大学学报，2010，29（4）：206-209.

［4］马丽娜，叶祖光，张广平.从体外成分变化-体内代谢-生物效应拮抗解析附子甘草配伍减毒作用机制［J］.中国中药杂志，2019，44（19）：4165-4170.

［5］陈学习.附子对病证动物模型基础毒性作用的实验研究［D］.成都：成都中医药大学，2006.

［6］刘智，张大方，曲晓波，等.炮制对附子减毒变化及氯仿致颤作用的比较研究［J］.吉林中医药，2011，31（5）：469.

［7］王瑞.附子质量评价及乌头碱类成分药动学研究［D］.北京：北京中医药大学，2007.

花　椒

Huajiao

《神农本草经》

本品为芸香科植物青椒（*Zanthoxylum schinifoliun* Sieb. et Zucc.）或花椒（*Z. bungeanum* Maxim.）的干燥成熟果皮。主产于河北、陕西、山西、甘肃、河南等地。秋季采收成熟果实，晒干，除去种子和杂质。

花椒味辛，性温；有小毒。归脾、胃、肾经。具有温中止痛，杀虫止痒的功效。主治脏腑冷痛，呕吐泄泻，虫积腹痛，外治湿疹、阴痒等。蜀椒畏雌黄、款冬花、附子和防风。秦椒恶栝蒌、防葵，畏雌黄。阴虚火旺者忌服；孕妇慎服。内服：一般煎服，常用剂量1.5～3.0 g；宜先煎、久煎。外用：适量。

【毒性成分】

主要毒性成分为挥发油中牻牛儿醇、松油、烯-4-醇、胡椒酮、芳香醇、桧烯及柠檬烯等[1]。

【减毒方法】

1.炮制减毒[2]

（1）清炒花椒：取净花椒，置炒制容器内，用文火炒至有香气，取出，放凉即可。

（2）醋炙花椒：取花椒用微火炒热，陆续淋醋，炒至醋尽，迅速出锅，闷1 h，使其发汗，晒干。1 kg花椒，用120 g黄醋。

（3）盐炙花椒：将食盐用5倍量水溶解，与净花椒拌匀，放置闷润，待盐水被吸尽后置容器内，用文火加热炒至一定程度，取出晾凉，得花椒盐炙品。花椒每100 kg，用食盐2 kg。

（4）酒炙花椒：取净花椒，用适量黄酒拌匀，闷30 min后用纱布包裹，置蒸锅内，密闭加热蒸2 h，放冷无气后取出，在无风的条件下晾干，得到花椒酒炙品。花椒每100 kg，用黄酒25 kg。

2. 配伍减毒

（1）花椒配伍雌黄：二药配伍缓解毒性，出自《千金方衍义》。

（2）花椒配伍附子：二药并用，脾肾同治，相辅相助，通阳散寒，出自济川饮《医学集成》卷三。

（3）花椒配伍防风：二药配伍相畏，减毒增效，出自《道医皮肤病学简编》。

【减毒原理】

1. 炮制减毒原理

花椒经清炒、醋炙、盐炙、酒炙后，挥发油含量均有降低，由于炮制过程中均需加热，故无论是炒制或蒸制都会使花椒的挥发油含量降低，其中酒炙花椒挥发油含量最低，说明在酒蒸过程中有大量挥发油随水蒸气挥发。有报道显示花椒中的挥发油是其有小毒的成分之一，其炮制减毒的机理可能在于此[2]。

2. 配伍减毒原理

花椒畏雌黄、附子和防风。雌黄、附子和防风与花椒配伍可降低花椒的毒副作用，但目前较少从物质基础层面的减毒原理研究。

【安全性评价】

花椒挥发油小鼠灌胃、腹腔注射、肌肉注射和皮下注射的LD_{50}分别为2.27 g/kg、2.03 g/kg、4.64 g/kg和5.32 g/kg，试验过程中可见小鼠少动、嗜睡、肌肉麻痹等中毒症状，皮下注射有8只皮肤出现溃烂（可能与药物渗漏有关）[1]。

【毒性反应】

花椒引起的中毒，多因过量服食。中毒主要症状为恶心、呕吐、口干、头晕，严重者抽搐、谵妄、昏迷、呼吸困难，最后因呼吸衰竭而死亡。死后肺及支气管有许多出血斑，呼吸道有多量血性渗出液[3]。

【中毒救治】

早期催吐，用1:5 000的高锰酸钾溶液洗胃，导泻，内服鸡蛋清。抽搐时肌内注射地西泮等镇静剂；呼吸困难时可吸氧、注射山梗菜碱等呼吸兴奋剂，静脉滴注 5%葡萄糖氯化钠注射液，必要时行人工呼吸，对症治疗。

【代表方剂】

1.蜀椒汤

蜀椒 70 g，芍药 30 g，当归、半夏、甘草、桂心、人参、茯苓各 60 g，蜜 600 mL，生姜汁 300 mL。

2.大建中汤

蜀椒 3 g，干姜 12 g，人参 6 g。

3.艾叶洗剂

艾叶 62 g，雄黄 6 g，防风 62 g，花椒 6 g。

【代表中成药】

椒艾丸、椒术丸、牛黄丸、千金封脐膏、乌梅丸、巴戟丸、白石脂丸、白垩丸、九江散、冷哮丸、半夏丸、青盐丸。

【参考文献】

[1] 袁娟丽，贺中民，王四旺.花椒挥发油的急性毒性 [J].时珍国医国药，2010，21（10）：2696-2697.

[2] 边甜甜，司昕蕾，牛江涛，等.花椒及不同炮制品挥发油与总生物碱的比较研究 [J].时珍国医国药，2018，29（12）：2937-2939.

[3] 王卓.花椒中毒 1 例抢救与护理 [J].齐鲁护理杂志，2011，17（4）：107-108.

两面针

Liangmianzhen

《岭南采药录》

本品为芸香科植物两面针 [*Zanthoxylum nitidum*（Roxb.）DC.] 的干燥根。主产于云南、四川、福建、广东、台湾、湖南等地。全年均可采挖，洗净，切片或段，晒干。

两面针味苦、辛，性平；有小毒。归肝、胃经。具有活血化瘀，行气止痛，祛风通络，解毒消肿的功效。主治跌仆损伤，胃痛，牙痛，风湿痹痛，毒蛇咬伤，外治烧烫伤等。有两面针过敏史者，禁止使用；孕妇忌服；忌与酸味食物同时服用；避免和利血平等药物同时使用。内服：常用剂量 5~10 g，煎汤。外用：适量，研末调敷或煎水洗患处。

【毒性成分】

主要毒性成分为氯化两面针碱、氧化两面针碱、二氢两面针碱、6-甲氧基-5,6-双氢白屈菜红碱、α-别隐品碱、茵芋碱，可致周围神经系统和中枢神经系统的损害[1]。

【减毒方法】

水煎：两面针水煎后可减少毒性。

【减毒原理】

1.炮制减毒原理

关于两面针炮制减毒的研究较少。但两面针毒性成分主要为生物碱类，因此推测在高温条件下如水煎后，生物碱受热不稳定产生分解、水解等变化，从而降低毒性。

2.配伍减毒原理

虽然中药气味配伍并没有形成系统成熟的理论，但仍有学者提出，生物碱类毒性中药多味苦、辛，性温热或寒凉，苦辛甘、苦辛酸、辛苦、寒热配伍是其气味配伍减毒增效的基本形式[2]。

【安全性评价】

两面针褐色油状物鼠腹腔注射 LD_{50} 为（166±15）mg/kg；两面针结晶-8小鼠腹腔注射 LD_{50} 为（68.04±8.36）mg/kg[1]。氯化两面针碱对大鼠正常肝细胞、人胚肝细胞 LO2 和人胚肾细胞 293 增殖有抑制作用。氯化两面针碱可增加斑马鱼胚胎的死亡率和畸形率，并呈时间和剂量依赖性。氯化两面针碱还可造成发育正常的斑马鱼胚胎心脏发育畸形、心脏跳动停止和心脏区域出血。

【毒性反应】

两面针引起的中毒多因服用量过大或误食其果实。中毒症状主要为腹痛、下痢，误食其果实会产生头晕、全身皮肤发红发痒、轻度烦躁、呼吸稍促、恶心、呕吐、血压升高、眼花等。两面针注射液肌内注射可偶尔出现过敏反应，表现为全身皮肤发痒发红，脸颊与发际尤甚，轻度烦躁，呼吸稍促，伴恶心、呕吐，血压升高[3]。

【中毒救治】

早期催吐、洗胃、导泻。轻者可服糖水和生甘草水，重者可静脉滴注10%葡萄糖加地塞米松及对症治疗。如呼吸心跳骤停，立即行人工呼吸，胸外心脏按压，静脉推注肾上腺素2 mg、可拉明375 mg×2支、洛贝林3 mg、地塞米松20 mg。心跳恢复，但无自主呼吸，行口对口人工呼吸，后行气管插管，上呼吸机维持呼吸，并连续给药5%碳酸氢钠100 mL、5%葡萄糖氯化钠250 mL加可拉明375 mg×5支、洛贝林3 mg×5支，静脉滴注[4]。

【代表方剂】

1.解痉散瘀汤

丹参15 g，白芍12 g，赤芍12 g，地龙6 g，豨莶草12 g，牛膝12 g，归尾12 g，桃仁9 g，两面针12 g，甘草6 g。

2.疮疖汤

生地15 g，甘草9 g，白蔹9 g，土茯苓15 g，两面针6 g，甘菊9 g，苦参6 g，土兔冬6 g，地肤子9 g。

【代表中成药】

复方两面针含片、宫炎平片、正骨水、三九胃泰颗粒、华佗风痛宝胶囊、两面针镇痛片、伤痛酊、肠胃适胶囊、华佗风痛宝片、鼻咽清毒颗粒、消肿止痛酊、金鸡胶囊。

【参考文献】

［1］姚荣成，胡疆.两面针化学成分及其药理活性研究概况［J］.药学实践杂志，2004，22（5）：264-267.

［2］唐迎雪，梁晓东，樊凯芳.生物碱类有毒中药气味结合配伍减毒增效的古今应用［J］.中药药理与临床，2011，27（2）：138-140.

[3] 宋少江，彭缨，王淑君.有毒中药药理与临床应用［M］.北京：人民军医出版社，2008：205.

[4] 唐洪.两面针中毒致呼吸心跳骤停1例［J］.医学文选，2001（2）：237.

两头尖

Liangtoujian

《本草品汇精要》

本品为毛茛科植物多被银莲花（*Anemone raddeana* Regel）的干燥根茎。主产于黑龙江、吉林、辽宁、山东、河北等地。夏季采挖，除去须根，洗净，干燥。

两头尖味辛，性热；有毒。归脾经。具有祛风湿，消痈肿的功效。主治风寒湿痹，四肢拘挛，骨节疼痛，痈肿溃烂等。有毒，内服用量不宜过大；孕妇禁用；小儿忌用；体质虚弱者慎用。内服：一般1～3g，水煎服，或入丸散。外用：适量。

【毒性成分】

主要毒性成分为结晶性内酯类化合物，如竹节香附素A、白头翁素、原白头翁素。其次为三萜皂苷类，如毛茛苷，总皂苷，皂苷D、F、H，毒性较前者小。

【减毒方法】

1.传统法炮制

取原药材，除去杂质，除去地上残茎及须根，抢水洗净，晒干；或用沸水烫过后，晒干。

2.酒炙

净两头尖打碎，与黄酒拌匀，稍闷，待酒被吸尽后，用文火炒至微干，取出，晾干。两头尖每100 kg用黄酒10～20 kg。

3.醋炙

净两头尖打碎，与米醋拌匀，稍闷，待米醋被吸尽后，用文火炒至微干，取出，晾干。加醋量为原药材质量的20%，闷润时间2 h，炒制温度120 ℃，翻炒时间10 min。

4.炒黄

将两头尖放在锅内用文火加热，不断翻动。炒至香脆、表面呈淡黄色或比原色稍深，取出，晾干。

【减毒原理】

两头尖的毒性成分主要是竹节香附素 A，有研究表明，醋炙后竹节香附素 A 含量降低[1]，且毒性降低[2]。另有研究表明，两头尖炒黄品中竹节香附素 A 的含量略有降低，由 0.223% 降至 0.139%，可能与其毒性降低有关[3]。

【安全性评价】

两头尖水提物小鼠灌胃 LD_{50} 相当于 10.45 g/kg，乙酸乙酯萃取部位 LD_{50} 为 604.81 g（生药）/kg。两头尖总皂苷 LD_{50} 为（1.41±0.104）g/kg。两头尖总皂苷小鼠灌胃给药和腹腔注射 LD_{50} 分别为 5.7 g/kg 和 106 mg/kg。两头尖总皂苷，皂苷 D、F、H 均有溶血作用。白头翁素有较强的心脏毒性[4]。

【毒性反应】

两头尖引起中毒，多因未经炮制后食用，剂量过大。中毒主要症状：流涎恶心，呕吐腹泻，头昏眼花，口舌、四肢及全身发麻，脉搏减少，呼吸困难，手足抽搐，神志不清，大小便失禁，血压及体温下降，心律失常，室性期前收缩，呈二联律或窦性心律伴以多源性频繁的室性期前收缩和房性停搏。

【中毒救治】

早期应催吐、洗胃、导泻，或高位灌肠，并补液和注射阿托品，需防止尿潴留；心力衰竭时，注射万年青总苷；实时心电监测。重症者，加大剂量和缩短间隔时间，或同时服用金银花、甘草、绿豆、生姜、黑豆等。如出现频发早搏或阵发性室性心动过速，可用利多卡因、普鲁卡因等。轻度中毒者，可用绿豆 60 g，黄连 6 g，甘草 15 g，生姜 15 g，红糖适量水煎后鼻饲或口服；还可用蜂蜜 50～120 g，用凉开水冲服；心律失常，可用苦参 30 g，煎服。

【代表方剂】

黑弩箭丸

两头尖 39.6 g，五灵脂 39.6 g、没药（另研）11.19 g，当归 11.19 g，乳香 11.19 g（研），上为细末，醋糊为丸，如梧桐子大。每服 10 丸至 59 丸，临卧温酒送下。

【代表中成药】

淮安狗皮膏、化癥回生丹、阿魏膏、大活络丹、再造丸、化癥回生片、前列通片、黑弩箭丸、飞虎散、麻黄膏、黑龙妙化膏、除根丸。

【参考文献】

［1］付要，赵凌，赫一鸣，等.醋两头尖炮制工艺及作用评价［J］.特产研究，2019（2）：5-31，49.

［2］刘鑫.两头尖炮制前后化学成分分析及抗肝纤维化作用研究［D］.长春：长春中医药大学，2023：35-66.

［3］周兴卓，刘洪玲，丁媛媛.两头尖不同炮制品中竹节香附素A含量的比较［J］.广州化工，2020，48（21）：94-95.

［4］赵振坤.中药两头尖的质量控制及其毒性研究［D］.杭州：杭州师范大学，2013.

吴茱萸

Wuzhuyu

《神农本草经》

本品为芸香科植物吴茱萸［*Euodia rutaecarpa*（Juss.）Benth.］、石虎［*E. rutaecarpa*（Juss.）Benth. var. *officinalis*（Dode）Huang］、疏毛吴茱萸［*E. rutaecarpa*（Juss.）Benth. var. *bodinieri*（Dode）Huang］的干燥近成熟果实。主产于陕西、湖南、浙江、四川、广西、云南、贵州等地。8～11月果实尚未开裂时，剪下果枝，晒干或低温干燥，除去枝、叶、果梗等杂质。

吴茱萸味辛、苦，性热；有小毒。归肝、脾、胃、肾经。具有散寒止痛，降逆止呕，助阳止泻的功效。主治厥阴头痛，寒疝腹痛，寒湿脚气，经行腹痛，脘腹胀痛，呕吐吞酸，五更泄泻。阴虚火旺者忌服。吴茱萸不与丹参、硝石、白垩及石英配伍。吴茱萸可使外周血管扩张，不适合和肾上腺素和甲肾上腺素配合使用，避免对抗前者升压等作用，其中苯海拉明可以有效对抗吴茱萸降血压效果。内服：常用剂量2～5g。外用：适量。

【毒性成分】

主要毒性成分为挥发油、吴茱萸内酯、吴茱萸碱、吴茱萸次碱和咖啡酰葡萄糖酸等[1]。

【减毒方法】

1.炮制减毒[2-4]

（1）甘草炙：取甘草捣碎，加适量水，煎汤，去渣，加入净吴茱萸，闷润吸尽后，炒至微干，取出，干燥。每100 kg吴茱萸，用甘草6 kg。

（2）黄连炙：取黄连饮片5 g，加5倍量水，煎煮3次，过滤，合并水煎液，浓缩至120 mL；另取净吴茱萸100 g，将黄连汁趁热倒入，闷润2 h，炒至微干，取出，晾晒至干，即得。

（3）热水浸制：取净吴茱萸100 g，加2倍量沸水，浸润2 h，取出，晾晒至干，即得。

（4）盐炙：取净吴茱萸500 g，食盐15 g加400 mL水溶解。食盐水与吴茱萸拌匀闷润4 h至辅料吸尽、吴茱萸果实膨胀后，置热锅中，文火炒至裂开、稍鼓起时，取出。（吴茱萸：食盐=100∶3）

（5）酒炙：取净吴茱萸500 g，黄酒60g，黄酒加水稀释至400 mL后，与吴茱萸拌匀闷润4 h，余下操作同"盐炙"。（吴茱萸：黄酒=100∶12）

（6）醋炙：取净吴茱萸500 g，米醋90 g，将米醋加水稀释至400 mL后，与吴茱萸拌匀闷润4 h，余下操作同"盐炙"。（吴茱萸：米醋=100∶18）

（7）姜炙：取净生姜125 g，捣碎，加适量水压榨取汁，过滤，再反复加水压榨取汁2次，合并滤液，浓缩得400 mL的姜汁备用。取净吴茱萸500 g，加入生姜汁400 mL，拌匀闷润4 h，余下操作同"盐炙"。（吴茱萸：生姜=100∶25）

2.配伍减毒

（1）吴茱萸配伍黄连：典型的寒热药对，此药对见于《圣济总录》甘露散，《丹溪心法》左金丸，《朱氏集验方》戊己丸，《幼幼新书》赤龙丹。

（2）吴茱萸配伍甘草：出自《备急千金要方》吴茱萸汤。

【减毒原理】

1.炮制减毒原理

吴茱萸经甘草炮制后有机酸含量下降超过50%；炮制后挥发油总量为炮制前的42.8%，肝毒性成分α-蒎烯和芳樟醇含量大幅减少（α-蒎烯含量是炮制前的23.6%、芳樟醇是炮制前的41.1%）。炮制后挥发油总量的减少及肝毒性成分α-蒎烯和芳樟醇含量的减少、有机酸含量的大幅降低是甘草炮制减毒的物质基础[5]。在各种炮制方式中，辅料因素和加热因素会对吴茱萸的成分产生一定影响。挥发油含量下降是加热炮制后的结果，是炮制后辛味缓和的物质基础。生物碱遇热不稳定，在加热情况下吴茱萸碱、吴茱萸次碱结构易破坏[4]，炮制后含量多呈下降趋势。因此，吴茱萸经炮制后毒性减小。

2. 配伍减毒原理

黄连配伍吴茱萸，黄连苦寒，具有清热燥湿，泻火解毒之效；吴茱萸辛、苦且热，长于温暖脾胃阳气以散寒止痛，又能降胃气而止呕，且温肝暖肾。二者药性一寒一热，相反相成，寒热之性互为消减，共奏清泻肝火，降逆和胃，开郁散结之功。另外，黄连配伍吴茱萸，可促进小檗碱的小肠吸收和肝脏摄取，充分发挥作用，进一步阐述了黄连-吴茱萸配伍使用的科学性及必要性[6]。

甘草配伍吴茱萸后，吴茱萸碱和吴茱萸次碱呈含量降低的趋势。推测可能是吴茱萸中的生物碱与甘草化学成分中的羟基等极性基团结合，缓和了吴茱萸的毒性，进而发挥"甘"缓之性以达到减毒的作用[7]。

【安全性评价】

给小鼠灌胃吴茱萸全组分、水提组分和醇提组分均可出现死亡，经最大耐受量试验考察，以上3种样品均可得到最大耐受量MTD值，分别为15.6 g/kg、80 g/kg和70.6 g/kg；给小鼠灌胃一定浓度的吴茱萸挥发油，可致试验小鼠全部死亡，经半数致死量试验考察，得到吴茱萸挥发油的LD_{50}为2.70 mL/kg[8]。

【毒性反应】

吴茱萸引起的中毒多因误服、过量或炮制不当等。中毒主要症状为猩红热样药疹，表现为四肢皮肤灼热，瘙痒不适，出现针尖大小鲜红色丘疹，压之褪色，颈前及上胸融合成片，界限不清，皮温升高。过量服用后主要表现：强烈腹痛，腹泻，视物模糊，错觉，脱发，胸闷，头痛，眩晕或皮疹。

【中毒救治】

中毒后用1∶5 000的高锰酸钾溶液洗胃，用硫酸镁导泻，内服牛奶，蛋清等。出现猩红热样药疹后肌肉注射苯海拉明，静脉注射25%葡萄糖，氢化可的松，维生素C和葡萄糖酸钙。同时口服泼尼松，氯苯那敏等抗过敏药物。剧烈腹痛时，皮下注射硫酸阿托品，或服用颠茄合剂。视力障碍时可补充B族维生素等，其他对症治疗。腹泻时，可用地锦24 g，延胡索9 g，黄柏9 g，秦皮12 g，甘草15 g，水煎，每4h服一次，两次服完，连服3～6剂。

【代表方剂】

1.吴茱萸汤（《备急千金要方》）

吴茱萸6g，防风、桔梗、干姜、甘草、细辛、当归各3g，干地黄9g。

2.吴茱萸汤（《伤寒论》）

吴茱萸6g，人参9g，生姜18g，大枣4枚。

3.温经汤

吴茱萸9g，当归6g，芍药6g，川芎6g，人参6g，桂枝6g，阿胶6g，牡丹皮（去芯）6g，生姜6g，甘草6g，半夏6g，麦冬（去芯）9g。

【代表中成药】

四神丸、左金丸、香连丸、二和丸、艾煎丸、艾叶散、木瓜丸、沉香散、麝香丸、当归丸、五味子丸、五积丸、丹参膏、健步丸、十香丸、保和丸、右归丸、天麻丸、木香槟榔丸。

【参考文献】

［1］周倩，金若敏，姚广涛.吴茱萸中4种单体成分致肾细胞毒性的初步研究［J］.中国药物警戒，2013，10（1）：1.

［2］张崇佩，龚千锋，于欢，等.樟帮特色黄连水炒吴茱萸炮制工艺研究［J］.中草药，2019，50（13）：3065-3070.

［3］仲昴庭.本草崇原集说［M］.北京：人民卫生出版社，1997：120-121.

［4］刘舒凌，廖彭莹，吴燕春，等.不同辅料炮制对吴茱萸指标性成分及体外肝细胞毒性的影响［J］.中华中医药学刊，2022，40（2）：206-210.

［5］张敏.甘草炮制降低吴茱萸肝毒性的物质基础与作用机理研究［D］.南昌：江西中医药大学，2022.

［6］王旭华，徐顶巧，黄露，等.黄连-吴茱萸药对配伍机制研究进展［J］.中国实验方剂学杂志，2022，28（3）：266-274.

［7］栗焕焕，张国琴，邱紫莹，等.基于指纹图谱结合化学计量学的吴茱萸-甘草配伍减毒化学成分研究［J］.中草药，2022，53（6）：1730-1739.

［8］黄伟，赵燕，孙蓉.吴茱萸不同组分对小鼠急性毒性试验比较研究［J］.中国药物警戒，2010，7（3）：129-134.

芫 花

Yuanhua

《神农本草经》

本品为瑞香科植物芫花（*Daphne genkwa* Sieb. et Zucc.）的干燥花蕾。主产于华东及河北、陕西、河南、湖北、湖南、四川、贵州等地。春季花未开放时采收，除去杂质，干燥。

芫花味苦、辛，性温；有毒。归肺、脾、肾经。具有泻水逐饮，祛痰止咳，杀虫疗疮的功效。主治水肿胀满，胸腹积水，痰饮积聚，气逆咳喘，二便不利；外治疥癣秃疮，痈肿，冻疮。体质虚弱者和孕妇禁用。不宜与甘草同用。内服：常用剂量 1.5～3.0 g；醋芫花研末吞服，一次 0.6～0.9 g，一日 1 次。外用：适量。

【毒性成分】

主要毒性成分为芫花中的油脂状物以及瑞香烷二萜类化合物，代表性成分如芫花酯甲[1]。

【减毒方法】

1.炮制减毒[2-4]

（1）醋炙芫花：取芫花生品 1 kg 与 0.3 kg 米醋和 0.6 kg 水的混合物混匀，闷润一晚，第二天用文火炒至醋吸尽，取出晾干即得。

（2）高压蒸芫花：以生芫花 3 kg，加 3 000 mL 水浸润至透，随即置于手提式消毒器内，以 68.6 kPa 的压力蒸 30 min，取出晾干。

（3）水煮芫花：取生芫花 1 kg，加水 7 000 mL，煮至吸尽水液，取出晾干即得。

（4）清蒸芫花：将生芫花 3 kg 加水 3 000 mL，并浸润透彻后，置于蒸锅内蒸 30 min（从水沸开始计时），取出并晾干。

（5）绿豆制芫花：将 5 g 绿豆水提液过滤并定容至 50 mL，与 50 g 芫花拌匀润透，置于锅内翻炒，至芫花成黄色。

2.配伍减毒

（1）芫花配伍甘遂：二药均有峻下逐水的特点，然芫花善逐胸胁水饮，甘遂善行经遂水饮。出自李时珍《本草纲目》。

（2）芫花配伍大枣：大枣益气和胃，缓和峻烈毒性。二药配伍，既祛痰镇咳，又不伤正气。出自李时珍《本草纲目》。

【减毒原理】

1.炮制减毒原理

芫花挥发油是芫花的不良反应与毒性及泻下作用的活性部位之一。用GC-MS法分析炮制对芫花挥发油的影响，发现芫花经不同工艺炮制后各炮制品挥发油的含量均有不同程度的降低，其组分亦有较大的变化，以醋炙和醋煮品产生的未知成分较多。芫花经过醋炙后，黄酮类成分木犀草素、羟基芫花素及芫花素含量有升高趋势，这些成分都是黄酮苷经醋炙后水解成苷元的产物，而炮制后芫花酯甲含量有降低趋势，一定程度上阐释了炮制"减毒增效"的原理[5]。

2.配伍减毒原理

有研究认为，大枣除用于缓和芫花对脾胃的峻烈刺激之外，还有防止其攻水太过而致伤阴之弊，预防伴随体液和无机盐大量丢失而出现的电解质紊乱，特别是血钾的降低，从而减少不良反应[6]。

【安全性评价】

生芫花、水煮芫花、清蒸芫花、高压蒸芫花、醋炙芫花、醋煮芫花及芫花素、芫花酯甲对小鼠腹腔注射的LD_{50}分别是28.3 g/kg、12.3 g/kg、31.6 g/kg、29.5 g/kg、39.8 g/kg、19.9 g/kg、4.0 g/kg、0.001 5 g/kg[7]，结合家兔皮内刺激、眼结膜刺激和急性毒性测定等各项实验结果综合分析，可以看出芫花的毒性包括对黏膜及皮肤的刺激作用，急性毒性以及引产堕胎作用等方面。

【毒性反应】

芫花引起中毒，多因误服、过量，配伍不当或炮制不当等。中毒主要症状：恶心呕吐、腹痛腹泻、头晕头痛、痉挛、抽搐、出血性下痢、尿少尿闭，严重者昏迷及呼吸衰竭、脱水。外用中毒可引起局部组织发红，渗出液增加、起疱、糜烂，甚至坏死[8]。

【中毒救治】

含漱温水，清洗口腔，因为芫花对口腔黏膜的刺激很强烈。洗胃，以1∶2 000高锰酸钾液或清水反复洗胃。导泻，口服鞣酸蛋白或阿拉伯胶等。静脉输液。腹痛剧烈时，皮下注射硫酸阿托品0.5 mg。肌注哌替啶、莨菪碱[9]。纠正水、电解质平衡及对症处理。吃冷冻的粥。大量服用冷浓茶。中药可用黄连9 g，山栀

9 g，黄豆30 g，加水煎至400 mL，每2~3 h服200 mL，连服2~4剂；或白及9 g，研成细粉，1次冲服。

【代表方剂】

1. 芫花方

芫花（醋炒焦）18.65 g，木通（锉）18.65 g，青橘皮（去白，切）18.65 g，胡椒18.65 g，大黄（煨，锉）18.65 g，辣桂（去粗皮）18.65 g。

2. 芫花散

芫花22.5 g（醋拌，炒令干），狼牙22.5 g，雷丸22.5 g，桃仁22.5 g（汤浸，去皮、尖、双仁，生用），白芫荑22.5 g。

3. 芫花煎

芫花24.84 g，干姜24.84 g，白蜜2 L。

4. 十枣汤

芫花1.5 g，大戟1.5 g，甘遂1.5 g，大枣10枚。

【代表中成药】

舟车丸、十枣丸、消络痛胶囊、囊虫丸、水蓬膏、万灵筋骨膏、祛痰止咳冲剂、五积丸、速效牙痛宁酊、杜记独角膏、骨碎补丸、金不换膏、控涎丸、庆余辟瘟丹。

【参考文献】

［1］耿璐璐.基于代谢组学技术的芫花致肝损伤和炮制减毒作用的研究［D］.沈阳：沈阳药科大学，2013：72-82.

［2］吴春娥.芫花不同炮制品中芫花素含量的研究［J］.世界中西医结合杂志，2014，9（10）：1054-1055，1077.

［3］吴海涛，蒋翠平，宋慧鹏，等.不同炮制方法对芫花中4种黄酮苷元含量的影响［J］.中医药学报，2012，40（3）：105-108.

［4］李菲菲，彭缨，宋少江.芫花炮制的研究概况［J］.沈阳药科大学学报，2012，29（3）：247-250.

［5］米宏英，张萍，高慧媛，等.炮制工艺对芫花化学成分、药理毒理及药材质量影响的研究进展［J］.中国药学杂志，2023，58（10）：865-874.

［6］李兴华.十枣汤中大枣的作用之我见［J］.中医研究，2014，27（12）：1.

［7］赵一，原思通，李爱媛，等．炮制对芫花毒性和药效的影响［J］．中国中药杂志，1998，23（6）：344-347.

［8］高渌汶．有毒中药临床精要［M］．3版．北京：学苑出版社，2004：105.

［9］朱亚峰．中药中成药解毒手册［M］．4版．北京：人民军医出版社，2012：336.

延胡索

Yanhusuo

《本草拾遗》

本品为罂粟科植物延胡索（*Corydalis yanhusuo* W. T. Wang）的干燥块茎。主产于浙江、河北、山东、江苏等地。夏初茎叶枯萎时采挖，除去须根，洗净，置沸水中煮或蒸至恰无白芯时，取出，晒干。

延胡索味辛、苦，性温；有小毒。归肝、脾经。具有活血，行气，止痛的功效。主治胸胁、脘腹疼痛，胸痹心痛，经闭痛经，产后瘀阻，跌仆肿痛等。血热气虚及孕妇忌服。常用剂量3～10 g。研末吞服，一次1.5～3 g。

【毒性成分】

主要毒性成分为生物碱类，其中右旋延胡索乙素毒性大于左旋延胡索乙素。

【减毒方法】

1.炮制减毒

（1）醋炙：取净延胡索，用醋拌匀，浸润，至醋吸尽，至锅内用文火炒至微干，取出放凉；或去净延胡索，加醋（延胡索与醋的质量比为5：1）至锅内共煮，醋吸净，烘干，取出放凉。

（2）蒸制：取采挖的鲜延胡索，除去须根，洗净，置沸水上先蒸后焖至无硬芯，或掰开无白芯即可，干燥。

（3）酒炙：取延胡索饮片，同比例加入黄酒拌匀，闷透，置于锅中用文火加热，炒干，取出，放凉。

（4）微波炮制：取延胡索饮片，加入适量黄酒拌匀，闷透，单层铺于微波炉托盘上，加热，干燥。黄酒用量约为药材量的20%，闷润时间3 h，微波火力40%，炮制时间3 min[1]。

2.配伍减毒

（1）延胡索配伍甘草：甘草和延胡索配伍，以甘草药性为基础，以延胡索的镇痛作用为辅，具有很好的疗效，如"胃康灵胶囊""葵花胃康灵"等都含二者配伍。

（2）延胡索配伍红花：延胡索和红花均具为活血通经、祛瘀止痛药，二者为中药传统药对，配伍后整体效应大于单味药的功效。

【减毒原理】

1.炮制减毒原理

延胡索醋炙过程中，难溶性延胡索乙素与醋酸发生反应，结合生成易溶于水的延胡索乙素醋酸盐，增加在水中的溶解度，使其有效成分易于煎出，镇痛作用增强，起到增效减毒的作用[2-3]。

2.配伍减毒原理

首先，延胡索乙素和甘草酸等反应生成水不溶复合分子，使延胡索乙素含量降低；其次，甘草皂苷可与具有季胺、叔胺碱基以及多元方向环碱性较强的生物碱发生沉淀作用，这也进一步验证了甘草和延胡索的相畏相杀性[4]。

延胡索与红花配伍，降低了延胡索乙素的含量，为延胡索红花配伍提供实验理论依据[5]。

【安全性评价】

延胡索总生物碱给小鼠灌胃给药的LD_{50}为473.36 mg/kg，提示有一定的毒性。按照设定剂量一次灌胃给药后，部分小鼠出现精神状态不佳、眼眶变黑等现象，大约30 min出现抽搐、尿失禁、死亡；随着剂量增高，以上反应加强；未达到致死剂量的小鼠给药后出现短暂的精神倦怠现象，随后活动正常。对处死的正常组小鼠及急性毒性试验死亡小鼠进行解剖可知，小鼠脏器外形、体积、色泽均正常，无充血、肿胀和坏死等异常病理表现[6]。

【毒性反应】

延胡索毒性较低，一般无明显不良反应，临床偶尔有头晕、面色苍白、脉搏细弱、嗜睡、四肢无力、呼吸困难、抽搐、血压下降等表现；重者可引起休克、惊厥、呼吸中枢抑制、震颤麻痹综合征。服用粉末大于10 g，可出现食欲缺乏、腹胀、嗜睡、氨基转移酶高、心率减慢，心电图T波增宽、升高等。外用、内服或注射均可引起变态反应。

【中毒救治】

早期以1∶2 000高锰酸钾溶液或1%~2%鞣酸溶液洗胃。口服硫酸钠导泻。静脉输液促进毒素排出，控制输液速度和输液量（不超过1 000 mL/d）。惊厥时可用苯巴比妥、水合氯醛、地西泮等。心功能不全可用去乙酰毛花苷0.4 mg，缓慢静脉注射，忌用肾上腺素。必要时吸氧。中药治疗可用金银花15 g，茶叶9 g，甘草15 g，绿豆30 g，穿心莲6 g，水煎，早晚分服；或用甘草30 g，防风15 g，水煎服。呼吸困难时，用人参9 g（先煎或另煎），五味子6 g，麦冬12 g，水煎服。心跳弱而无力时，用半边莲9 g，万年青6 g，水煎服，4~6 h服1次。

【代表方剂】

1.延胡索散

延胡索、当归、蒲黄、川芎、生干地黄、赤芍药、泽兰、蓬莪术、天麻、桂皮、滑石各30 g，地榆15 g。

2.延胡索汤

当归（酒浸，炒）15 g，延胡索（炒，去皮）15 g，蒲黄（炒）15 g，赤芍药15 g，官桂15 g，姜黄90 g，乳香90 g，没药90 g，木香90 g，炙甘草9 g。

3.延附散

延胡索（酒炒）15 g，香附（醋炒）6 g，研为细末，每服6克，冲服。

【代表中成药】

元胡止痛片、橘核丸、舒肝片、可达灵片、溃平宁冲剂、妇科调经片、调经活血片、妇女痛经丸、安胃片、胃康灵胶囊。

【参考文献】

［1］王斌，梁伟龙，林钦贤，等.酒炙延胡索微波炮制工艺的优化研究［J］.中国药房，2020，31（20）：2503-2507.

［2］李倩，辛义周.延胡索炮制研究进展［J］.辽宁中医药大学学报，2020，22（6）：205-208.

［3］刘忠全.醋炙法对中药加工炮制的增效减毒作用原理探析［J］.内蒙古中医药，2014，33（6）：87.

［4］张斌，刘超.HPLC法分析甘草-延胡索配伍后主成分的含量变化［J］.今日药学，2010，20（3）：31-33.

［5］魏良兵，王晓玉，陈莉，等.延胡索红花配伍对延胡索乙素含量的动态影响［J］.中国实验方剂学杂志，2011，17（6）：77-79.

［6］邵敬宝，王群星，石楠，等.延胡索总生物碱的急性毒性及其镇痛作用研究［J］.浙江中医药大学学报，2019，43（10）：1156-1161.

虎 杖

Huzhang

《名医别录》

本品为蓼科植物虎杖（*Polygonum cuspidatum* Sieb. et Zucc.）的干燥根茎和根。主产于山西、河南、河北等地。春、秋二季采挖，除去须根，洗净，趁鲜切短段或厚片，晒干。

虎杖味微苦，性微寒；有毒。归肝、胆、肺经。具有利湿退黄，清热解毒，散瘀止痛，止咳化痰的功效。主治湿热黄疸，淋浊，带下，风湿痹痛，痈肿疮毒，水火烫伤，经闭，跌打损伤，肺热咳嗽等。孕妇慎用；目前研究发现虎杖在使用中有肝肾毒性，所以肝肾功能不全者忌用。内服：煎汤，9~15 g；浸酒或入丸、散。外用：研末、烧灰撒，熬膏涂或煎水浸渍。

【毒性成分】

主要毒性成分为蒽醌类化合物，如虎杖苷、大黄素、白藜芦醇苷等。

【减毒方法】

采用炮制法减毒[1]，主要炮制方法如下：

1.传统法炮制

除去杂质，洗净，润透，切厚片，干燥。

2.酒炙

取净虎杖饮片100 g，加米酒10 mL（加1倍水稀释）拌匀，闷润至酒被吸尽后，置热锅中用文火炒干，有轻微的酒气时取出放凉。

3.醋炙

取虎杖饮片100 g，加米醋20 mL拌匀，稍闷润，待醋被吸尽后，置锅内文火炒至一定程度，取出摊凉后置粉碎机内粉碎，过65目筛，置烘箱内60 ℃恒温6 h[1]。

4.盐炙

取虎杖100 g加食盐水10 mL拌匀，稍闷润，待盐水被吸尽后，置锅内文火炒至一定程度，取出摊凉后置粉碎机内粉碎（食盐水：用食盐2 g加10 mL清水溶化）。

5.姜炙

取虎杖饮片100 g，加姜汁10 mL拌匀，稍闷润，待姜汁渗入药物内部后，置锅内文火炒至一定程度，取出摊凉后置粉碎机内粉碎（姜汁：用10 g生姜片置锅内加适量水煮，过滤，残渣再加水煮，又过滤，合并两次滤液，适当浓缩）。

6.蜜炙

取虎杖饮片100 g，先炒黄后加25 mL蜜拌匀，炒至不粘手，取出摊凉后置粉碎机内粉碎。

7.炒黄

取虎杖饮片100 g置锅内用文火加热，炒至药物表面现黄色，取出摊凉后置粉碎机内粉碎。

8.炒焦

取虎杖饮片100 g，置锅内用中火加热，炒至药物表面焦黄色，内部颜色加深，取出摊凉后置粉碎机内粉碎。

9.炒炭

取虎杖饮片100 g，置锅内用武火加热，炒至药物表面焦黑色，内部呈焦黄色，取出摊凉后置粉碎机内粉碎。

【减毒原理】

虎杖不同炮制品中总蒽醌含量按大小排序依次为：盐炙虎杖>姜炙虎杖>生品炒黄>炒焦>炒炭>醋炙>蜜炙。采用薄层色谱法（TLC）和高效液相色谱法（HPLC）对大黄素进行定量分析，得出酒炙品、醋炙品、盐炙品中大黄素含量与生品相比有不同程度的增加，且酒炙品>醋炙品>盐炙品>生品，酒炙品达24.3%。测定虎杖炒炭前后蒽醌的含量，其中虎杖炭水浸出物、醇浸出物、游离蒽醌、总蒽醌含量分别比生品有所降低。采用HPLC法分析炮制方法对虎杖中大黄素影响，结果显示炮制辅料、温度及时间能使虎杖中大黄素的含量产生变化，含量依次为酒炙品>醋炙品>盐炙品>生品。潘莹等采用高效液相色谱法对虎杖酒炙品中大黄素及大黄酸进行测定，探讨其酒炙品质量，结果显示：酒润品>酒煮品>酒炒品，大黄酸含量较少且相近。采用HPLC法测定虎杖不同炮制品中白藜芦醇苷的含量，含量与生品相比依次为：生品>盐炙品>醋炙品>酒炙品，结果表明，不同炮制品中白藜芦醇苷的含量均有降低[2]。

【安全性评价】

以小鼠可灌服的最大体积0.4 mL/10 g给以最大可灌服浓度，虎杖生品（6.66 g/mL）、虎杖醋炙品（7.87 g/mL）、虎杖盐炙品（8.07 g/mL）、虎杖酒炙品（7.60 g/mL）、虎杖苷（0.63 g/mL）、虎杖蒽醌（0.85 g/mL）、热炎宁（6.51 g/mL）、热炎宁（不含虎杖）（4.65 g/mL），并于一日之内连给3次，连续观察14 d，给药后各组小鼠均未出现死亡，可以认为虎杖生品、虎杖醋炙品、虎杖盐炙品、虎杖酒炙品、热炎宁、热炎宁（不含虎杖）、虎杖苷、虎杖蒽醌，均无明显急性毒性反应[3]。虎杖蒽醌衍生物小鼠最大耐受量实验中，小鼠口服9 g/kg，1周无死亡。大黄素、虎杖苷对小鼠腹腔注射的LD_{50}分别为（249.5±34.3）mg/kg和（1 000.0±57.3）mg/kg[4]。

【毒性反应】

常见恶心呕吐、腹痛、严重腹泻、过敏反应，局部过敏者多发生在治疗急性扭伤捣烂外敷者，局部出现多量水疱，痛痒难忍，形似烫伤。水煎服可出现全身芝麻大小红疹，伴有奇痒。尚有口干、口苦、恶心、呕吐、腹痛、腹泻等症状。

【中毒救治】

早期可催吐、洗胃。服鞣酸蛋白及活性炭，可吸收毒物并止泻。局部过敏或内服过敏者，均宜先补充钙剂，以葡萄糖酸钙口服2 g/次，每日3次，或静脉注射10%葡萄糖酸钙溶液，10 mL/次。继以口服抗组胺剂，如异丙嗪、氯苯那敏、布克利嗪、苯海拉明等。另局部过敏者兼用泼尼松软膏外敷或以僵蚕、蝉蜕煎水外敷，或用臭牡丹煎汤外洗。内服过敏严重者可输入5%葡萄糖生理盐水1 500～2 000 mL，加入维生素C、地塞米松或氢化可的松，以促进排毒，提高抵抗能力。也可以服用黄芩9 g，乌梅9 g，艾叶5 g，甘草9 g，防风9 g，丹皮9 g，水煎内服；或茶叶15 g，红糖适量，焦山楂12 g，煎汤频服。

【代表方剂】

1.虎杖二金汤

虎杖30 g，郁金15 g，金铃子10 g。

2.虎杖散

虎杖45 g，桂心30 g，当归30 g，赤芍药30 g，天雄30 g（炮裂，去皮、脐），桃仁30 g（汤浸，去皮、尖、双仁，麸炒微黄），川芎30 g，枳实30 g（微炒微黄），羌活30 g，防风30 g（去芦头），秦艽30 g（去苗），木香30 g。

【代表中成药】

复方岗稔片、维血宁合剂（维血宁）、护肝宁片、肝友胶囊、鹿筋壮骨酒、前列回春胶囊、复方虎杖片、乙肝清热解毒颗粒、伤湿镇痛膏、矽肺宁片、金胆片、热炎宁合剂、烧伤灵酊、维血宁颗粒、解毒降脂片、疏风活络片、胆宁片、双虎清肝颗粒、肝舒乐冲剂、复方黄芩片。

【参考文献】

［1］江海燕，蔡少芳，潘莹.虎杖不同炮制品的实验研究［J］.中医药学刊，2002，20（4）：426-427.

［2］江海燕，严守霞，金钊.不同产地、加工及提取工艺对虎杖有效成分影响研究进展［J］.亚太传统医药，2012，8（5）：215-216.

［3］席鹏.虎杖炮炙品及热炎宁合剂肝毒性研究［D］.郑州：河南中医药大学，2017：8.

［4］沈映君.中药药理学［M］.2版.北京：人民卫生出版社，2011：471.

京大戟

Jingdaji

《神农本草经》

本品为大戟科植物大戟（*Euphorbia pekinensis* Rupr.）的干燥根。主产于江西、四川、江苏等地。秋冬二季采挖，洗净、晒干。

京大戟味苦，性寒；有毒。归肺、脾、肾经。具有泻水逐饮，消肿散结的功效。主治水肿胀满，胸腹积水，痰饮积聚，气逆咳喘，二便不利，痈肿疮毒，瘰疬痰核。不宜与甘草同用。体弱者及孕妇禁用。内服：常用剂量1.5～3.0 g；入丸散服，每次1 g。外用：适量。一般内服用炮制品；生品宜外用，不宜内服。

【毒性成分】

主要毒性成分为萜类成分，如大戟酸三萜醇、大戟二烯醇、京大戟素等。

【减毒方法】

1.炮制减毒

（1）醋炙：取净京大戟100 g置锅内，取米醋30 g，按照醋水比1∶9的比例加水，醋水混合均匀，倒入锅内，闷润30 min，小火加热煮制，煮至醋水液吸尽，取出晾至稍干，切厚片，阴干后粉碎，药材粉末过40目筛，备用。或取净京大戟100 g置锅内，加水270 g，浸润30 min后小火加热煮制，待水液吸尽，取出晾至稍干，切厚片，均匀喷入米醋30 g，拌匀，待醋液吸尽后取出，阴干后粉碎，药材粉末过40目筛，备用。

（2）水煮：取净京大戟100 g置锅内，加水300 g，倒入锅中闷润30 min，小火加热进行煮制，煮至水液吸尽，取出药材，稍干，切厚片，阴干后粉碎，药材粉末过40目筛，备用。

2.配伍减毒

（1）京大戟配伍大枣：二药伍用，以大枣之甘缓，挽大戟峻下之热，使之逐水而不伤正。

（2）京大戟配伍干姜：京大戟苦寒逐水，干姜温里散寒，且制京大戟的苦寒之性。二者相配，有温阳化湿，攻逐水饮的功效，用于腹水肿胀，小便不利等。

【减毒原理】

1.炮制减毒原理

张元斌等[1]对京大戟药效部位及毒性部位中分离得到的各单体进行模拟炮制，并用HPLC和Q-TOF-MS/MS分析各类型成分经醋炙后的结构转化规律，结果显示京大戟药效部位中的多酚类成分在模拟炮制过程中含量和结构均无明显变化；而毒性部位中的三萜类以及倍半萜类成分醋炙后含量显著下降。三萜以及倍半萜类成分醋炙后结构转化的规律：分子中烷烃结构发生氧化生成羟基，羟基发生消除反应形成双键。炮制过程中辅料醋是萜类成分结构转化的关键，此研究结果一定程度上揭示了醋炙京大戟的减毒原理。

2.配伍减毒原理

大戟类药材的毒性成分主要为其中的二萜醇酯类化合物。徐丽等[2]通过大鼠在体小肠灌流实验发现，大戟95%醇提物相关色谱峰在配伍大枣后减少甚至消失，这对大戟配伍大枣减毒作用的研究有一定程度的提示。

【安全性评价】

京大戟生品和醋炙品灌胃小鼠的LD_{50}分别为160.3 g/kg、234.0 g/kg，醋京大戟的LD_{50}与京大戟比较明显增加，提高了46.75%，说明京大戟醋炙后毒性明显下降[3]。

【毒性反应】

皮肤或黏膜接触本品后，可引起黏膜炎症及皮炎，如眼、鼻出现结膜炎、鼻炎。内服超量可致咽喉部肿胀、充血、剧烈呕吐、腹痛吐血、腹泻、便血、心悸、血压下降。严重时，导致脱水、水电解质紊乱、虚脱、肾衰竭。如侵犯中枢神经可见眩晕、昏迷、痉挛、瞳孔散大，最后因呼吸麻痹而死。

【中毒救治】

早期可小心洗胃，洗胃后内服生蛋清、牛乳等润滑保护药；纠正电解质紊乱及脱水，静脉输入5%葡萄糖氯化钠注射液，尿量增加后注意补钾。中药可用甜桔梗30 g，煎汤内服；或石菖蒲30 g，黑豆15 g，水煎至200 mL，顿服；或芦根120 g，白茅根30 g，金银花15 g，加水煎至200 mL，一次服。

【代表方剂】

1.大戟散

大戟15 g，甘遂15 g，续随子15 g，牵牛子15 g，葶苈子15 g。

2.大戟汤

大戟30 g，当归30 g，橘皮30 g。

【代表中成药】

大戟丸、琥珀丸、隔毒丸、槟榔散、鳖肉煎丸、辟瘟丹、碑记丹、黑芥丸、黑虎丸、川大黄丸、趁痛丸、接骨膏、集灵接骨膏。

【参考文献】

[1] 张元斌.大戟属有毒中药狼毒和京大戟醋炙解毒存效机制研究 [D].南京：南京中医药大学，2021.

[2] 徐丽，尚尔鑫，沈祥春，等.大戟配伍大枣减毒相关化学物质的初步研究 [J].安徽医药，2010，14（7）：758-760.

[3] 张乐林，葛秀允，孙立立，等.醋炙对京大戟毒性和药效的影响 [J].中国实验方剂学杂志，2013，19（19）：276-279.

金铁锁

Jintiesuo

《滇南本草》

本品为石竹科植物金铁锁（*Psammosilene tunicoides* W. C. Wu et C. Y. Wu）的干燥根。主产于四川、贵州、云南、西藏等地。秋季采挖，除去外皮和杂质，晒干。

金铁锁味苦、辛，性温；有小毒。归肝经。具有祛风除湿，散瘀止痛，解毒消肿的功效。主治风湿痹痛，胃脘冷痛，跌打损伤，外伤出血；外治疮疖，蛇虫咬伤等。孕妇慎用；本品有小毒，内服慎用。内服多入丸散，一般 0.1~0.3 g；或外用适量。

【毒性成分】

主要毒性成分可能为金铁锁总皂苷，对胃肠道毒性较大，对黏膜有强刺激性，还有较强的溶血作用。

【减毒方法】

取原药材蒸 5 h 左右，再露放一夜，切片晒干，或采后浸入淘米水中 1 h 后，去皮切片晒干备用[1]。

【减毒原理】

金铁锁水煎液毒性大小为：去皮根>带皮根>根皮。推测金铁锁的毒性成分主要来源于根皮，金铁锁除去外皮后毒性减小[2]。

【安全性评价】

金铁锁去皮根、带皮根水煎液能抑制小鼠体重增加，后逐渐恢复；根皮水煎液也能抑制小鼠体重增加但不可恢复。其毒性靶器官主要在肺、脾、胃。金铁锁去皮根、带皮根、根皮水煎液急性毒性LD_{50}及其95%可信限分别为4.638 2 g/kg、4.847 1 g/kg、6.403 2 g/kg，去皮根LD_{50}为临床用量的92.76倍。按照Blach well法分别相当于0.46 g/人、0.48 g/人、0.64 g/人，可作为Ⅰ期临床耐受性试验的起始剂量，高于《中国药典》规定的临床常用量0.1～0.3 g范围，但临床上切勿大剂量用药[2-3]。

【毒性反应】

金铁锁引起中毒，多因误服、过量，或用生品不经久煮、炮制不当等。中毒主要症状：《滇南本草》中记载 "本品有小毒，吃之令人多吐"，《全国中草药汇编》中记载"本品有毒，内服慎用，中毒症状为咽喉不适，呼吸不畅"。因此金铁锁的毒性可能主要表现于消化道及呼吸道。实验小鼠中毒后活动减少，闭目嗜睡，四肢无力，腹部着地匍匐不动，呼吸急促，毛耸立，呼吸衰竭而死。所有死亡小鼠的胃肠道都有不同程度出血或充血现象，且高剂量组小鼠死亡较快。

【中毒救治】

用维持治疗及对症治疗即可，也可用生甘草、生绿豆捣烂开水泡服或煎服。

【代表方剂】

1.治蛔虫

先服半个油煎鸡蛋，隔30 min，再服金铁锁粉末0.75 g，及剩余的半个油煎鸡蛋。（《云南中草药》）

2.治创伤性关节炎（苗族验方）

将水冬瓜100 g，黑骨藤50 g，金铁锁50 g，飞龙掌血50 g，用50度食用苞谷酒1 000 mL密封浸泡1周。

【代表中成药】

百宝丹、杜仲壮骨丸、一粒止痛丸、云南红药胶囊、雪上一枝蒿速效止痛搽剂、复方金铁锁注射液。

【参考文献】

［1］南京中医药大学.中药大辞典［M］.2版.上海：上海科学技术出版社，2007：1968.

［2］吴玟萱.基于毒理学和镇痛抗炎药效比较的金铁锁去根皮探讨［D］.北京：北京中医药大学，2016.

［3］吴玟萱，郭建友，王谦，等.金铁锁去皮根、带皮根、根皮水煎液对小鼠急性毒性的实验研究［J］.中国药物警戒，2016，13（2）：70-73，77.

昆明山海棠

Kunming Shanhaitang

《植物名实图考》

本品为卫矛科雷公藤属植物昆明山海棠 [*Tripterygium hypoglaucum*（Levl.）Hutch] Hutch.的根或去根皮的根本木芯。主产于四川凉山，云南楚雄、红河、玉溪、昆明等地。秋后采挖，洗净，切片晒干。

昆明山海棠味苦、辛，性微温；大毒。归肝、脾、肾经。具有松风除湿，活血止血，舒筋接骨，解毒杀虫的功效。主治风湿痹痛，半身不遂，疝气痛，痛经，月经过多，产后腹痛，出血不止，急性传染性肝炎，慢性肾病，红斑狼疮，癌肿，跌打骨折，骨髓炎，骨结核，副率结核，疮毒，银屑病，神经性皮炎。孕妇禁服；小儿及孕龄期妇女慎服；不宜过量或久服，超量服用，可致中毒。内服：煎汤，6～15g，先煎；或浸酒。外用：适量，研末敷；或煎水涂；或鲜品捣敷。

【毒性成分】

主要毒性成分为二萜类（如雷公藤甲素、雷公藤内酯醇、雷公藤氯内酯三醇）、三萜类（如雷公藤红素、去甲泽拉木醛）、生物碱类（如雷公藤总生物碱、雷公藤春碱）等。

【减毒方法】

常采用炮制法减毒，主要炮制方法如下：

取昆明山海棠药材，除去残留的根皮，浸泡，洗净，润透，切厚片，干燥，筛去碎屑，产地加工成片者，除去杂质及碎屑。

取昆明山海棠木质部，用水浸泡约2 d后，取出暴晒，反复约6次，切厚片，干燥，筛去碎屑。

取昆明山海棠100 g，清蒸1 h，干燥后加黄酒（每100 g加黄酒20 g）闷润至酒吸尽，用高压（0.15 MPa）蒸制一段时间，干燥。

取昆明山海棠100 g，放置于炒锅中，在100 ℃条件下，进行清炒至微焦，取出，摊晾，冷却，筛去碎屑。

取昆明山海棠100 g，加适量米醋拌匀，闷润1 h，待雷公藤均吸尽米醋，置锅中文火炒至微带焦斑，取出，摊晾，冷却。

取昆明山海棠100 g，加适量的黄酒拌匀，闷透，置锅内浸泡5 min，待雷公藤药材均被黄酒基溶入后，用文火炒至规定程度时，取出，摊晾，冷却。

【减毒原理】

昆明山海棠的有毒成分主要存在于嫩芽、花和地下部分的根皮部，净制的理论依据是根皮部位的毒性最强，而木质部的毒性较小。药理实验也证明昆明山海棠不同部位煎剂对小鼠的急性毒性大小顺序为根皮>全根>去皮根芯[1]；昆明山海棠水制用盐酸浸泡，使其中毒性较大的雷公藤甲素转化为低毒的雷公藤氯内酯醇，从而达到减毒目的；清炒可降低雷公藤总生物碱和雷公藤红素的含量。总之，炮制减毒主要是降低雷公藤中的雷公藤红素、雷公藤甲素以及生物碱等有毒成分，从而到达降低毒性的目的。

【安全性评价】

昆明山海棠酒炙剂小鼠灌胃给药全致死量、LD_{50}、安全量分别为70 g（生药）/kg、35.2 g（生药）/kg和10 g（生药）/kg。雷藤素甲静脉、腹腔注射LD_{50}分别为0.82 mg/kg和0.86 mg/kg。总生物碱口服LD_{50}为431 mg/kg。雷公藤内酯醇静脉、腹腔注射LD_{50}分别为0.8 mg/kg和0.9 mg/kg。昆明山海棠全根煎剂口服LD_{50}为35.2 g/kg；茎枝煎剂口服为124.48 g/kg（大鼠）；50%醇浸膏口服LD_{50}为12.0 ~ 14.0 g/kg；70%乙醇提取物口服LD_{50}为7.01 ~ 14.9 g/kg；桂林产昆明山海棠全根、全茎、茎皮和去皮茎蕊水煎剂LD_{50}分别为47 g/kg、104 g/kg、72 g/kg和115 g/kg。昆明山海棠水提液雄、雌性小鼠口服LD_{50}分别为79 g/kg和100 g/kg[1-2]。昆明山海棠乙醇提取液小鼠灌胃LD_{50}为34.84 g/kg[3]。

【毒性反应】

昆明山海棠引起的中毒多因误服、过量或用生品而不经久煮等。中毒主要症状：胃脘不适、胃痛、食欲减退、恶心、呕吐、腹泻或便秘；女性主要为月经减少以至闭经，男性为精液检查呈少精或无精。少数患者表现为白细胞减少、面部色素沉着、药疹、头晕、早搏、房室传导阻滞、膀胱下坠感、排尿不畅等，个别患者因用量过大中毒，致急性肾功能衰竭[4]。

【中毒救治】

昆明山海棠中毒可采用催吐、洗胃、导泻或甘草、绿豆、茶叶煎汤饮，或以白萝卜或白菜捣烂取汁加糖频服的方式进行解毒救治；出现慢性中毒症状较轻者，无须停药，对症处理即可消退。如症状较重，应停药，同时给予针对性用药。胃痛、胃脘不适者，可加用复方氢氧化铝、胃仙-U、香砂养胃丸等理气止痛药；如出现严重呕吐、腹泻，可内服云南白药、甲氰米胍；胃部烧灼感用氢氧化铝凝胶。如在用药期间出现闭经、精子减少等慢性中毒表现，当权衡利弊，如原发病病情重，必须用药，可在密切观察下继续用药。必要时停药观察。

【代表方剂】

1.骨风宁胶囊

重楼260 g，昆明山海棠200 g，云威灵300 g，黄芪340 g，叶下花200 g，川牛膝100 g，紫丹参200 g，红花50 g，地龙60 g，伸筋草50 g，续断200 g。

2.昆明山海棠酒

昆明山海棠干根200 g。

【代表中成药】

火把花根片、昆仙胶囊、昆明山海棠片、肿痛凝胶、肿痛搽剂、关通舒口服液、关通舒胶囊。

【参考文献】

[1] 雷晴，万屏.昆明山海棠毒性研究进展 [J].云南中医中药杂志，2005，26（5）：46.

[2] 贝新法，吴少祯.有毒中草药的鉴别与中毒救治 [M].北京：中国中医药出版社，1997：264.

[3] 雷晴，万屏.昆明山海棠与雷公藤急性毒性及对DTH反应影响的对比研

究：2006中国中西医结合皮肤性病学术会议［C］.上海：［出版者不详］，2006.

[4] 杜贵友，方文贤.有毒中药的现代研究和合理应用［M］.北京：人民卫生出版社，2003：624.

苦 参

Kushen

《神农本草经》

本品为豆科植物苦参（*Sophora flavescens* Ait.）的干燥根。主产于山西、河南、河北等地。春、秋二季采挖，除去根头和小枝根，洗净，干燥，或趁新鲜切片，干燥。

苦参味苦，性寒；有小毒。归心、肝、胃、大肠、膀胱经。具有清热燥湿，杀虫，利尿的功效。主治热痢，便血，黄疸尿闭，赤白带下，阴肿阴痒，湿疹，湿疮，皮肤瘙痒，疥癣麻风，外治滴虫性阴道炎等。脾胃虚寒者禁服。不宜与藜芦同用。常用剂量：4.5～9 g。一般内服，煎汤；或入丸、散。外用适量：煎水熏洗；或研末敷；或浸酒搽。

【毒性成分】

主要毒性成分为苦参碱、氧化苦参碱、槐定碱和苦参酮。

【减毒方法】

1.炮制减毒

（1）传统法炮制：除去残留根头，大小分开，洗净，浸泡至约六成透时，润透，切厚片，干燥。

（2）水浸：将苦参原药材洗净后用水浸约六成透，再润，切片，烘干。

（3）米水浸：将苦参原药材洗净，用浓米浴汁浸约六成透，再润，切片，烘干。

（4）炒炭：取苦参片，置锅中，用武火加热，炒至表面呈焦褐色，内部焦黄色，喷淋清水少许，熄灭火星，取出，晾干[1]。

（5）烘制：取净苦参片200 g，平摊于搪瓷盘内，入电热恒温箱内130 ℃烘烤

20 min，切断电源，10 min后取出放凉，粉碎过50目筛[1]。

（6）酒炙：取净苦参片200 g，加酒20 mL拌匀（每100 kg苦参用黄酒10 kg），闷透置锅内，用文火炒干，取出放凉，粉碎，过50目筛[1]。

（7）醋炙：取净苦参片200 g，加醋40 mL拌匀，闷透，置锅内，用文火炒干，取出放凉，粉碎，过50目筛[1]。

2.配伍减毒

苦参配伍甘草：二药配伍，减毒增效。方出《千金》卷十五，名见《普济方》卷二一三。

【减毒原理】

1.炮制减毒原理

苦参经炮制后，其苦寒性质得到缓和，体现在水溶性浸出物、醇溶性浸出物及苦参总碱含量与生品比较均有不同程度降低。除烘制品醇溶性浸出物没有显著性差异外，其余均有显著性差异。在各项检测指标中，水溶性浸出物降低最多，降低13.89%～35.89%，醇溶性浸出物及苦参总碱降低相对较小，分别降低2.24%～17.81%及6.15%～16.6%[2]。

2.配伍减毒原理

剂量相当的苦参经甘草配伍后苦参碱和氧化苦参碱含量发生改变，苦参碱含量增加，氧化苦参碱含量降低，动物实验结果显示苦参配伍甘草后水煎液对小鼠的毒性降低。甘草配伍苦参，能减少苦参的毒性，原因可能与配伍后水煎液成分发生变化有关[3]。

【安全性评价】

3%苦参碱水剂对雌、雄性大鼠经口LD_{50}均为4 640 mg/kg；经皮LD_{50}均大于2 000 mg/kg[4]。氧化苦参碱金地鼠灌服LD_{50}为1 365.8 mg/kg[5]，小鼠尾静脉、腹腔注射LD_{50}分别为214.216 mg/kg[6]、（505±31）mg/kg[7]。苦参碱小鼠腹腔、尾静注射LD_{50}分别为92.56 mg/kg[8]、83.206 mg/kg[6]，斑马鱼LD_{50}为113.2 μg/mL[9]。氧化苦参碱小鼠腹腔注射给药，外周血PCE微核率、精子畸变率均不同程度上升[10]。

【毒性反应】

苦参引起中毒，多因误服、过量、配伍不当或炮制不当等。中毒主要症状：流涎、恶心、呕吐、步态不稳、脉搏加快、呼吸急促等，严重中毒时则痉挛、惊厥、呼吸缓慢而不规则，最后呼吸衰竭甚至停止。

【中毒救治】

中毒之初可以催吐、洗胃及导泻。内服蛋清、牛奶、鞣酸蛋白或浓茶。静脉滴注5%葡萄糖盐水。对症处理：惊厥时可给予苯巴比妥、水合氯醛、地西泮等，呼吸障碍时吸氧、应用呼吸兴奋药，如尼可刹米、洛贝林等。也可用支持疗法。可用大黄、枳实、金银花各9g，甘草6g，清水3碗，煎成1碗，加玄明粉9g冲服；或饮蜂蜜水；或茶叶21g，甘草9g，煎汤服[11]。

【代表方剂】

1.苦参汤（《肘后方》卷二）

苦参9g，黄芩6g，生地黄24g。

2.苦参薢皮汤

苦参10g，黄柏12g，苡仁10g，白薢皮20g，生地9g，赤芍10g，牛蒡子10g，地肤子10g，浮萍10g，滑石20g，甘草5g。

【代表中成药】

当归苦参丸、四味土木香散、洁阴止痒洗液、乌蛇止痒丸、苦参丸、参耆丸、凉血解毒丸、茅胆膏。

【参考文献】

［1］臧开兰.关于苦参炮制方法的探讨［J］.中药通报，1986（8）：27.

［2］王文凯，欧阳敏.苦参饮片炮制质量初探［J］.江西中医学院学报，2004（3）：50-51.

［3］王绪平，黄孝闻，王娜妮，等.苦参配伍甘草的水煎液对小鼠急性毒性的影响研究［J］.中华中医药学刊，2015，33（7）：1653-1655.

［4］谢贵元.3%苦参碱水剂急性毒性及致突变作用研究［D］.长沙：中南大学，2012.

［5］张为新，周曾同.氧化苦参碱灌服金黄地鼠的急性毒性实验：中华口腔医学会第六届全国口腔黏膜学术会议［C］.上海：［出版者不详］，2004.

［6］戴五好，钱利武，王丽丽，等.苦参碱、氧化苦参碱对小鼠的毒性研究［J］.安徽医药，2012，16（7）：904-905.

［7］喻志标，黄建荣，黄经球，等.苦参素药理毒理与临床应用研究进展［J］.药品评价，2005，2（6）：455-458.

［8］贝宇飞，王钦.注射用苦参碱对小鼠的半数致死量测定［J］.中国当代医药，2012，19（36）：64-65.

［9］舒斌，韦英杰，张陆勇，等.采用模式生物斑马鱼评价三种中药成分的急性毒性［J］.云南中医学院学报，2010，33（1）：35-37.

［10］姚玉娜，刘萍，王淑娥，等.苦参素对小鼠的急性毒性和外周血红细胞微核和精子畸变试验［J］.癌变·畸变·突变，2004，16（2）：110-113.

［11］朱亚峰.中药中成药解毒手册［M］.4版.北京：人民军医出版社，2012：137.

苦杏仁

Kuxingren

《神农本草经》

本品为蔷薇科植物山杏（*Prunus armeniaca* L. var. *ansu* Maxim.）、西伯利亚杏（*P. sibirica* L.）、东北杏［*P. mandshurica*（Maxim.）Koehne］或杏（*P. armeniaca* L.）的干燥成熟种子。主产于山西、陕西、河北、内蒙古、辽宁、吉林、山东等地，以山东产者为佳。夏季采收成熟果实，除去果肉及核壳，取出种子，晒干。

苦杏仁味苦，性微温；有小毒。归肺、大肠经。具有降气止咳平喘，润肠通便的功效。主治咳嗽气喘，胸满痰多，血虚津枯，肠燥便秘。阴虚咳嗽及大便溏泄者禁服；婴儿慎服。内服：一般煎服，5～10 g，生品入煎剂宜后下；或入丸、散。内服不宜过量，以免中毒。外用：适量，捣敷。

【毒性成分】

主要毒性成分为苦杏仁苷，苦杏仁苷也是苦杏仁的主要有效成分。苦杏仁中的苦杏仁苷酶可分解苦杏仁苷产生氢氰酸，引发中毒并抑制呼吸[1]。

【减毒方法】

1.炮制减毒

（1）传统法炮制：取苦杏仁，用时捣碎。

（2）焯法：取净苦杏仁，投入沸水中，翻动片刻，焯至种皮由皱缩至舒展、易搓去时，捞出，放入冷水中，除去种皮，晒干。用时捣碎。

（3）炒制：取焯苦杏仁，文火炒至黄色。用时捣碎。

（4）蒸法：苦杏仁厚度铺置3~5 cm，大流量蒸汽蒸制30 min[2]。

（5）微波：每30 g净苦杏仁以80%火力微波加热4 min[3]。

（6）烘法：150 ℃烘烤30 min[4]。

2.配伍减毒

（1）苦杏仁配伍甘草：二药配伍化痰止咳和降气定喘，出自《金匮要略》。

（2）苦杏仁配伍麻黄：二药配伍最早见于《伤寒论》的麻黄汤。

3.给药途径减毒

静脉给药可降低苦杏仁苷的毒性。

【减毒原理】

1.炮制减毒原理

焯法、炒法、蒸法、微波、烘法炮制苦杏仁，均是通过加热使苦杏仁苷酶灭活，苦杏仁苷酶可分解苦杏仁苷，使之药效降低；经过加热炮制可杀酶保苷，保存苦杏仁苷，使之不发生酶解反应，保存药效，同时使苦杏仁苷在体内胃酸的作用下，缓缓分解释放出氢氰酸，发挥其平喘作用并降低毒性。

2.配伍减毒原理

麻黄、甘草均能显著增加苦杏仁苷的煎出量，苦杏仁苷煎出量由高到低依次为麻黄+苦杏仁组、甘草+苦杏仁组、苦杏仁单煎组。配伍组中苦杏仁苷的含量是苦杏仁单煎组的1.34~1.43倍，且能促进L-苦杏仁苷向D-苦杏仁苷转化，减毒效果明显[5]。

3.给药途径减毒原理

苦杏仁苷口服给药，被肠道微生物酶水解产生较多氢氰酸，导致毒性增加。而经静脉给药则可避免苦杏仁苷被水解产生氢氰酸，因此毒性减小。

【安全性评价】

苦杏仁沸水泡闷制品、沸水焯制品、蒸制品和原生药制成细粉，分别灌胃小鼠，其LD_{50}分别为（1 890±146）mg/kg、（1 748±112）mg/kg、（5 241±704）mg/kg、（1 624±215）mg/kg，以蒸制品的毒性最低[6]。苦杏仁苷静脉注射小鼠的LD_{50}为25 g/kg，静脉注射大鼠的LD_{50}为25 g/kg，腹腔注射大鼠的LD_{50}为8 g/kg；静脉注射和肌内注射小鼠、兔、犬的MTD均为3 g/kg，口服均为0.075 g/kg，人静脉注射为

5 g（约0.07 g/kg）；以500 mg/kg静脉注射10只小鼠，均未死亡，而以相同剂量灌胃，则10只小鼠中有8只死亡。说明口服给药的毒性大于静脉给药，其主要原因是苦杏仁苷被肠道微生物酶水解产生较多氢氰酸，若处理小鼠使其肠道内微生物抑制，苦杏仁苷胃肠给药300 mg/kg未见死亡，而未经处理相同剂量小鼠死亡率为60%。

【毒性反应】

苦杏仁引起中毒，多因过量，服用方式、给药途径不当，或用生品不经久煮、配伍不当或炮制不当等。中毒主要症状：轻度中毒者有头痛、头晕、无力、恶心等症状，4~6 h后中毒症状消失；中度中毒者除上述症状外，并有呕吐、腹泻、胸闷、心慌与意识不清等症状；重度中毒者的上述症状更为明显，并出现气喘、痉挛、昏迷、牙关紧闭、瞳孔散大与对光反射消失、呼吸急促或缓慢而不规则，最后呼吸麻痹而死亡。

【中毒救治】

早期可洗胃，然后大量饮糖水，或静脉注射葡萄糖溶液。严重者立即给氧，静脉注射3%亚硝酸钠溶液10 mL，接着静脉注射25%硫代硫酸钠溶液50 mL。如病情危机时，吸入亚硝酸异戊酯，每隔2 min吸入30 s。对症治疗：必要时给予呼吸兴奋剂、强心剂、镇静剂及升压药物等，重症患者给细胞色素C，根据循环、呼吸情况给予其他处理，如吸氧、人工呼吸等。中药治疗：轻者可用杏树皮（去粗皮）2两，加水500 mL，煮沸20 min，取汁温服。

【代表方剂】

1.杏仁汤

杏仁9 g，黄芩4.5 g，连翘4.5 g，滑石9 g，桑叶4.5 g，茯苓块9 g，白蔻皮2.4 g，梨皮6 g。

2.桑杏汤

桑叶3 g，杏仁4.5 g，沙参6 g，浙贝母3 g，栀子皮3 g，淡豆豉3 g，梨皮3 g。

3.三仁汤

杏仁15 g，飞滑石18 g，白通草6 g，白蔻仁6 g，竹叶6 g，厚朴6 g，生薏苡仁18 g，半夏15 g。

【代表中成药】

麻杏甘石合剂、杏苏止咳颗粒、清燥润肺合剂、桑菊感冒丸、麻杏止咳糖丸、三仁合剂、川贝清肺糖浆、荨贝胶囊、止咳祛痰颗粒、如意定喘片、桔贝合剂、宁嗽丸、儿感退热宁口服液、橘红丸。

【参考文献】

［1］朱亚峰.中药中成药解毒手册［M］.4版.北京：人民军医出版社，2012：219.

［2］周倩，杨书斌，孙立立，等.正交试验法优选蒸苦杏仁炮制工艺［J］.中成药，2012，34（3）：532-534.

［3］陈俊怡，李鑫，贾天柱.苦杏仁微波炮制研究：中华中医药学会中药炮制分会2011年学术年会［C］.贵阳：［出版者不详］，2011.

［4］付志玲，房敏峰，王启林，等.烘法炮制苦杏仁工艺及影响因素研究［J］.云南民族大学学报（自然科学版），2010，19（2）：140-142，149.

［5］何俊，廖茂梁，刘昌孝，等.配伍对三拗汤煎液中苦杏仁苷煎出量的影响［J］.中成药，2011，33（1）：118-120.

［6］张文娟，施觉民，高家鉴，等.苦杏仁炮制品药效和急性毒性的比较［J］.中药材，1991，14（8）：38-40.

罗布麻

Luobuma

《救荒本草》

本品为夹竹桃科植物罗布麻（*Apocynum venetum* L.）的干燥全草。主产于内蒙古、甘肃、新疆等地。夏季采收，除去杂质，干燥。

罗布麻味甘、苦，性凉。归肝经。具有平肝安神，清热利水的功效。主治肝阳眩晕，心悸失眠，浮肿尿少等。1～2周内用过洋地黄者不宜应用；心动过缓或传导阻滞时慎用；脾虚慢惊者慎用。不宜过量和长期使用，以免中毒。一般内服：煎汤，常用剂量6～12 g；或泡茶。

【毒性成分】

主要毒性成分为强心苷类，如罗布麻苷A、B、C、D。苷A为西麻苷，苷B为毒毛旋花苷，苷C为毒花旋花子苷β，苷D未确定。

【减毒方法】

砂炒：沙浴加热至180～240 ℃，投入大小一致的罗布麻叶，不断翻动，炒2～3 min取出，筛去砂放凉[1]。

【减毒原理】

罗布麻叶中主要毒性成分为强心苷类，苷类成分在加热炮制过程中可能发生降解反应，从而减少强心苷类毒性成分的含量，达到减毒目的。

【安全性评价】

罗布麻叶煎剂小鼠腹腔注射LD_{50}为10.6 g/kg，口服的LD_{50}为66.9 g/kg。小鼠口服罗布麻总黄酮最大耐受量为10.24 g/kg[2]。

【毒性反应】

罗布麻引起中毒，多因误服、过量，蓄积中毒等。中毒主要症状：早期出现恶心、呕吐、流涎、厌食、头晕、疲倦，继而出现腹痛、腹泻、四肢麻木、厥冷、皮肤苍白、视力模糊，严重者出现心律失常（常见为室性期前收缩，房室传导阻滞等），病人极度虚弱、谵语、神志昏迷，甚至死亡。

【中毒救治】

中毒前期立即用温水、鞣酸溶液洗胃，用硫酸镁导泻。口服活性炭等。伴有低钾或频发多源性室性早搏等，口服10%氯化钾溶液10～20 mL，或用氯化钾1 g加入5%葡萄糖液200 mL，在1～2 h内静脉滴入。肾功能衰竭及重度房室传导阻滞者若不伴有低钾，禁用钾盐。如有快速型心律失常、伴有房室传导阻滞的房性心动过速和室性早搏者，可选用苯妥英钠250 mg稀释于20 mL的注射用水中，于5～15 min内注射完，转为窦性心律后每次0.1 g，口服，每日3～4次。出现急性快速型室性心律失常，可用利多卡因50～100 mg溶于10%葡萄糖溶液20 mL，在5 min内缓慢静脉注入；若无效可取底限剂量重复数次，间隔20 min，总量不超过300 mg。对症治疗，给予吸氧、抗惊厥等。中药可用甘草60 g，绿豆120 g，水煎，分2次服，每3 h服1次；或苦参120 g，水煎服。

【代表方剂】

1.罗布麻降压汤

罗布麻叶、夜交藤、丹参、钩藤各30 g。

2.治头晕目眩

罗布麻叶、熟大黄、川芎、山楂、牛黄、菊花、当归、槐米、牛膝、冰片、决明子、丹参、葛根、地黄各10 g，研末混匀，水泛为丸。每次6 g，每日2次。

3.治半身不遂

罗布麻15 g，豨莶草、红花、三七、水蛭各30 g，将上药择净，放入药罐中，水煎取汁。每日2次，每日1剂，连续7～10 d。

【代表中成药】

复方降压片、复方罗布麻颗粒、罗布麻叶冲剂、罗黄降压片、轻身消胖丸、磁麻苷、罗布麻降压片。

【参考文献】

［1］董宇静，张玉英.研究用不同加工方法炮制的罗布麻药材中总黄酮的含量［J］.中医临床研究，2010，2（4）：70-71.

［2］胡梦楠，梁泰刚.罗布麻总黄酮的急性毒性实验研究［J］.中国医药指南，2016，14（15）：37-38.

闹羊花

Naoyanghua

《神农本草经》

本品为杜鹃花科植物羊踯躅（*Rhododendron molle* G. Don）的干燥花。主产于江苏、浙江、安徽、湖南等地。4～5月花初开时采收，阴干或晒干。闹羊花羊食之则死，缘此花有毒故也。

闹羊花性温，味辛；有大毒。归肝经。具有祛风除湿，散瘀定痛的功效。主治风湿痹痛，偏正头痛，跌扑肿痛，顽癣，手术麻醉。不宜多服、久服；体虚者及孕妇禁用。内服：常用剂量0.6～1.5 g，一般浸酒或入丸散。外用：适量，煎水洗。

【毒性成分】

主要毒性成分为二萜类，如梫木毒素、杜鹃花素和石楠素[1]。

【减毒方法】

1.炮制减毒

（1）传统法炮制：采收后拣去杂质，晒干。

（2）酒蒸法：取闹羊花用白酒喷湿后，搅匀，蒸30 min，取出，晒干。

（3）炒制法：取闹羊花置锅中，文火炒至微黄色，取出放凉。

2.配伍减毒

闹羊花配伍栀子：中医非常经典的药对，古文尚有记载，"中踯躅毒者，以栀子汁解之"。（出自《肘后备急方》）

3.给药方式

煎汤或入丸散内服毒性相对较大；研末调敷或鲜品捣敷外用则毒性相对较小。

【减毒原理】

1.炮制减毒原理

二萜类成分是闹羊花的毒效物质，闹羊花毒素Ⅱ、Ⅲ、Ⅴ是其二萜类代表性成分。经加热炮制后，闹羊花中二萜类成分含量降低，这可能与其减毒原理有关[2]。

2.配伍减毒原理

在栀子对闹羊花的解毒实验中，以5 g/kg剂量灌胃小鼠。结果显示闹羊花组中毒率为100.00%，翻正反射消失率达到91.67%，1.5 h死亡率16.67%，而闹羊花+各剂量栀子组均有下降，且随栀子剂量增加，以上指标下降越明显。同时，发生中毒和翻正反射消失的时间也会相对缩短，显示栀子对于闹羊花神经毒性具有解毒作用[3]。

【安全性评价】

闹羊花毒性极大，研究显示闹羊花对小鼠的LD_{50}为2.32 g/kg，与临床用量接近，在临床用药中要格外小心[4]。闹羊花浸剂和酊剂小鼠灌胃的LD_{50}分别为5.85 g/kg和5.13 g/kg。鲜花浓汁兑酒内服，可使人麻痹失去知觉；制成烟剂供动物吸入后可致中枢神经麻痹、呼吸中枢衰竭而死亡。

【毒性反应】

闹羊花引起中毒，多因误服、过量。中毒主要症状：恶心，呕吐，腹泻，腹痛，心跳缓慢，血压下降，动作失调，呼吸困难，昏迷，严重者呼吸停止而死亡。心电图表现T波低平或倒置、结性心律、室性期前收缩等[5-6]。

【中毒救治】

前期用1∶2 000高锰酸钾溶液洗胃，催吐，静脉输入糖、盐水，以及给予洗胃、导泻和利尿的同时进行脏器功能保护及对症治疗。对于中毒昏迷患者，尽早气管插管行机械通气能有效治疗中毒引起的呼吸衰竭，保证脏器组织的氧供，有利于脏器功能恢复；同时，也能有效保护气道，降低治疗过程中特别是大量洗胃引起误吸、窒息的风险。有心动过缓者给予阿托品口服或肌注，呼吸困难者应给氧，必要时用呼吸兴奋剂[4, 7]。中药用栀子30 g，水煎服，可解毒，或用甜茶（蜀漆）解毒。

【代表方剂】

1.琼酥膏

蟾酥3 g，半夏1.8 g，闹羊花1.8 g，胡椒5.4 g，川乌5.4 g，川椒5.4 g，荜茇6 g。

2.卧龙丹

西黄1.2 g，金箔1.2 g，梅冰6 g，荆芥6 g，闹羊花6 g，麝香15 g，辰砂15 g，牙皂角4.5 g，细辛3 g，灯心灰7.2 g。

【代表中成药】

六味木香散、生发酊、卧龙散、损伤止痛膏。

【参考文献】

［1］金哲雄，王玥，周群，等.闹羊花与野菊花红外光谱的分析与鉴定［J］.光谱学与光谱分析，2014，34（9）：2434-2438.

［2］郭小红，冯靖雯，张小琼，等.闹羊花不同炮制品的"减毒-存效"比较研究［J］.中草药，2021，52（5）：1411-1418.

［3］姚敏，代文月，金柳燕，等.栀子对闹羊花急性中毒解毒效应的动物实验研究［J］.中国中医急症，2011，20（11）：1777-1779.

［4］池锐彬，刘力新.血液净化成功救治闹羊花中毒1例［J］.中国血液净

化，2010，9（7）：406.

［5］刘艾林，张莉，杜冠华.闹羊花毒之历史认识与评价［J］.中药药理与临床，2018，34（5）：161-163.

［6］刘春霞.闹羊花中毒致Ⅱ度窦房传导阻滞1例［J］.浙江中医杂志，2012，47（2）：84.

［7］徐淑岗，杨海东.闹羊花中毒存在明显个体差异［J］.罕少疾病杂志，2019，26（3）：109-110.

使君子

Shijunzi

《开宝本草》

本品为使君子科植物使君子（*Quisqualis indica* L.）的干燥成熟果实。主产于广东、广西、云南、四川等地。秋季果皮变紫黑色时采收，除去杂质，干燥。

使君子味甘，性温；小毒。归脾、胃经。具有杀虫消积的功效。主治蛔虫病，蛲虫病，虫积腹痛，小儿疳积。服药时忌饮浓茶，与茶同服亦能引起呃逆。常用剂量使君子9～12 g，捣碎入煎剂；使君子仁6～9 g，多入丸、散或单用，1～2次分服。小儿每岁1.0～1.5粒，炒香嚼服，一日总量不超过20粒。

【毒性成分】

主要毒性成分为氨基酸类，如使君子氨酸、使君子酸钾等[1-2]。

【减毒方法】

常采用炮制法减毒，主要炮制方法如下：

1.传统法炮制

取原药材，除去残留果柄及杂质。用时捣碎。

2.清炒

取使君子仁，置热锅中，用文火炒至有香气。

3.烧煨制

临用时在子母火或微火中烧，皮焦仁黄时取出，去壳服用[3]。

4.烤法

先预热中药烤制箱，使箱内温度达到130 ℃时，将铺薄层使君子仁的烤盘放入烤箱，烤制15 min，取出。

【减毒原理】

使君子的毒性成分主要是氨基酸类，该类化合物遇热不稳定，易断键，断键后毒性较小，同时溶出度增加，从而达到"解毒"的目的。在炮制工艺中，加水、加热处理或炒制都能促进反应，使毒性降低。

【安全性评价】

相当于0.5 mg（生药）/mL的使君子提取物对小鼠经口灌服的LD_{50}为16 333 mg/kg [4]。大剂量使君子提取物可抑制大鼠的生长，影响其正常发育。对大鼠血细胞也有一定的慢性毒性，可显著降低红细胞数和淋巴细胞数，对心、脾有损害作用，剖检可见心、脾的实质性变化。但使君子提取物对大鼠血清生化、肝和肾的脏器系数无明显影响 [4]。使君子氨酸可造成实验动物癫痫大发作，还可引起幼鼠的神经元细胞坏死，神经胶质细胞浸润，并使注射侧的纹状体和海马体萎缩，但对成年鼠的神经毒性较弱 [5]。

【毒性反应】

使君子引起的中毒，多因过量服用。中毒主要症状：胃脘不适、呃逆、呕吐、头昏、腹泻、腹痛，如与热茶、热药同服，则发生剧烈的腹痛、腹泻，严重时出现冷汗、四肢发冷、头痛、抽搐、惊厥、呼吸困难、血压下降等，可因呼吸麻痹致死。部分患者出现变态反应：四肢和臀部有多数散在的紫红色皮疹，逐渐增多或成批出现，无痛痒感，双侧足踝部青肿、关节肿胀、疼痛、便血、鼻出血，伴有头昏、心悸、食少、肢体困倦、血尿、蛋白质尿等，过敏性紫癜和过敏肾炎。

【中毒救治】

中毒后立即用1∶5 000的高锰酸钾溶液洗胃，用10%硫酸铜催吐，静脉输液，促进毒素排出。出现过敏性紫癜等变态反应时，肌内注射异丙嗪，静脉滴注10%葡萄糖加维生素C、地塞米松等。口服卡巴克络、维生素C片。对症治疗：如有顽固性呃逆，可用氯丙嗪口服或肌内注射；如出现惊厥或抽搐，可肌内注射地西泮或用水合氯醛灌肠；有呼吸困难时，应用尼可刹米、山梗菜碱等；肾脏毒性及体温升高时，可用抗生素、激素等。中药治疗可用使君子果壳30 g煎水当茶饮，可解毒；或用绿豆60 g，甘草30 g，煎水服用。

【代表方剂】

1.驱蛲虫汤

使君子（肉）10 g，榧子15 g，槟榔6 g，萹蓄9 g。

2.鸡肝散

胡黄连6 g，芙蓉叶15 g，肉果（煨）3 g，白雷丸6 g，夜明砂4.5 g，石决明（煅）9 g，使君子（肉）6 g，鸡肝1具。

3.胆道蛔虫汤

木香15 g，槟榔30 g，大黄9 g，使君子15 g，苦楝皮15 g，厚朴9 g，延胡索9 g。

【代表中成药】

使君子丸、肥儿丸、化积口服液、疳积散、醒脾开胃合剂、康儿灵颗粒、消积肥儿丸、健儿疳积散。

【参考文献】

［1］何丽芸.使君子过量致儿童膈肌痉挛2例报道［J］.儿科药学杂志，2005，11（4）：61.

［2］贾岁满，周誉龙.使君子过量致儿童持续性Ⅲ度房室传导阻滞［J］.药物不良反应杂志，2006，8（3）：213.

［3］王秀娟，冯昊，姜淞凡，等.使君子炮制历史沿革研究［J］.药学实践与服务，2023，41（3）：187-191.

［4］杨继生，肖啸，张静，等.使君子提取物的毒性试验及安全性研究［J］.中兽医学杂志，2008（4）：3.

［5］单国顺，贾天柱.使君子研究概况：2010中药炮制技术、学术交流暨产业发展高峰论坛［C］.成都：［出版者不详］，2010：87-92.

细　辛

Xixin

《神农本草经》

本品为马兜铃科植物北细辛〔*Asarum heterotropoides* Fr. Schmidt var. *mandshuricum*（Maxim.）Kitag.〕、汉城细辛（*A. sieboldii* Miq. var. *seoulense* Nakai）或华细辛（*A. sieboldii* Miq.）的干燥根和根茎。前二种习称"辽细辛"。北细辛和汉城细辛主产于辽宁、吉林、黑龙江等地。华细辛主产于湖北、安徽、陕西等地。夏季果熟期或初秋采挖，除净地上部分和泥沙，阴干。

细辛味辛，性温；有小毒。归心、肺、肾经。具有祛风散寒，祛风止痛，通窍，温肺化饮的功效。主治风寒感冒，头痛，牙痛，鼻塞流涕，鼻渊，鼻衄，风湿痹痛，痰饮喘咳等。配伍禁忌：恶狼毒、山茱萸、黄芪，畏滑石、消石，反藜芦。气虚多汗、阴虚阳亢之头痛、肺热咳喘者忌服。内服：常用剂量 1～3 g；一般散剂每次服 0.5～1.0 g。外用：适量，研末吹鼻、塞耳、敷脐；或煎水含漱。

【毒性成分】

主要毒性成分为挥发油中的黄樟醚[1]。黄樟醚有中枢抑制作用，能使动物的呼吸中枢麻痹。

【减毒方法】

1. 炮制减毒[2-3]

（1）传统法炮制：夏季果熟期或初秋采挖，除净地上部分和泥沙，喷淋清水，稍润，切段，阴干。

（2）蜜炙：取炼蜜，用适量开水稀释后，加入净细辛段拌匀，闷透，用文火加热，炒至不粘手为度，取出放凉。细辛段每 100 kg，用蜜 25 kg。

（3）酒炙：取细辛 25 g，加 10 g 黄酒拌匀，闷润，黄酒被吸取干净后，放在 25 ℃烘箱中真空干燥，备用。

（4）醋炙：取细辛 25 g，加 15 g 米醋拌匀，闷润，米醋被吸取干净后，放在 25 ℃真空烘箱中晾干，备用。

（5）碱炙：取细辛 25 g，融入 20 倍 0.01 mol/L 的 $NaHCO_3$ 溶液中浸泡 3 次，每次 24 h，浸泡后细辛放于烘箱中 25 ℃真空干燥，备用。

（6）盐炙：取细辛 25 g，加 12.5 g 粗盐，适当清水溶化，和药物搅拌均匀，闷润5 min，置锅中火炒5 min，取出、冷却、干燥、备用。

（7）炒焦：取细辛25 g，中火或者武火炒至表面焦黄色，存在焦香气。

（8）甘草炙：取细辛25 g，加20 mL甘草汁搅拌均匀，闷润，甘草汁吸收干净后，烘箱中25 ℃真空干燥，备用。

（9）姜炙：细辛25 g，加6 g姜汁搅拌，闷润，姜汁吸取干净后，烘箱中25 ℃真空干燥待干，备用。

（10）碱醋炙：取细辛25 g，加入40倍0.01 mol/L的$NaHCO_3$溶液中浸泡3次，每次24 h，浸泡后细辛置入烘箱中干燥；10 g米醋稀释2倍后，用醋将碱炙后的细辛拌匀，闷制，干燥，备用。

（11）米泔水炙：细辛25 g，加20 mL米泔水拌匀，闷润，米泔水吸尽后，烘箱中25 ℃真空干燥待干，备用。

2. 配伍减毒

（1）细辛配伍黄芩：二药寒热相反，并用却有辛开苦降之妙。出自《千金要方》中的三黄汤。

（2）细辛配伍白芍：与白芍配伍应用，可制约细辛辛散之气，从而减少耗气伤阴之弊。

【减毒原理】

1. 炮制减毒原理

严建业等人采用酒炙、醋炙、蜜炙、碱炙、碱醋炙、盐炙、姜炙、甘草炙、炒焦、米泔水炙十种方法炮制细辛，并对其中的毒性成分黄樟醚和马兜铃酸A进行含量测定[4]。结果显示，十种炮制方法均能降低黄樟醚和马兜铃酸A的含量，其中炒焦的效果明显高于其他炮制方法。另有研究发现炒焦能较好地保留细辛有效成分甲基丁香酚和细辛脂素[5]。可见，细辛采用炒焦炮制既可以去除毒性成分又能较好地保留有效成分，达到很好的减毒存效的效果。

2. 配伍减毒原理

细辛皆为复方配伍，一般不单用。细辛配伍五味子、芍药、乌梅等收敛之品，能够制约细辛辛散燥烈之性。细辛配伍大黄，属于寒热配伍，可制约细辛毒性及刚燥之性。细辛配伍甘草，甘草味至甘，可扶助正气，预护其虚，制约细辛毒性。李毅然将细辛分别配伍附子、甘草、羌活，发现细辛中有效成分甲基丁香酚的含量不同程度地升高，毒性成分黄樟醚亦呈升高趋势，毒性成分马兜铃酸呈下降趋势，整体毒效比均降低，其中甘草毒效比明显下降[6]。

【安全性评价】

北细辛、华细辛、汉城细辛分别制备成散剂、水煎剂、挥发油，灌胃小鼠，北细辛散剂的 LD_{50} 为 4.8 g/kg，华细辛散剂的 LD_{50} 为 7.5 g/kg，汉城细辛散剂的最大给药量为 31.2 g/kg；北细辛水煎剂的最大给药量为 240 g/kg，华细辛水煎剂的 LD_{50} 为 100.8 g/kg，汉城细辛水煎剂的 LD_{50} 为 47.8 g/kg；北细辛挥发油的 LD_{50} 为 2.53 mL/kg［折合 1 mL（油）/50 g（生药）］，华细辛挥发油的 LD_{50} 为 3.13 mL/kg［折合 1 mL（油）/50 g（生药）］，汉城细辛挥发油的 LD_{50} 为 1.92 mL/kg［折合 1 mL（油）/100 g（生药）］[7]。

【毒性反应】

细辛引起中毒，多因误服、过量，或用生品不经久煮、使用细辛品种混乱和入药部位差异等。中毒主要症状：呕吐、出汗、头痛、面赤、烦躁不安、呼吸急促、脉数、颈强、瞳孔散大、体温血压均升高，继之出现牙关紧闭、角弓反张、四肢抽搐、意识不清，最后因呼吸麻痹而死亡。

【中毒救治】

早期应催吐、洗胃，内服乳汁、鸡蛋清或活性炭末，补液及维生素C。有惊厥、痉挛、狂躁等症状时，可用镇静剂。尿闭时应进行导尿，或口服双氢克尿赛 50 mg，每日 3 次。意识不清，昏迷时，宜芳香开窍、清营凉血、安神镇惊。用安宫牛黄丸 1 粒，苏合香 1 粒，加水 50 mL 烊化，鼻饲。再用扶正解毒剂西洋参 3 g，北五味子 3 g，麦冬 10 g，生石膏 24 g，生甘草 30 g，加绿豆汤，共煮至 300 mL。可用清热解毒剂，如黄连解毒汤或五味消毒饮；亦可用生石膏、甘草绿豆汤作饮料频饮。呼吸困难时，用半边莲 15 g，茶叶 15 g，甘草 9 g，水煎 2 次，合在一起，每小时服 1 次，2 次服完。还可用针灸疗法：头痛者取印堂、百会、风池、列缺、合谷等穴；烦躁不安者取合谷、内关、太冲、安眠穴。

【代表方剂】

1.治血管神经性头痛

细辛 15 g，丹参 15 g，羌活 10 g，白芷 10 g，蔓荆子 10 g，川芎 10 g，防风 10 g。

2.治风湿痹痛

细辛 30 g，生薏苡仁 30 g，千年健 30 g，羌活 15 g，独活 15 g，川牛膝 15 g，白芷 10 g，苍术 10 g，木瓜 10 g，艾叶 10 g。

3.治痰饮、咳嗽气喘

细辛15 g，麻黄15 g，桂枝10 g，干姜10 g，白芍10 g，五味子10 g，法半夏10 g，甘草10 g，地龙15 g，白芥子10 g。

4.治各种顽固性头痛

细辛3 g，天麻15 g，白芷15 g，柴胡12 g，川芎12 g，羌活12 g，防风12 g，荆芥12 g，蔓荆子12 g，藁本12 g，川乌10 g，胆南星10 g，全蝎10 g，蜈蚣2条。

【代表中成药】

细辛脑、乌梅丸、川芎茶调丸、通关丸、青黛散、天麻丸、灯盏细辛注射液、沉香散、惊风丸、人参再造丸、二益丸、儿童清肺丸、菊花茶调散、发汗解热丸。

【参考文献】

［1］栾永福，李晓骄阳，孙蓉.基于功效和物质基础的细辛毒性研究进展［J］.中国药物警戒，2012，9（3）：170-173.

［2］WEN Y J，TAO S，TANG J W，et al. Cytotoxicity of phenanthrenes extracted from Aristolochia contorta in human proximal tubular epithelial cell line ［J］. Nephron Exp Nephrol，2006（103）：95.

［3］卢肖英.不同炮制方法对细辛中甲基丁香酚和细辛脂素含量的影响［J］.中国药物经济学，2017，12（7）：26-28.

［4］严建业，王元清，王炜，等.细辛中马兜铃酸A与黄樟醚的炮制减毒方法研究［J］.中草药，2015，46（2）：216-220.

［5］黄鲛，易进海，刘玉红，等.炒制对细辛中黄樟醚、甲基丁香酚和细辛脂素含量的影响［J］.中国实验方剂学杂志，2013，19（19）：2709-2711.

［6］李毅然.细辛不同配伍对其主要化学成分的影响研究［D］.南宁：广西中医药大学，2013.

［7］魏新智，付勇强，王珲，等.北细辛、华细辛、汉城细辛的急性毒性评价［J］.亚太传统医药，2010，6（12）：23-25.

郁李仁

Yuliren

《神农本草经》

本品为蔷薇科植物欧李（*Prunus humilis* Bge.）、郁李（*P. japonica* Thunb.）或长柄扁桃（*P. pedunculata* Maxim.）的干燥成熟种子。前二种习称"小李仁"，后一种习称"大李仁"。主产于黑龙江、吉林、辽宁、内蒙古、河北、山东等地。夏、秋二季采收成熟果实，除去果肉及核壳，取出种子，干燥。

郁李仁味辛、苦、甘，性平；有小毒。归脾、大肠、小肠经。具有润燥滑肠，下气，利水的功效。主治津枯肠燥、食积气滞、腹胀便秘、水肿、脚气、小便不利等。孕妇慎用。常用剂量6～10 g，一般内服，煎汤；或入丸、散。

【毒性成分】

主要毒性成分为苦杏仁苷，易水解生成氢氰酸而产生毒性[1]。

【减毒方法】

常采用炮制法减毒，主要炮制方法如下：

1.传统法炮制

除去杂质，用时捣碎。

2.炒郁李仁

取净郁李仁，置炒制容器类，用文火加热。炒至表面呈黄色，有香气溢出，取出晾凉，用时捣碎[2]。

3.郁李仁霜

取郁李仁净肉，研成粗粉，用吸油纸包好，置榨床内榨去油，每隔1 d换纸1次，换纸时需将郁李仁研成粉后，再压榨，如此反复压榨几次，至油几净，手捏松散成粉，取出研细。

4.朱砂拌郁李仁

取净郁李仁，喷少许清水使外表稍湿，撒入朱砂粉簸动至均匀为度，取出风干。每郁李仁1 kg，用朱砂18 g。朱砂拌郁李仁多用于焦虑失眠。

5.蜜郁李仁

取净郁李仁，按一般蜜炙法进行操作。每郁李仁100 kg，用蜜12 kg。

6.焯郁李仁

取净郁李仁，置于10倍量沸水中，加热煮5 min，至种皮微胀时，捞出，置于冷水稍浸，取出，搓开种皮与种仁，干燥，筛去种皮。

【减毒原理】

郁李仁中存在能酶解苦杏仁苷的酶，焯制起到了杀酶保苷的作用；另参照苦杏仁去皮去尖的研究，皮中不含苦杏仁苷，是非药用部位，且皮的存在阻碍有效成分的煎出。碾碎有利于有效成分的溶出、增加煎出率。研究发现炒品的煎出率最高，可能是由于炒制使郁李仁质地酥脆，碾碎避免了皮的阻碍作用，更有利于有效成分的溶出[3]。

【安全性评价】

苦杏仁苷的毒性与给药途径密切相关。苦杏仁苷小鼠静脉注射 LD_{50} 为 25 g/kg，灌胃 LD_{50} 为 887 mg/kg。也有研究发现，小鼠静脉注射苦杏仁苷 500 mg/kg，动物100%存活，而相同剂量灌胃，48 h内中毒死亡达80%。大鼠静脉、腹腔注射以及灌胃给药 LD_{50} 分别为 25 g/kg、8 g/kg 和 0.6 g/kg。小鼠、兔、犬静脉或肌肉注射MTD均为 3 g/kg，灌胃均为 0.075 g/kg。苦杏仁苷 600 mg/kg 普通大鼠灌胃，出现昏睡、呼吸困难、痉挛，在2～5 h内出现死亡，血中检出高浓度氰化物[4]。

【毒性反应】

郁李仁引起中毒，多因误服、过量，或用生品不经久煮、配伍不当或炮制不当等。中毒主要症状：首先有黏膜刺激甚至是腐蚀症状，口中苦涩、咽喉瘙痒、有烧灼感、流涎、恶心呕吐、腹泻，常为水样便，头痛眩晕、乏力、心跳加快、血压升高、神志不清、口唇发绀。中毒病人血呈鲜红色、不凝固。外观肤色为潮红，若中毒后仍存活几小时，死后解剖可见胃、肺、肝、肾及脾脏充血或见出血斑点。并于胃、肺部闻到苦杏仁味。中枢系统的变化为脑膜水肿。

【中毒救治】

如在食用4 h内出现中毒症状，则用（1∶15 000～1∶2 000）高锰酸钾液及大量清水或3%过氧化氢（10 mL加水至100 mL）充分洗胃，催吐，然后服硫代硫酸钠2 g。对症治疗：必要时给呼吸兴奋药、强心药、镇静药及升压药等，重症患者给细胞色素C，视循环、呼吸情况给予其他处理，如吸氧、人工呼吸等。可用生萝卜或白菜1～1.5 kg，捣烂取汁，加红糖或白糖适量，调匀频服；或韭菜根0.5 g

捣烂，开水冲服；地稔根捣烂，开水冲服。中药救治：桂枝、乌药、赤芍各9 g，红花、桃仁各15 g，朱砂（冲服）0.4 g，水煎，早、晚分服；或用甘草、黑大枣各120 g，水煎即服；野牡丹120 g，煎服；绿豆60 g，水煎，加砂糖内服。

【代表方剂】

1.郁李仁散

郁李仁（去皮、尖，炒）、陈橘皮（去白，酒一盏煮干）、京三棱（炮制）各50 g。上三味，捣罗为散。每服15 g，空心煎熟水调下。

2.郁李仁汤

郁李仁（炒）、桑根白皮（炙，锉）、赤小豆（炒）各150 g，陈橘皮（汤浸，去白，炒）100 g，紫苏75 g，茅根（切）200 g。上六味，粗捣筛。每服25 g，水3盏，煎至1盏，去渣温服。

【代表中成药】

郁李仁丸、五仁丸、五仁润肠丸、通幽润燥丸、舒肝调气丸、痔血丸、麻仁滋脾丸、搜风顺气丸、宽中顺气丸、麻仁丸、调气丸、润肠丸、木香顺气丸、木香槟榔丸、八宝丸。

【参考文献】

[1] 朱亚峰.中药中成药解毒手册［M］.4版.北京：人民军医出版社，2012：227.

[2] 叶定江.中药炮制学［M］.2版.北京：人民卫生出版社，2011：619.

[3] 谢婧，张志，李听弦，等.郁李仁不同炮制品及其水煎液中苦杏仁苷的含量比较［J］.中国医院药学杂志，2018，38（19）：2031-2033.

[4] 穆静.苦杏仁苷的研究进展［J］.中药材，2002，25（5）：336.

肿节风

Zhongjiefeng

《江西草药》

本品为金粟兰科植物草珊瑚［*Sarcandra glabra*（Thunb.）Nakai］的干燥全草。

生于山沟、溪谷林阴湿地，分布于华东、中南、西南。夏、秋二季采收，除去杂质，晒干。

肿节风味苦、辛，性平；有小毒。归心、肝、大肠经。具有祛风活血，清热解毒的功效。主治风湿痹痛，肢体麻木，跌打损伤，骨折，痛经，产后瘀滞腹痛，流感，肺炎，急性阑尾炎，急性胃肠炎，菌痢，脓肿等。阴虚火旺及孕妇禁服。宜先煎或久煎。一般内服：煎汤，9~15 g；或浸酒。外用：适量，捣敷；研末调敷；或煎水熏洗。

【毒性成分】

主要毒性成分为氰苷。氰苷在胃肠内水解为氢氰酸，从而阻止细胞代谢，发生细胞窒息，最后可导致患者因呼吸麻痹而死亡。

【减毒方法】

烘干：草珊瑚茎与叶分开，抢水洗净1次，茎12倍量水浸泡1 h，闷润3 h，50 ℃烘干2 h；叶50 ℃烘干4 h，茎叶合用时将茎与叶按2∶1混合[1]。

【减毒原理】

氰苷受热不稳定，加热是除去氰苷的有效方式。同时，氰苷易溶于水，水洗或浸泡均能去除一部分氰苷。

【安全性评价】

肿节风浸膏对雌雄大、小鼠急性经口 LD_{50} 均大于10 g/kg，属实际无毒。小鼠精子畸形试验、小鼠骨髓细胞微核试验、Ames 试验均为阴性，未发现致突变性[2]。

【毒性反应】

肿节风引起中毒，多因过量，或用生品不经久煮。中毒主要症状：临床少数患者有头昏、乏力，个别因使用肿节风注射液引起过敏反应；一般症状为寒战、气促、紫斑或胸闷、心悸、气憋、局部疼痛，或引起皮肤斑丘疹、荨麻疹等；严重者可出现过敏性休克[3]。

【中毒救治】

一般对症治疗。出现过敏性休克时应该首先停药，给予面罩吸氧、心电监护

（氧分压为67%），同时给予抗休克、抗过敏、升血压等综合抢救。出现一般过敏性反应，首先停药，根据过敏反应的症状，给予高流量吸氧，地塞米松注射液5 mg静推，10%葡萄糖酸钙注射液加入25%葡萄糖注射液10 mL静推，盐酸异丙嗪注射液15 mg等对症处理。出现高热时应立即给予安痛定注射液1.8 mL、地塞米松注射液5 mg及异丙嗪注射液13 mg肌注，吸氧[4]。

【代表方剂】

1.金刚活络丹

金刚莲900 g，香五加皮900 g，马钱子霜900 g，三七9 g，藏红花9 g，川橘红9 g，肿节风9 g。

2.三七伤药片

三七52.5 g，草乌（蒸）52.5 g，雪上一枝蒿23 g，冰片1.05 g，骨碎补492.2 g，红花157.5 g，肿节风787.5 g，赤芍87.5 g。

3.止痛接骨散

乳香3 g，没药3 g，三七3 g，萹蓄3 g，肿节风5 g，五加皮5 g，川断5 g，骨碎补9 g，刘寄奴9 g，苏木末6 g，落得打6 g，地鳖虫9 g。

【代表中成药】

肿节风片、肿节风注射液、血康口服液、肿节风分散片、肿节风浸膏、万通炎康片、复方草珊瑚含片、抗癌平丸、三蛇胆川贝糖浆、罗浮山百草油。

【参考文献】

［1］温柔.草珊瑚质量评价及其趁鲜加工可行性探究［D］.南昌：江西中医药大学，2021.

［2］梅全喜，胡莹.肿节风的药理作用及临床应用研究进展［J］.时珍国医国药，2011，22（1）：230-232.

［3］王冰岚，童胜强，颜继忠.肿节风注射液研究进展及临床应用［J］.中成药，2007（3）：426-429.

［4］石建国，马春花.肿节风注射液的不良反应流行病学特点及其防治［J］.中成药，2009，31（11）：1746-1747.

重　楼

Chonglou

《滇南本草》

　　本品为百合科植物云南重楼［*Paris polyphylla* Smith var. *yunnanensis*（Franch.）Hand.-Mazz.］或七叶一枝花［*P. polyphylla* Smith var.*chinensis*（Franch.）Hara］的干燥根茎。云南重楼主产于云南、贵州、四川等地，七叶一枝花主产于广东、广西、江西、福建、陕西、四川等地。秋季采挖，除去须根，洗净，晒干。有毒部位，地下茎，皮部含毒较多。

　　重楼味苦，性微寒；有小毒。归肝经。具有清热解毒，消肿止痛，凉肝定惊的功效。主治疔疮痈肿，咽喉肿痛，蛇虫咬伤，跌扑伤痛，惊风抽搐等。虚火、阴证疮疡者及孕妇忌服。内服：常用剂量3～9 g，水煎。外用：适量，研末调敷。

【毒性成分】

　　主要毒性成分为皂苷及酚类。皂苷类型主要是薯蓣型皂苷和偏诺型皂苷，薯蓣型皂苷中的薯蓣皂苷有轻微的肠胃刺激性。

【减毒方法】

　　重楼配伍姜黄：姜黄可增加重楼的抗肿瘤效果，并降低其急性毒性和缓解胃刺激作用[1]。

【减毒原理】

　　体外吸收实验表明，姜黄素与重楼皂苷联合显著增加重楼皂苷在十二指肠的吸收，增加了重楼皂苷在小肠的总吸收量，也表明姜黄能够促进重楼皂苷的吸收，这可能是重楼配伍姜黄发挥显著抗肿瘤作用的机制之一。重楼皂苷和姜黄配伍后有很好的协同作用。通过重楼配伍姜黄对大鼠的氧化应激，Ⅱ相解毒酶和炎症相关物质的分析，证明了小剂量的姜黄素减轻了重楼皂苷通过ROS-NF-κB炎症途径造成机体损伤。Nrf 2-HO-1二相代谢酶实验证明，小剂量姜黄素加强了重楼皂苷通过Nrf 2-HO-1途径增加自身的代谢减小毒性。因此，小剂量姜黄素可减轻重楼皂苷对机体造成毒副作用[2]。

【安全性评价】

小鼠口服重楼总皂苷 LD_{50} 为（4 300±190）mg/kg，腹腔注射 LD_{50} 为（144.5±23.9）mg/kg，皮下注射 LD_{50} 为（365.5±26.3）mg/kg。皂苷成分是重楼主要毒性成分，用量过大可出现肝损伤。大鼠亚急性毒性实验中总皂苷 265 mg/kg 时，肝细胞有坏死现象。重楼皂苷具有一定的肝细胞毒作用，对肝线粒体细胞膜有破坏作用。中毒时可见肝组织内有散在组织坏死，周围肝细胞体积增大 [3]。

【毒性反应】

重楼引起中毒，多因误服、过量。中毒主要症状：烦躁不安、恶心、呕吐、头痛头晕、腹痛、腹泻，严重者还可出现痉挛抽搐、面色苍白、呼吸困难、发绀等不适症状。对循环系统的影响包括心律不齐、心音低钝、窦性心律加异位、频发房早等。接触重楼后，患者脸部会出现轻度的瘙痒，鼻腔瘙痒、流清鼻涕，继而面部麻木，伴有水肿等 [4]。

【中毒救治】

早期应洗胃、导泻、内服稀醋酸。甘草 15 g 水煎取汁加适量白米醋、生姜汁 60 g 混匀，一半含漱，一半内服。出现痉挛则用解痉剂，可用氯丙嗪、阿托品等制止痉挛的药物。也可以用乌蛇 9 g，全蝎 3 g，厚朴 6 g，甘草 6 g，水煎服制止痉挛。

【代表方剂】

1.治肺痨久咳及哮喘

重楼 25 g，猪肺 500 g，盐适量。猪肺洗净，切片，放入砂锅中，加清水和重楼一起炖煮，去渣，食猪肺，喝汤。

2.治蛇咬伤

重楼 10 g，研成细末，温水送服，每日 3 次，另取鲜重楼捣烂，或加酒糟捣烂涂抹于患处。

【代表中成药】

白驳片、追疗夺命丹、红卫蛇药片、小儿退热冲剂、云南白药气雾剂、万病解毒丸。

【参考文献】

[1] 高岩.重楼炮制工艺及质量研究 [D].北京：北京中医药大学，2018.

[2] 李晶.重楼配伍姜黄抗肿瘤增效减毒机制研究 [D].天津：天津科技大学，2016.

[3] 陈清，阎姝.重楼的药理作用及其毒性反应的研究进展 [J].医药导报，2012，31（7）：886-888.

[4] 王小仙.鼻腔吸入重楼粉末引起过敏反应1例 [J].中国中药杂志，1998，23（5）：55.

草　乌

Caowu

《药谱》

本品为毛茛科植物北乌头（*Aconitum kusnezoffii* Reichb.）的干燥块根。主产于黑龙江、吉林、辽宁、河北、内蒙古等地。秋季茎叶枯萎时采挖，除去须根和泥沙，干燥。

草乌味辛、苦，性热；有大毒。归心、肝、肾、脾经。具有祛风除湿，温经止痛的功效。主治风寒湿痹，关节疼痛，心腹冷痛，寒疝作痛及麻醉疼痛。本品不宜与半夏、瓜蒌、瓜蒌子、瓜蒌皮、天花粉、川贝母、浙贝母、平贝母、伊贝母、湖北贝母、白蔹、白及、犀角同用。生品内服宜慎；阴虚阳盛，热证疼痛者及孕妇忌服。乌头久煎或采用高压蒸制，能减少毒性。如病情需加大乌头用量，更宜久煎，煎煮时间过短易致中毒。常用剂量1.5~3.0 g。一般炮制后用。

【毒性成分】

主要毒性成分为双酯型生物碱，如乌头碱、次乌头碱和中乌头碱等；其次为单酯型生物碱，如苯甲酰乌头胺、苯甲酰中乌头胺、苯甲酰下乌头胺等，毒副作用较前者小；乌头原碱如乌头胺、中乌头胺、下乌头胺等则几乎无毒性。乌头碱毒性最强，内服3~4 mg即可致死。

【减毒方法】

1.炮制减毒

（1）传统法炮制：取草乌，大小个分开，用水浸泡至内无干芯，取出，加水煮至大个切开内无白芯、口尝微有麻舌感时，取出，晾至六成干后切薄片，干燥[1]。

（2）诃子汤泡法：取草乌，放入诃子汤中，室温浸泡3~5 d，日翻动3~5次，至口尝稍有麻舌感取出，低温干燥。

2.配伍减毒

草乌配伍诃子：诃子被誉为"蒙药之王"，与草乌多以配伍药对形式入煎剂。先用诃子对草乌进行炮制解毒，再与诃子配伍入药，双重相互作用即可最大程度地降低草乌的毒性，以确保"减毒增效"的功效。

3.剂型缓毒

剂型不同，药物发挥效果也不完全相同。生草乌因其毒性大，多用于外敷使用，不宜内服。内服多用经炮制后的丸剂，丸剂经口服后，药物成分会随着外层的逐渐吸收而逐步释放，从而达到持久、缓释药效的作用，缓解药物的毒性。因此含草乌蒙药在临床应用当中多以丸剂为主。

【减毒原理】

1.炮制减毒原理

草乌的毒性成分主要是双酯型二萜类生物碱，该类化合物性质不稳定，易水解，其C-8位上的乙酰基水解时失去一分子醋酸，得到相应的苯甲酰单酯碱，若继续水解，则生成乌头原碱，水解产物苯甲酰单酯碱和乌头原碱的毒性较小，从而达到"解毒"的目的。在炮制工艺中，加水、加热处理（包括干热法、湿热法），或蒸法，或煮法都能促进水解反应，使剧毒的双酯型乌头碱分解而"去毒"[2]。通过现代高效液相色谱法、高效液相色谱与质谱联用等检测手段发现，诃子汤炮制的草乌中双酯型生物碱的变化明显小于其他炮制方法[3]。

2.配伍减毒原理

诃子配伍草乌可以减毒存效，诃子含鞣酸，鞣酸与草乌中的生物碱成分结合成难溶性的物质，在胃液的作用下逐步消融，达到减毒效果。

【安全性评价】

草乌生品中3种双酯型生物碱总量为0.358 8%；药典水煮法炮制品中3种双酯型生物碱总量为0.002 2%，3种单酯型生物碱总量为0.036 2%；常压蒸制法炮制品中3种双酯型生物碱总量为0.006 0%，3种单酯型生物碱总量为0.056 7%。生草乌对小鼠灌胃的LD$_{50}$为5.4 g/kg，药典水煮法和常压蒸制法炮制品的最大给药剂量为133.34 g/kg，是人用量的741倍。病理观察显示，与正常组比较，药典水煮法组和常压蒸制法组心脏、肝脏和肾脏均有炎症损伤，可见明显的细胞肿胀和炎细胞浸润。说明各种炮制后的草乌虽然毒性较生品大大减小，但对于动物的各主要脏器仍然存在毒性作用，提示临床上在注意草乌疗效的同时也得注意其用药量，不能通过盲目增加剂量来达到增大疗效的目的[4]。

【毒性反应】

草乌引起中毒，多因未经炮制、用量过大、配伍不当、煎煮时间太短、长期服药等。中毒主要症状：全身发麻，口渴，胃内强烈烧灼感，逐渐出现瘫痪，颜面及四肢痉挛，言语困难，视力、听力下降，神志不清，心律失常，呼吸加快，血压下降，最后因心律失常和呼吸抑制而死亡[5]。

【中毒救治】

症状轻微患者口服诃子汤、酸马奶、绿豆汤等。服量大、时间短的患者，立即用1∶5 000高锰酸钾溶液或清水反复洗胃，待药物洗净后，胃管内注入硫酸镁20 g导泻，促进药物从胃肠内排除，出现心动过缓患者可用阿托品反复注射至心律正常为止[6]。

【代表方剂】

1.乳没乌头汤

制川乌10 g，制草乌10 g，制没药10 g，饴糖30 g。

2.遂藤汤

甘遂2 g，制川乌10 g，制草乌10 g，麻黄10 g，独活15 g，秦艽15 g，汉防己15 g，伸筋草20 g，乌梢蛇20 g，黄芪30 g，白芍30 g，鸡血藤25 g，大枣5枚。

3.活络通痹汤

独活15 g，川续断15 g，制川乌15 g，制草乌15 g，熟地15 g，桑寄生30 g，丹参30 g，黄芪30 g，细辛5 g，牛膝10 g，地龙10 g，乌药10 g，炙甘草10 g，土鳖6 g。

4.活络通经汤

羌活10 g，独活10 g，桑寄生10 g，防风10 g，细辛6 g，川芎10 g，当归10 g，茯苓10 g，牛膝10 g，党参10 g，制川乌10 g，制草乌10 g，制马钱子0.7 g，

川断 10 g，杜仲 10 g，白芍 30 g。

【代表中成药】

天麻杜仲胶囊、小活络丹、追风丸、四虎散、铁箍散、阿魏化痞膏、散风活络丸、三七伤药片、小金丸、追风活血膏、复方曼陀罗药水。

【参考文献】

［1］支美汝，顾欣如，韩舒，等.应用 UPLC-Orbitrap-MS 分析草乌及其不同炮制品化学成分差异［J］.中国中药杂志，2020，45（5）：1082-1089.

［2］王昌利，杨景亮，雷建林，等.附子炮制机理及制品药效毒理研究［J］.现代中医药，2009，29（1）：53-54.

［3］张贵鑫，宋凤瑞，朱禹奇，等.蒙药草乌炮制减毒及质量标准的研究进展［J］.世界科学技术-中医药现代化，2022，24（6）：2418-2425.

［4］王芳静，杨紫莹，金传山，等.产业化生产中草乌不同炮制品的"减毒-存效"研究［J］.中国中药杂志，2020，45（8）：1901-1908.

［5］那仁满都拉，哈达.草乌中毒及其防治［J］.中国民族民间医药，2007，16（2）：108.

［6］黄珍伦.川草乌中毒救治 3 例体会［J］.中国民族民间医药，2009，18（8）：125.

急性子

Jixingzi

《救荒本草》

本品为凤仙花科植物凤仙花（*Impatiens balsamina* L.）的干燥成熟种子。主产于江苏、浙江、河北、安徽等地。夏、秋季果实即将成熟时采收，晒干，除去果皮和杂质。

急性子味微苦、辛，性温；有小毒。归脾、肝经。具有破血消积，软坚散结的功效。主治经闭，积块，噎膈，外疡坚肿，骨鲠在喉等症。孕妇慎用；虚弱及无瘀积者忌用。内服：常用剂量 3～4.5 g，水煎内服或入丸、散。外用：适量研末吹喉、点牙、调敷或熬膏贴。

【毒性成分】

主要毒性成分可能为其种子脂肪油（约占17.9%）部分，油内含十八碳四烯酸约27%。又含甾醇类成分：凤仙甾醇，α-菠菜甾醇，β-谷甾醇[1]。

【减毒方法】

炒黄：用文火炒至外表变色，有爆裂声，并有香气，取出、放凉[2]。

【减毒原理】

急性子经炒后，水煎液的比重和水溶性煎出物的百分含量均显著提高[2]。其炮制减毒原理可能与高温炒制后部分挥发性成分减少有关。

【安全性评价】

急性子油对小鼠灌胃的LD_{50}大于72 g/kg，相当于急性子生药约360 g/kg[3]。急毒实验中，小鼠灌胃给药后，大量汗出，精神兴奋、狂躁，这可能是油中挥发性成分辛、散，容易发汗所致。24 h内连续2次给药，给药初期可见小鼠汗出，躁动不安，饮食减少，第4日起，小鼠状态即有所好转，且日渐恢复。急性子油虽未造成小鼠死亡，但急毒试验中表现出了较大的不良反应，长期用药可能造成伤津及精神异常等不良反应，其毒性还有待于进一步研究[4]。

【毒性反应】

用量过大或长期应用急性子，少数病例出现喉干、恶心、食欲缺乏等[5]。

【中毒救治】

减量或停药后可消失。

【代表方剂】

1.治经闭腹痛，产后瘀血未尽

急性子9 g，捣碎，煎水，加红糖适量服。（《安徽中草药》）

2.治食管癌

急性子、黄药子、代赭石、半枝莲各30 g，水煎服，每日1剂。（《抗癌本草》）

【代表中成药】

复方乌梅酊、斑龙八师丹、急性子洗剂、止痛透骨膏、舒筋止痛酊、消瘀定痛膏、骨刺宁酒。

【参考文献】

[1] 李琼阁，胡敦梅，丁玉峰. 中药急性子化学成分及药理作用的研究进展 [J]. 中国药师，2012，15（2）：262-264.

[2] 林小明. 炮制对急性子水溶性物煎出的影响 [J]. 中成药，1991（2）：44.

[3] 陈明霞，王相立，张玉杰. 中药急性子油类成分分析及毒性考察 [J]. 中国中药杂志，2006（11）：928-929.

[4] 宋少江，彭缨，王淑君. 有毒中药药理与临床应用 [M]. 北京：人民军医出版社，2008：324.

[5] 孔令雷，李莉，杜冠华. 中药急性子毒性的研究进展 [J]. 中药药理与临床，2018，34（5）：155-156.

牵牛子

Qianniuzi

《证类本草》

本品为旋花科植物裂叶牵牛 [*Pharbitis nil*（L.）Choisy] 或圆叶牵牛 [*P. purpurea*（L.）Voigt] 的干燥成熟种子。我国大部分地区均有分布。秋末果实成熟、果壳未开裂时采割植株，晒干，打下种子，除去杂质。

牵牛子味苦，性寒；有毒。归肺、肾、大肠经。具有泻水通便，消痰涤饮，杀虫攻积的功效。主治水肿胀满，二便不通，痰饮积聚，气逆喘咳，虫积腹痛。配伍禁忌：牵牛子与巴豆均是有毒中药，且巴豆有大毒，两药相伍，其毒更剧。胃弱气虚人群忌服；孕妇忌服。一般煎服，常用剂量3～6 g。入丸、散服，每次1.5～3.0 g。

【毒性成分】

主要毒性成分为麦角生物碱和牵牛子苷，麦角生物碱是牵牛子神经毒性的化学物质基础，牵牛子苷除对胃肠的直接刺激可引起呕吐、腹痛、腹泻及黏液血便外，还可能刺激肾脏，引起血尿，重者尚可损及神经系统，发生语言障碍、昏迷等。

【减毒方法】

取净牵牛子，置预热炒制容器内，用文火加热，炒至有爆裂声，稍鼓起，颜色加深，微有香气，断面黄色，取出晾凉。用时捣碎。

【减毒原理】

牵牛子在炒制过程中泻下成分遭到破坏，毒性降低，且炮制后有利于脂肪类油脂、浸出物的析出，更适合入药。

【安全性评价】

牵牛子石油醚、氯仿、正丁醇提取物灌胃小鼠，均不同程度表现出了急性毒性症状，按生药量计算的 LD_{50} 分别是 455 g/kg、32 g/kg、9 g/kg。牵牛子不同提取物对小鼠的急性毒性强度为正丁醇部位>氯仿部位>石油醚部位[1]。

【毒性反应】

牵牛子引起中毒，多因过量。中毒主要症状：早期腹痛、腹泻、头痛、头晕、大量呕吐、大便有黏液及血，继而脱水、电解质紊乱，还可刺激肾脏引起血尿。严重者损及中枢神经，发生语言障碍，甚至休克、死亡。

【中毒救治】

早期应催吐、洗胃，给予牛奶、蛋清等。静脉输液，同时给予维生素K、乳酸钙、肠收敛剂治疗。高烧时给予抗生素。其他对症治疗。可用绿豆120 g，煎汤当茶饮；或用黄芪30 g，党参15 g，白术9 g，云苓9 g，黄连6 g，栀子9 g，仙鹤草30 g，水煎2次内服，4 h服1次。

【代表方剂】

1.治便秘

牵牛子8 g，苏子20 g，桃仁6 g，火麻仁12 g，每日1剂，水煎分3次服。也可单用牵牛子烘干研细末，每次1 g，温开水送服，每日2次，大便已通则停止服药。

2.治小儿内伤乳食，积滞化火

牵牛子、大黄各20 g，共烘干，研细末，6个月以下者，每次0.1 g；6个月至1岁，每次0.15 g；1～3岁，每次0.3 g；3～6岁，每次0.45 g；6～12岁，每次1 g。每日2次，以泻下为度，随后用山药、莲子等调理脾胃。

【代表中成药】

一捻金、大黄清胃丸、山楂化滞丸、小儿化食口服液、开胸顺气丸、木香槟榔丸、复方牛黄清胃丸、槟榔四消丸。

【参考文献】

［1］刘翠华，何金洋.牵牛子不同提取物对小鼠急性毒性的比较研究［J］.大众科技，2016，18（3）：73-75.

威灵仙

Weilingxian

《新修本草》

本品为毛茛科植物威灵仙（*Clematis chinensis* Osbeck）、棉团铁线莲（*C. hexa-petala* Pall.）或东北铁线莲（*C. manshuria* Rupr.）的干燥根和根茎。主产于江苏、安徽、浙江等地。秋季采挖，除去泥沙，晒干。

威灵仙味辛、咸，性温；有小毒。归膀胱经。具有祛风湿，通经络的功效。主治风湿痹痛，肢体麻木，筋脉拘挛，屈伸不利。威灵仙与附子联用易中毒。气虚血弱、无风寒湿邪者忌服。毒性与剂量有关，中毒量为50 g以上。一般内服：煎汤；浸酒或入丸、散。常用剂量6～10 g。外用：捣敷。

【毒性成分】

主要毒性成分为白头翁素、甾醇、皂苷类。

【减毒方法】[1]

常采用炮制法减毒，主要炮制方法如下：

1.传统炮制法

除去杂质，洗净，润透，切段，干燥。

2.酒炒

威灵仙切短段，加入14度黄酒（每100 g药材使用25 mL黄酒），闷润45 min。

3.酒润麸炒

威灵仙药材100 g，加黄酒6%拌匀，闷润10 h后，称取10%蜜麸，于温度180 ℃下炒制，筛取蜜麸皮，放凉，即得[1]。

【减毒原理】

威灵仙炮制的目的是使挥发性的毒性成分原白头翁素蒸发，以降低其毒性。张余生等观察不同炮制品对威灵仙镇痛抗炎作用的影响，发现威灵仙不同炮制品均有镇痛、抗炎作用，其中以酒炙后威灵仙作用较强[2]。威灵仙在经过酒炙以后有效成分溶出增加，在一定程度上使其毒性成分溶出减少从而起到了减毒作用[1]。

【安全性评价】

威灵仙含白头翁素，有刺激性，接触过久可使皮肤发泡，黏膜充血。原白头翁素易聚合生成白头翁素，白头翁素是威灵仙的有毒成分，临床过量服用威灵仙或大剂量长时间外敷均可引起中毒[3-4]。威灵仙水提物灌胃小鼠LD_{50}为13.16 g/kg（相当于原生药剂量138.68 g/kg）[5]。

【毒性反应】

威灵仙引起的中毒多为内服过量，以及外敷过量或时间过长。中毒主要症状：外敷过量或时间过长会导致接触性皮炎，内服过量可引起呕吐、胃腹灼痛、剧烈腹泻、脱水、胃出血，重者可引起低血容量休克，甚至死亡；大剂量威灵仙外敷于腰及膝肘关节处，1 h后自觉灼热，10 h后发生皮肤灼痛和水疱，18 h后反应加重并出现心悸、胸闷、恶心、头昏、四肢乏力、窦性心动过速等症状。

【中毒救治】

皮肤、黏膜中毒者，可用清水、硼酸或鞣酸溶液洗涤。内服中毒者早期用0.2%高锰酸钾溶液洗胃，或服蛋清，或静滴葡萄糖盐水，剧烈疼痛可用阿托品等对症治疗。心律失常，使用阿托品及异丙肾上腺、静脉补液等，并使用甘草15 g，绿豆60 g煎服。

【代表方剂】

1. 治手足麻痹，时发疼痛，或打扑伤损，痛不可忍，或瘫痪等

威灵仙（炒）150 g，生川乌、五灵脂各 120 g，为末。醋糊丸，梧桐子大：每服 7 丸，用盐汤下，忌茶。

2. 治尿路结石

威灵仙 60~90 g，金钱草 50~60 g，每日 1 剂，煎服。

【代表中成药】

八仙油、寒湿痹片、退障眼膏、安阳虎骨药酒、蛇咬丸、三蛇药酒、参麝活络丸、荨麻疹丸、消尔痛酊、消石片、王痹冲剂、妇宝金丸。

【参考文献】

［1］李新竹，杜春洁，鞠成国. 威灵仙炮制历史沿革研究［J］. 中国民族民间医药，2022，31（1）：55-59.

［2］张余生，陆兔林. 炮制对威灵仙镇痛抗炎作用的影响［J］. 中药材，2001，24（11）：815-816.

［3］吴依娜，贺文娟. 中药材威灵仙的化学成分和药理研究概述［J］. 中国医药导报，2008，5（20）：27-28.

［4］吕丹. 威灵仙的药学研究［J］. 海峡药学，1999，11（4）：7-9.

［5］樊青，关建红. 5 种临床常用辛味中药饮片急性毒性初探——探讨毒性中药界定与分级标准的不足［J］. 世界中西医结合杂志，2021，16（8）：1443-1446.

香加皮

Xiangjiapi

《中药志》

本品为萝摩科植物杠柳（*Periploca sepium* Bge.）的干燥根皮。主产于山西、河南、河北、山东等地。春、秋二季采挖，剥取根皮，晒干。香加皮根、茎、叶均有毒。

香加皮味辛、苦，性温；有毒。归肝、肾、心经。具有利水消肿，祛风湿，

强筋骨的功效。主治下肢浮肿，心悸气短，风寒湿痹，腰膝酸软。香加皮含强心苷，禁与含有强心苷类的西药同用。本品不可作五加科植物五加皮的代用品。年老、体弱、孕妇、儿童及高血压患者忌用；血热、肝阳上亢者忌用。一般内服：煎汤 3~6 g；浸酒或入丸、散。

【毒性成分】

主要毒性成分为强心苷类，杠柳毒苷作用强烈。

【减毒方法】

1.炮制减毒

（1）传统法炮制：除去杂质，洗净，润透，切厚片，晒干。

（2）酒炙：将香加皮片与黄酒拌匀，闷润至酒尽时，取出晾干。每香加皮 500 g，用黄酒 60 g。

2.配伍减毒

香加皮配伍人参：人参皂苷配伍杠柳毒苷时，可明显降低杠柳毒苷造成的心律失常的风险，杠柳毒苷与人参皂苷的重量比为 1：15~1：10[1]。

3.改变临床用药方式

香加皮饮片中杠柳毒苷含量差异大、药材的新鲜程度不同、不同用药方式所带来的杠柳毒苷提取率不同等，均有可能造成香加皮的不良反应。如果将香加皮制成具有明确杠柳毒苷含量的提取物或中药配方颗粒，临床药师以这种方式配药，可以消除因杠柳毒苷含量的波动而可能带来的毒副作用。对于含有毒性成分的中药材，此种方法是一种可行的保证毒性成分含量稳定的用药方式[2]。

【减毒原理】

香加皮中含有杠柳毒苷等强心苷类，炮制后可一定程度使强心苷类成分溶解于水或发生水解作用，降低毒性。酒炙后还可增强祛风湿、壮筋骨作用。

【安全性评价】

香加皮不同提取组分小鼠灌胃给药，药材全组分 MTD 可达 16.0 g/kg，相当于临床人用量的 186.6 倍；水提组分 LD_{50} 值为 93.578 g/kg，相当于临床人用量的 1 091.8 倍；醇提组分 LD_{50} 值为 61.388 g/kg，相当于临床人用量的 716.2 倍。香加皮不同组分急性毒性症状为肢体麻痹、腹泻、抽搐、呼吸抑制，香加皮水提、醇提组分小鼠死亡多发生于 48 h 之内[3]。香加皮配方颗粒的腹腔注射和灌胃口服的小鼠LD_{50}分别为10.35（9.66～11.10）g（生药）/kg和89.11（85.44～92.44）g（生药）/kg，通过死亡率法对香加皮进行毒物动力学研究发现，香加皮腹腔注射后在体内的毒效-时间曲线并不符合常规的一室或者二室代谢模型，而是在6～12 h有明显的毒性再升高，可以推测这可能是其毒效物质存在着肝肠循环所致[4]。香加皮配方颗粒蓄积毒性实验表明，其毒效半衰期为10.2 h，应该属于弱蓄积毒性。香加皮单次给药与多次给药的量-毒方程斜率有明显的不同，这表明香加皮毒性可能不仅仅在于其中的杠柳毒苷，进入体内后其代谢产物或其他成分也可能参与了毒性作用[5]。

【毒性反应】

香加皮引起中毒，多因误服、过量。中毒主要症状：恶心呕吐、头痛、头昏、昏迷、血压先升后降、心律失常，以及全身麻痹，最后呼吸循环衰竭。在呼吸循环衰竭时，可于2～3 min内死亡。

【中毒救治】

用0.2%～0.5%鞣酸溶液洗胃，再服通用解毒剂，结肠灌洗。输葡萄糖液或葡萄糖盐液。出现窦性心动徐缓，窦性停搏和房室传导阻滞时，用阿托品1～5 mg，静脉注射，1～3 h后，可重复给药。口服氯化钾或枸橼酸钾5～10 g，有效时间一般于40 min内出现，以后改为每日3次，每次1 g。心律失常时，用干姜6 g，附子12 g，甘草6 g，葱白2节，加水600 mL，煎至300 mL，分2次服，每2～4 h服1次，或肌内注射四逆针2 mL，1日2次。

【代表方剂】

1.治风湿性关节炎，关节拘挛疼痛

香加皮、穿山龙、白鲜皮各15 g，用白酒泡24 h，每天服10 mL。（《陕甘宁青中草药选》）

2.治水肿，小便不利

香加皮、陈皮、生姜皮、茯苓皮、大腹皮各9 g，水煎服。（《陕甘宁青中草药选》）

【代表中成药】

舒筋活血片、颈腰康胶囊、天和追风膏、正骨水、芪苈强心胶囊、伸筋丹胶囊、肾炎消肿片、活血止痛膏。

【参考文献】

［1］高秀梅，刘虹，周昆，等.含有人参皂苷和杠柳毒苷的药物组合物及其用途：中国200910067885.6［P］.2009-08-12.

［2］刘虹，刘芳，朱晓月，等.香加皮产生毒副反应的原因及安全用药对策［J］.中成药，2011，33（1）：134-136.

［3］孙蓉，鲍志烨，黄伟，等.香加皮不同组分对小鼠急性毒性实验比较研究［J］.中国药物警戒，2010，7（10）：579-584.

［4］周昆，徐鑫，屈彩芹，等.香加皮配方颗粒在小鼠体内的毒代动力学研究［J］.辽宁中医杂志，2008，35（3）：451-453.

［5］徐鑫，周昆，屈彩芹.香加皮配方颗粒的急性毒性和蓄积毒性实验研究［J］.江苏中医药，2008，40（10）：117-118.

鸦胆子

Yadanzi

《生草药性备药》

本品为苦木科植物鸦胆子［*Brucea javanica*（L.）Merr.］的干燥成熟果实。主产于福建、台湾、广东、广西、海南和云南等地。秋季果实成熟时采收，除去杂质，晒干。鸦胆子壳及种子均有毒。

鸦胆子味苦，性寒；有小毒。归大肠、肝经。具有清热解毒，截疟，止痢；外用腐蚀赘疣的功效。主治痢疾，疟疾；外治赘疣，鸡眼。临床上注射用鸦胆子油乳剂与舒血宁存在配伍禁忌，两种药物连续滴注会出现白色不溶于水的絮状物。应用上述两药时应合理安排输液顺序，避免两种药液直接接触。孕妇及小儿慎用鸦胆子；胃肠出血及肝肾病人应禁用或慎用。内服：常用剂量0.5～2 g，用龙眼肉包裹或装入胶囊吞服。外用：适量，捣服。

【毒性成分】

主要毒性成分为鸦胆子素A、B、C，糖苷、苦味苷，酚性成分，其中酚性成分毒性最强。在鸦胆子中，能够溶于水、具有苦味的部分毒性较大，而油或壳的部分毒性较小，挥发油对皮肤和黏膜有强烈刺激作用。

【减毒方法】

制霜：取净鸦胆子仁，炒热后研碎，用多层吸油纸包裹，压榨去油，反复数次，至松散成粉不再粘结成饼为度，取出碾细。取原药去壳取仁，炒热后碾碎，用草纸包裹数层，外加麻布包紧，放在榨油机内榨油，使纸吸油，反复数次，至油尽为度。

【减毒原理】

鸦胆子制霜能减少脂肪油的含量而使毒性减弱。

【安全性评价】

小鼠皮下注射鸦胆子苷的 LD_{50} 为 7～10 mg/kg，猫及狗为 0.5～1 mg/kg，达此剂量可使动物白细胞增多、心跳加快、呼吸减慢、肠胃等内脏充血、昏迷、惊厥，最后因呼吸衰竭致死。鸦胆子中所含酚性化合物的毒性最大，小鼠皮下注射 LD_{50} 为 0.65 mg/kg。鸦胆子仁的毒性强于鸦胆子油及壳，口服可致呕吐、腹痛、腹泻及尿闭，猫灌胃的最小致死量约为 0.1 g/kg。小鼠尾静脉注射鸦胆子水针剂的 LD_{50} 为 2.16 g/kg，鸦胆子油静脉乳为 6.25 g/kg。鸦胆子煎剂对雏鸡肌肉注射的 LD_{50} 为 0.25 g/kg，口服为 0.4 g/kg。鸦胆子粗提物注射给药时，出现恶心、呕吐、腹泻、便血等消化道症状，还呈现呼吸促迫、体温下降、肌肉无力、昏迷和死亡[1]。

【毒性反应】

鸦胆子引起中毒，多因误服、过量，或服用方式不当（直接吞服或嚼服）等。中毒主要症状：恶心、呕吐、腹痛、腹泻、出血性胃肠炎，头晕，双下肢无力，呼吸缓慢或困难、神经系统抑制、尿量减少、四肢软弱甚至瘫痪。对皮肤、黏膜有强烈刺激性。

【中毒救治】

前期用1：5 000高锰酸钾溶液洗胃，内服蛋白或牛奶及活性炭。或用甘草9 g，水煎服，继而吃红糖和冷面粥；或大黄10 g，白及12 g，水煎服，每日3次。补液，加维生素C，口服或注射维生素 B_1、B_6、K_4，并给予肾上腺皮质激素。腹剧痛时，注射阿托品等解痉剂；昏睡、呼吸困难时吸氧，给予呼吸中枢兴奋剂，必要时行人工呼吸。胃肠道出血时，用甘草30 g，远志、焦地榆、血余炭各9 g，沙参15g，三七1.5g（冲服），水煎服。

【代表方剂】

1.解毒生化丹

金银花20g，杭白芍15g，甘草6g，三七3g，鸦胆子10粒。

2.清肠解毒汤

白头翁30g，黄芩15g，黄连9g，鸦胆子9g，厚朴9g，藿香9g。

【代表中成药】

鸦胆子油软胶囊、鸦胆子仁软膏、止血痢疾丸、鸦胆子油口服乳液。

【参考文献】

[1] 孙蓉，杨倩.基于功效和物质基础的鸦胆子毒性研究进展 [J].中国药物警戒，2010，7（3）：159-161.

洋金花

Yangjinhua

《滇南本草》

本品为茄科植物白花曼陀罗（*Datura metel* L.）的干燥花。主产于江苏、浙江、福建、广东等地，多为栽培。4～11月花初开时采收，晒干或低温干燥。

洋金花味辛，性温；有毒。归肺、肝经。具有平喘止咳，解痉定痛的功效。主治哮喘咳嗽，脘腹冷痛，风湿痹痛，小儿慢惊，外科麻醉。洋金花主要成分为莨菪碱、东莨菪碱、阿托品，能抑制胃肠道蠕动，使胃排空延缓，加速洋地黄强心苷的溶解和吸收，易导致强心苷中毒。孕妇，外感及痰热咳喘、青光眼、高血压及心动过速患者禁用。内服：常用剂量0.3～0.6g，宜入丸、散；亦可作卷烟分次燃吸（一日量不超过1.5g）。外用：适量。

【毒性成分】

主要毒性成分为生物碱，如莨菪碱、阿托品及东莨菪碱等，其中东莨菪碱含量较高，莨菪碱次之。洋金花全株有毒，其根、茎、叶、花、果实等所含上述成分比例不一，可经消化道及皮肤吸收。

【减毒方法】

1.炮制减毒

（1）传统法炮制：取其原药材，开花期间采收，净制拣去杂质，除去柄，筛去灰屑，即得。

（2）姜酒炙：取姜汁和酒拌匀，喷入切碎的洋金花内，待其吸收，倒入100 ℃热锅内，炒至微焦即可。洋金花每500 g，用生姜60 g，高粱酒60 g。

2.配伍减毒

（1）洋金花配伍麻黄：作为传统止咳平喘药在中药处方中应用普遍。

（2）洋金花配伍生甘草：《本草纲目》中称，水莨菪毒，"以甘草煮汁服之，即解"。

【减毒原理】

1.炮制减毒原理

洋金花内毒性成分生物碱（莨菪烷）属于一类氨基醇脂，易溶于水，因此洋金花通过姜炙加热后，能破坏莨菪烷的结构，发生分解，从而使药物毒性降低。

2.配伍减毒原理

阿托品碱性较强，与生甘草中的甘草酸结合导致溶出增加，同时基于生甘草可能的减毒作用，临床上在使用生甘草与洋金花配伍时，可以增加生物碱溶出从而增强治疗效果，还可能减少中毒风险[1]。洋金花配伍麻黄，可协同增加止咳平喘作用，减少药物剂量，间接达到减毒目的。

【安全性评价】

犬静脉注射洋金花总碱可发生强烈惊厥或角弓反张，终因呼吸衰竭而死亡。MLD 为80 mg/kg，小鼠静注 LD_{50} 为8.2 mg/kg。总碱吸收后，分布全身，可通过胎盘进入胎儿循环；但动物实验表明，它对生殖功能和胎儿均无影响。2.5 mg/kg给犬静注1次，3 d后处死，其13种主要脏器与对照组比较，未见明显的形态差异[2]。

【毒性反应】

洋金花引起中毒，多因误服、过量。首先感到头晕、眼皮重、不说话、站立不稳，继而嗜睡。睡中又可见一系列兴奋现象，如睁眼、抓空、挥动手臂、摸头等无意识动作，少数有谵语。中毒症状和体征可归纳为两大类：一为副交感神经功能阻断症状，包括口干、皮肤潮红、心率、呼吸增快、瞳孔散大、视物模糊等；二以中枢神经系统症状为主，步态不稳、嗜睡、意识模糊、谵妄、大小便失禁、狂躁不安，甚至抽搐、生理反射亢进等，个别病人可出现发烧、白细胞升高、中性粒细胞增加。

【中毒救治】

洋金花中毒一经发现，必须及时抢救。误食 4～6 h 以内者，先以清水或 1:5 000～1:2 000 高锰酸钾溶液洗胃。超过 4 h 则应给硫酸镁 30 g 导泻，小儿按每岁 1 g 口服。5%～10% 的葡萄糖注射液静脉点滴（成人 2 000～3 000 mL/d，小儿 50 mL/kg）促进毒物排泄。如无尿可静脉滴注 20% 甘露醇 250 mL 或给呋塞米 40～80 mg。拮抗剂可用拟胆碱药毛果芸香碱或毒扁豆碱，或抗胆碱酯酶药新斯的明，直至症状缓解，瞳孔缩小，停药指征为流泪、汗出、口干消失。

【代表方剂】

自制麻沸散

洋金花 20 g，生川乌 15 g，生草乌 15 g，栀子 20 g，水蛭 20 g，大黄 15 g，当归 12 g，甘草 15 g，丹参 15 g，泽兰 15 g，透骨草 15 g，桃仁 15 g，红花 15 g。

【代表中成药】

胃溃疡片、洋金花注射液、壮骨伸筋胶囊、如意定喘片、化痔栓、止喘灵注射液、癣宁搽剂。

【参考文献】

［1］李博，石敏娟，付君鸣，等.不同煎煮时间及生甘草配伍对洋金花中生物碱成分的影响［J］.陕西中医药大学学报，2022，45（2）：76-79.

［2］吴和平.洋金花总碱对脑缺血脂质过氧化物的影响［J］.中华麻醉学杂志，1993，13（6）：415.

狼 毒

Langdu

《神农本草经》

本品为大戟科植物月腺大戟（*Euphorbia ebracteolata* Hayata）或狼毒大戟（*E. fischeriana* Steud.）的干燥根。月腺大戟全国均有分布；狼毒大戟主产于东北及河北、内蒙古、山西等地。春、秋二季采挖，洗净，切片，晒干。其根、茎、叶均有毒。

狼毒味辛，性平；有大毒。归肝、脾经。具有逐水祛痰，破积杀虫的功效。主治水肿腹胀，痰、食、虫积，心腹疼痛，慢性气管炎，咳嗽，气喘，淋巴结、皮肤、骨、副睾等结核，疥癣，痔瘘等。不宜与密陀僧同用。狼毒含有皂苷如三萜类、甾体类皂苷，与密陀僧的铅离子作用会产生沉淀现象，而其沉淀具有强烈的毒性，可引起中枢神经中毒症状。本品大毒，内服慎重；孕妇及体虚者忌服。采挖时避免汁液沾染皮肤，否则容易产生过敏反应。冲捣时需戴口罩，否则易引起过敏性皮炎等。常用剂量 1～3 g。一般内服：煎汤或入丸、散。外用：研末调敷，或熬膏外敷，或醋磨汁涂，或取鲜根去皮捣烂敷。

【毒性成分】

主要毒性成分为枇杷素、异狼毒素、狼毒素、狼毒色原酮、新狼毒素 A 以及瑞香酚等黄酮类成分。

【减毒方法】

1. 炮制减毒

（1）传统法炮制：取净狼毒片，加醋拌匀，稍闷，待醋被吸尽后，用文火炒至微干，取出晒干。每 100 kg 狼毒，用醋 30～50 kg。

（2）酒炙：将月腺大戟饮片加入白酒（60 度的粮食酒），配比为每 10 kg 狼毒加入 4 kg 白酒，用文火煮至白酒被狼毒吸干，冷却后置于 60 ℃的烘箱内烘干，晾至常温[1]。

（3）诃子汤炙：将月腺大戟饮片放入诃子汤内，配比为每 10 kg 狼毒加入 1 kg 诃子煮之汤 8 L，用文火煮至诃子汤被狼毒吸干。冷却后置于 60 ℃的烘箱内烘干，晾至常温[1]。

（4）奶炙：将月腺大戟饮片加入酸奶，配比为每 10 kg 狼毒加入 8 L 酸奶，搅拌均匀，闷润至透，用文火煮至酸奶被狼毒吸干，冷却后置于60 ℃的烘箱内烘干，晾至常温[1]。或将瑞香狼毒放入鲜牛奶（300 g狼毒用鲜牛奶240 mL）里，浸泡22 h，用文火煮至牛奶被吸尽后干燥[2]。

2.配伍减毒

狼毒配伍大枣：狼毒具有散结、杀虫的功效，外敷可治疗皮癣、淋巴结核等，大枣性温，味甘、平，具有健脾、养胃的作用。二者配伍，不仅具有散结的效果，大枣健脾养胃的作用还能减少狼毒根的刺激性[3]。

【减毒原理】

1.炮制减毒原理

瑞香狼毒中黄酮、香豆素、木脂素对酸相对稳定；而原酯酸类瑞香烷化合物中的原酯酸部分对酸不稳定，容易形成羧酸和醇，进而增加了化合物的极性和水溶性，从而有可能降低毒性[4]。此外，狼毒内含有生物碱，能与醋中所含的醋酸作用，生成易溶于水的盐类，使其吸收速度快，显效快。醋还能溶解大部分大戟树脂、泽漆毒素等毒性成分。故生狼毒经醋炮制后，毒性显著降低。

2.配伍减毒原理

狼毒与大枣在煎煮过程各成分之间相互影响，抑制了毒效成分岩大戟内酯B和狼毒乙素的溶出。狼毒乙素和岩大戟内酯B既是狼毒大戟毒性作用的主要成分，又是其药效作用的主要成分；狼毒乙素和岩大戟内酯B在水煎剂中的含量过高就会产生毒性，过低又不能充分发挥其药效。研究结果显示，狼毒乙素和岩大戟内酯B的含量在合煎液中分别比狼毒大戟单煎液中显著降低了18.53%和44.69%，说明狼毒大戟在配伍大枣过程中化学成分可能发生相互作用，使狼毒大戟中的毒效成分狼毒乙素和岩大戟内酯B的含量降低；虽然不同的煎煮方式对其含量会有一定的影响，但是配伍作用对主要成分含量的影响更大[5]。

【安全性评价】

1.瑞香狼毒

小鼠灌胃瑞香狼毒总黄酮提取物急性毒性试验，得到LD_{50}为524.8 mg/kg；家兔耳静脉注射75 mg/kg后主要表现角弓反张、痉挛抽搐、呼吸困难，心电图显示心力衰竭；麻醉家兔耳静脉注射25 mg/kg后出现呼吸、脉搏减慢及短暂的脉压增大，随后脉压消失；家兔灌胃700 mg/kg后出现腹痛、腹泻和体温下降，血清GPT、GOT、AKP活性24 h内无变化，而BUN含量显著升高；病理变化以各脏器瘀血、胃肠道出血、肺气肿及心肌纤维、肝细胞和肾小管上皮细胞颗粒变性为主；

对家兔离体肠道运动有抑制作用，对皮肤有中等刺激[6]。

2. 狼毒大戟

小鼠腹腔注射狼毒大戟水提物和醇提物急性毒性试验表明，水提物LD_{50}为275.9 g/kg，醇提物LD_{50}为172.0 g/kg。狼毒大戟水提物对小鼠致突变作用实验中发现，小鼠对狼毒大戟水提物的最大耐受剂量大于360 g/kg，在高（360 g/kg）、中（180 g/kg）剂量时，狼毒大戟水提物对小鼠具有明显的致突变作用，对生殖细胞产生明显毒性，而在低剂量时未见有毒性。说明狼毒大戟低剂量下无显著性生殖毒性，但可能有蓄积毒性[6]。

3. 月腺大戟

月腺大戟注射液动物急性毒性试验中发现，用药30 min后实验小鼠开始出现毒性反应，主要表现为活动减少、步态异常，多数小鼠死亡于给药第1日，未见明显的主要脏器变化和病理学改变，LD_{50}为291.7 g/kg。高剂量（288 g/kg）月腺大戟水提物对小鼠脾脏、肾脏和心脏均具有毒性作用。水提物组的微核率和精子畸变率实验表明，月腺大戟水提物在中、高剂量（144 g/kg和288 g/kg）下有致突变和生殖毒性作用，但在低剂量（77 g/kg）下未发现明显毒性作用[6]。

【毒性反应】

狼毒引起中毒，多因误服、过量等。中毒主要症状：皮肤接触狼毒汁可以发生瘙痒，起水疱，毒汁与眼接触可引起失眠，有报告称，误服或大量与皮损之皮肤接触后，约1 h即感口腔及咽喉部有刺激感，发痒，肿胀，流涎，继则恶心，呕吐，腹痛，腹泻里急后重，甚则便血，胃脘部有烧灼感。亦见头痛，头晕，视物模糊，面色潮红，严重者可惊厥、躁狂、痉挛，或见神志不清、冷汗、尿闭、瞳孔散大、对光反射迟钝、举步不稳、休克，心肌麻痹而死亡。

【中毒救治】

服药如未超过8 h，可用1∶4 000高锰酸钾溶液洗胃，之后服活性炭或通用解毒药。静脉滴注5%葡萄糖生理盐水，并加入维生素C，促进毒物排泄。对症治疗：如剧烈腹泻时给小檗碱，烦躁不安时给镇静药，面红、瞳孔散大可用新斯的明等。中药治疗：杏仁9 g，煎服；或板蓝根30 g，黑豆50粒，加水煎至200 mL，1次内服；或白蔹6 g，水煎即服；或甘草9 g，绿豆15 g，干姜9 g，水煎即服；或绿豆30 g，三颗针15 g，水煎服；或单验方，醋加生姜汁少许煎煮，内服或含漱。皮肤接触用稀醋酸或醋洗涤[7]。

【代表方剂】

1. 苦参饮

苦参 30 g，狼毒 20 g，蛇床子 30 g，归尾 20 g，鹤虱 20 g，艾叶 25 g，花椒 20 g，枯矾 15 g。

2. 狼毒药酒

狼毒 10 g，鸡血藤 10 g，青风藤 10 g，海风藤 10 g，追地风 10 g，天麻 10 g，川乌头 10 g，草乌头 10 g，细辛 10 g，穿山甲 10 g，牛膝 15 g。

【代表中成药】

狼毒软膏、狼毒抑菌乳膏、优福宁胶囊、结核灵片、祛风湿止痛散。

【参考文献】

［1］崔莹，李慧，马岩石，等.月腺大戟炮制前后总内酯、总黄酮、氨基酸含量变化研究［J］.广东化工，2021，48（14）：84-85，105.

［2］江志峰，马晓莉，韩波，等.不同炮制方法对瑞香狼毒化学成分的影响［J］.医学研究与教育，2015，32（1）：1-6.

［3］马立威，樊丽，倪世宇，等.狼毒粉、狼毒大枣汤的单次给药毒性研究［J］.中国医药导报，2018，15（2）：4-8，18.

［4］潘国凤，朱晓新，杨庆，等.醋炙法对瑞香狼毒毒效影响的研究［J］.中国中药杂志，2012，37（10）：1455-1459.

［5］洪博，李文静，刘吉成，等.狼毒大戟配伍大枣合煎液与单煎液主要成分含量的比较研究［J］.中国医院药学杂志，2017，37（15）：1444-1447.

［6］韩波，屈萌，马晓莉，等.狼毒毒性和炮制方法研究进展［J］.中药材，2013，36（2）：330-333.

［7］贝新法，吴少祯.有毒中草药的鉴别与中毒救治［M］.北京：中国中医药出版社，1997：377.

桃 仁

Taoren

《神农本草经》

本品为蔷薇科植物桃 [*Prunus persica*（L.）Batsch] 或山桃 [*P. davidiana*（Carr.）Franch.] 的干燥成熟种子。分布于全国各地。果实成熟后采收，除去果肉和核壳，取出种子，晒干。

桃仁味苦、甘，性平；有小毒。归心、肝、大肠经。具有活血祛瘀，润肠通便，止咳平喘的功效。主治经闭痛经，癥瘕痞块，肺痈肠痈，跌扑损伤，肠燥便秘，咳嗽气喘。孕妇慎用；便溏者慎用；有毒不可过量。常用剂量：5~10 g。

【毒性成分】

主要毒性成分为氰苷，是一种含氰基的苷类（苦杏仁苷），在酶和酸的作用下释放出氢氰酸。

【减毒方法】

1.炮制减毒

（1）传统法炮制：除去杂质。用时捣碎。

（2）燀制：取净桃仁，置沸水中，加热烫至种皮微膨起即捞出，在凉水中稍泡，捞起，搓开种皮和种仁，干燥，筛去种皮。用时捣碎。

（3）炒制：取燀桃仁，至热锅内，用文火炒至表面黄色，略带焦斑时，取出放凉。用时捣碎。

2.配伍减毒

桃仁配伍甘草：甘草有调和的功效，二者配伍减毒增效。出自《伤寒论》桃核承气汤。

【减毒原理】

1.炮制减毒原理

桃仁经燀制后会使苦杏仁酶完全灭活，可防止有效成分苦杏仁苷因酶解而损失。原理是灭活酶的活性，使苦杏仁苷在体内胃酸的作用下，缓缓分解释放出氢氰酸，发挥其作用并降低毒性；桃仁炮制中炒的过程，其实是L-苦杏仁苷向D-苦杏仁苷转化的过程，增加了D-苦杏仁苷的含量，增强了临床疗效。桃仁燀制去皮可降低毒性[1-2]。

2.配伍减毒原理

桃仁甘草合煎液中苦杏仁苷的含量较桃仁单煎液低。在桃核承气汤中，甘草作为使药，在煎煮过程中起到调和桃仁毒性，使全方共奏祛瘀清热之效[3]。

【安全性评价】

燀桃仁水提取物对小鼠灌胃的LD_{50}为55.907 g/kg（未去皮）、82.943 g/kg（去皮），说明燀桃仁去皮具有减毒作用。原因是桃仁的毒性主要由大量苦杏仁苷在体内分解产生氢氰酸所致，但桃仁皮中苦杏仁苷的含量在桃仁中所占比例很小，故推测桃仁皮可能含有其他毒性成分，尚需对桃仁皮中化学成分及其活性进行深入探究[2]。

【毒性反应】

桃仁引起中毒，多因误服、过量，或用生品不经久煮、炮制不当等。中毒潜伏期长短，与年龄、食用量、咀嚼程度、胃内酸碱度及植物品种等均有关。中毒后主要表现为氰中毒的特殊症状，临床上可归为四期。初期：首先出现黏膜刺激现象，恶心呕吐，头痛头晕，全身无力，视觉蒙眬，心跳加速，血压升高等。呼吸困难期：上述症状渐趋严重，呼吸急促或慢或不规则，有恐惧感及胸上部发生疼痛及压迫感，但意识尚存。惊厥期：意识丧失，二便失禁，眼张目凝，瞳孔散大，对光反射消失，发生强度痉挛或发绀，陷于昏迷，血压下降，体温上升，呼吸显著变慢，反射减弱或消失。终期：呼吸高度衰竭或呈陈施氏呼吸，终因呼吸麻痹，心跳停止而死亡。

【中毒救治】

如在食后4 h内出现中毒症状，则用1∶5 000～1∶2 000的高锰酸钾溶液及大量清水或3%过氧化氢充分洗胃催吐，然后服硫代硫酸钠2 g，也可用10%硫代硫酸钠溶液洗胃，并留置100 mL在胃中，使与胃肠道的氢氰酸结合成无毒的硫氰酸化合物，亦可15 min口服1匙硫酸亚铁液。对症治疗：必要时给呼吸兴奋药、强心药、镇静剂及升压药物等，重症病人给细胞色素C，根据循环、呼吸情况给予其他处理，如吸氧、人工呼吸等。中药治疗：杏树根60～90 g，煎汤内服，每4 h1次；生萝卜或白菜1～1.5 kg，捣烂取汁，加红糖或白糖适量，调匀频服。

【代表方剂】

1.桃仁承气汤

桃仁12 g，大黄12 g，桂枝6 g，炙甘草6 g，芒硝6 g。

2.理气宽肠汤

全当归15 g，桃仁10 g，乌药10 g，青皮6 g，陈皮6 g。

3.癫狂梦醒汤

桃仁（去皮、尖）24 g，柴胡9 g，木通9 g，赤芍9 g，半夏9 g，大腹皮9 g，青皮9 g，陈皮9 g，桑白皮9 g，香附10 g，甘草10 g，苏子12 g。

【代表中成药】

五仁丸、强肾镇痛丸、万灵五香膏、活血理伤丸、追风活血膏、五仁润肠丸、通经甘露丸、桂枝茯苓丸、风湿关节炎片。

【参考文献】

［1］何俊，廖茂梁，刘昌孝，等.配伍对三拗汤煎液中苦杏仁苷煎出量的影响［J］.中成药，2011，33（1）：118-120.

［2］许亚韬，孙飞，孟江，等.桃仁焯制机制探讨［J］.中国实验方剂学杂志，2014，22（20）：1-4.

［3］吴巧凤，文欣欣，余陈欢，等.桃核承气汤中桃仁单煎与桃仁甘草合煎的苦杏仁苷含量变化研究［J］.浙江中医药大学学报，2009，33（5）：738-740.

常　山

Changshan

《神农本草经》

本品为虎耳草科植物常山（*Dichroa febrifuga* Lour.）的干燥根。主产于四川、贵州、湖南等地。秋季采挖，除去须根，洗净，晒干。

常山味苦、辛，性寒；有毒。归肺、肝、心经。具有涌吐痰涎，截疟的功效。主治痰饮停聚，胸膈痞塞，疟疾等。有催吐副作用，用量不宜过大。孕妇慎用；正气虚弱，久病体弱者忌服。内服：煎汤，5~9 g；或入丸、散。

【毒性成分】

常山中含有常山碱甲、乙、丙和常山次碱等多种生物碱，其能刺激胃肠道的迷走神经及交感神经末梢，反射地引起呕吐，使胃肠道黏膜受刺激，并损害肝肾，升高血糖等。

【减毒方法】

1.炮制减毒

（1）取常山片，加黄酒或米醋拌匀，闷润至透，置锅内，用文火炒至略呈黄色，取出放凉（常山每100 kg，用黄酒或米醋10~20 kg）。

（2）取常山饮片300 g，置铁锅中炒黄，除去焦屑，冷却后用[1]。

2.煎煮减毒

采用先煎的方式，入汤剂时需在未入其他药时先行煎煮[2]。

3.配伍减毒

相畏配伍：古代以常山配云母、龙骨；近代以常山配陈皮、法半夏、生姜酊；现代以常山碱盐配姜黄素、镇吐药[3]。

4.联合用药

常山碱盐和青蒿素类药物联合用药可以达到增效减毒的目的[4]。

5.结构修饰

近代常以传统方法直接修饰常山碱的结构，如常山酮；现代趋向于利用计算机辅助常山碱衍生物的发现[3]。

【减毒原理】

1.炮制减毒原理

常山中含有常山碱甲、乙、丙和常山次碱等多种生物碱，能刺激胃肠道及呕吐中枢而引起呕吐，用酒浸或炒可缓解其毒副作用[5]。

2.煎煮减毒原理

生常山引起呕吐的原因主要是其中所含的常山碱能够刺激胃肠道的迷走及交感神经末梢，引起反射性的恶心呕吐、腹痛腹泻，同时常山碱和异常山碱也存在较大的细胞毒性。先煎常山可以破坏部分常山碱和异常山碱，抑制其对胃肠神经的刺激和细胞毒性，从而减少毒副作用[2]。

3.配伍减毒原理

常山的相畏配伍是指可以在不减少用量的情况下，将寒凉药性的常山配伍温热药性和/或助阳止吐等作用的药物可缓其寒凉之性，减其催吐作用。将常山碱盐与机制较明确的中枢镇吐剂昂丹司琼、阿瑞匹坦和甲氧氯普胺配伍时，常山碱盐诱导的呕吐现象可被5-HT3受体拮抗剂昂丹司琼、神经激肽-1（NK-1）受体拮抗剂阿瑞匹坦有效拮抗[6]。

4.联合用药减毒原理

常山碱盐与青蒿素类药物联用，一方面可以降低常山碱盐用量，从而减轻其毒副作用；另一方面可解决青蒿素类药物复燃率高且单用易产生耐药性风险的缺陷[4]。

5.结构修饰减毒原理

结构修饰方法可精准获得低毒高效的常山碱衍生物，如对常山碱喹唑酮环的氧化不仅保存了常山碱的抗疟活性，还可降低对宿主细胞的毒性[3]。

【安全性评价】

常山提取物对小白鼠灌胃给药的 LD_{50} 为 18.16 g/kg，LD_{50} 的95%可信限为 15.35～21.49 g/kg[7]，常山氯仿萃取物对小鼠灌胃给药的 LD_{50} 为 16.75 g/kg[8]。

【毒性反应】

常山引起中毒，多因误服、过量，或生品未久煎、炮制不当等。中毒后出现恶心、呕吐、腹痛、腹泻、便血，严重时胃肠黏膜充血或出血，并能抑制循环中枢，引起心悸、心律失常、发绀及血压下降，最后死于循环衰竭。

【中毒救治】

大量呕吐时，肌肉注射氯丙嗪 25～50 mg，每日2次；静脉注射葡萄糖盐水150~2 000 mL，以稀释毒素；口服维生素 B_1、C、K 等。血压下降者，静脉滴注去甲基肾上腺素 2 mg；心功能不全者，酌情给予强心药物，吸氧。中药解毒药物：甘草、生姜各30 g，黄芩9 g，大枣10枚，水煎服，可连服2～3剂；或明矾3 g，大黄、甘草各15 g水煎，分2次服；或甘草45 g，绿豆60 g，水煎频服。如大量呕吐，伴恶心时，用陈皮、甘草各9 g，水煎服。

【代表方剂】

1.常山散

常山38 g，升麻15 g，蜀漆7.5 g。

2.常山大黄汤

常山90 g，炙甘草90 g，大黄90 g，前胡60 g。

【代表中成药】

常山桂心丸、九龙化风丸、截疟七宝丸、圣济鳖甲丸、心速宁胶囊。

【参考文献】

［1］关卿，李嫣.浅议中药毒性及其影响因素［J］.中医药信息，2006（6）：29-31.

［2］刘丹彤，陶晓华，王瑞婷，等.浅谈《伤寒论》中毒性药物的煎煮［J］.中医杂志，2017，58（5）：370-372.

［3］孙颖，赵旭，夏新华，等.常山和常山碱的药理作用及减毒研究进展［J］.中国现代中药，2022，24（12）：2514-2521.

［4］李思迪，李春，代宝强，等.常山碱盐急性毒性及其与青蒿素类药物联合用药增效减毒作用［J］.中国药理学与毒理学杂志，2016，30（8）：808-814.

［5］梁学政，吴昭璇.毒性中药的研究近况［J］.中国药业，2010，19（16）：70-72.

［6］马丽娜，李健，李思迪，等.基于小鼠异食癖模型的常山碱盐呕吐机制［J］.中国实验方剂学杂志，2019，25（22）：34-41.

［7］雷宏东，梁剑平，郭志廷，等.常山提取物急性毒性试验研究［J］.中国畜牧兽医，2011，38（6）：236-238.

［8］夏青，张晓昕，徐柯心，等.《中华人民共和国药典》2015版收载的有毒中药毒性研究概况［J］.环球中医药，2017，10（3）：377-384.

黄药子

Huangyaozi

《千金月令》

本品为薯蓣科薯蓣属植物黄独（*Dioscorea bulbifera* L.）的干燥块茎。主产于湖北、湖南、江苏等地。冬前采挖块茎，洗净，切片晒干。

黄药子味苦、辛，性凉；有小毒。归肝、胃、心、肺经。具有解毒消肿，化痰散结，凉血止血的功效。主治瘿瘤瘰疬，咽喉肿痛，吐血咯血，百日咳，癌肿，蛇伤。外治疮疖等。脾胃虚弱、有肝脏疾患者慎用；痈疽已溃不宜服用。本品对肝脏有一定伤害，肝功异常者忌用。内服：6~9 g；或浸酒；研末1~2 g。外用：适量，捣烂或磨汁敷患处。

【毒性成分】

黄药子的毒性成分主要为薯蓣皂苷及薯蓣毒皂苷。黄药子甲素、乙素、丙素以及鞣质等均能引起急性中毒[1]。另有研究表明，其含有的二萜内酯类物质，是黄药子的主要活性成分和毒性成分，而黄独素B则是其主要的毒性成分[2]。

【减毒方法】

1.炮制减毒

取黄药子适量，加入白芍汁，拌匀闷润约30 min，至白芍药汁吸收完全，控制炒锅在130 ℃，均匀翻炒11 min后取出，放入恒温干燥箱中60 ℃下烘1 h，取出放凉[3]。

2.配伍减毒

（1）黄药子会对肝细胞造成一定损害，而与当归联合使用，可以明显减轻黄药子单独使用的肝损伤，并且两者比例为1∶2时，其减毒作用最佳[4]。

（2）五味子酸甘性温，可敛阴养肝，助肝阳。黄药子和五味子共煎可以达到减毒的效果[5]。

（3）黄药子广泛用于治疗癌症，半枝莲通常与黄药子结合用于临床癌症治疗[5]。

（4）甘草可减轻黄药子毒性，当黄药子与甘草配伍比例为1∶2时，对于黄药子导致肝损害的抑制和缓解作用最强[6]。

（5）黄药子与阿魏酸合用后，可明显减轻造成肝脏损伤的程度[5]。

（6）黄芩、黄柏及二者配伍与黄药子合用时，对黄药子所致肝毒性有缓解作用[7]。

【减毒原理】

1.炮制减毒原理

白芍药汁炙黄药子增强了肝脏对抗氧化应激水平，降低肝脏脂质过氧化水平，增强肝脏NQO1和GCLM蛋白表达水平以及抗氧化酶水平，从而达到炮制减毒的作用[3]。

2.配伍减毒原理

（1）当归能促进肝糖原、蛋白质和DNA的合成，可保护正常肝细胞，支持实验性肝损伤的防治。合用后，由于抑制了mRNA的表达，可避免肝中毒，达到协同解毒的目的。由于当归有效降低了肝细胞中氧化酶和药物代谢酶的活性，故降低了黄药子中黄独乙素和儿茶素的质量分数。黄药子中加入当归后，可以显著提高正常肝细胞的存活率，并抑制LDH、AST和GPT的活性，并降低肝细胞膜的通透性，从而缓解线粒体增生，此为线粒体损伤后的代偿反应。还可以缓解粗面内质网损伤，这是线粒体损伤和能量产生不足引起的继发反应，也避免了胶原纤维的产生[5]。

（2）五味子可减轻黄药子诱导的肝细胞坏死，防止脂质变性，并对各种原因造成的急慢性肝损伤有保护作用[8]。

（3）半枝莲不但在体内外均有明显的抗癌作用，还可以保护肝细胞免受氧化损伤和炎症损伤。半枝莲醇提取物能抑制NF-κB的信号通路，降低炎性损伤，增加GSH含量和抗氧化性，减缓因黄药子醇提物的长期连续给药所引起的肝损伤[5]。

（4）甘草可减轻黄药子毒性，这可能与甘草提高CYP450酶活性，抑制CYP2E1、CYP3A4的mRNA表达有关。甘草降低黄药子肾毒性的机制可能是甘草甜素有活性炭样的吸附作用、肾上腺皮质激素样作用以及其水解物与毒物的中和作用[6]。

（5）阿魏酸能使肝脏中的超氧化物歧化酶和过氧化氢酶的生物活性明显提高，并阻滞体内肝细胞膜脂质的过氧化损伤，从而明显增加机体的抗氧化作用。阿魏酸还能阻滞由黄独素B引起的肝脏损害，并实现预防肿瘤和抗肿瘤的作用[5]。

（6）黄芩和黄柏及其配伍是通过提高肝脏的GSH和抗氧化水平，降低血清ALT、ALP和AST水平，减轻肝组织细胞的损伤，达到保肝效果的[7]。

【安全性评价】

关于黄药子的急性、亚急性和慢性毒性的研究表明，小鼠腹腔LD_{50}为25.49 g/kg，口服LD_{50}为79.98 g/kg，且毒性主要表现为对肝、肾的损害，且肝肾损伤程度与给药的剂量和时间有关[9]。

【毒性反应】

黄药子引起中毒，多因过量或久服等[10]。轻度中毒可见口干、食欲不振、恶心腹痛等消化道反应，严重者可见昏迷、瞳孔缩小、呼吸困难、心肌麻痹而致死，一般临床主要表现为恶心、呕吐、厌油腻、肝功异常或出现黄疸[11]。

【中毒救治】

轻者可以进行洗胃、导泻、内服活性炭，静脉滴注葡萄糖、生理盐水，补充能量合剂、B族维生素、维生素C，佐以清热利湿、退黄、健脾的中药，亦有用绿豆汤内服；或用岗梅半斤，清水5碗煎至2碗饮服。重者加用血制品及凝血酶原复合物。个别肝损伤重、黄疸深者加用肾上腺皮质激素或口服强的松龙60 mg。对症治疗：如出现昏迷，可注射强心兴奋剂，给氧；腹部剧痛时可服用复方樟脑酊止痛[11]。

【代表方剂】

1. 黄药汤

黄药子50 g（捣碎）。

2. 黄药子酒

黄药子500 g，白酒2 500 mL。

【代表中成药】

增生平片、复方鹿仙草颗粒、抑亢丸、白蚀丸、金蒲胶囊、红卫蛇药片、参灵抗癌胶囊、五黄寿命散、乳康合剂。

【参考文献】

［1］赵惠莎.黄药子的药理及毒副作用［J］.浙江中西医结合杂志，2009，19（3）：178-179.

［2］王君明，崔大鹏，崔瑛.黄药子二萜内酯类成分化学、药理及毒性研究进展［J］.中医学报，2011，26（11）：1319-1321.

［3］李炳印，王君明，宋玲玲，等.白芍药汁炙黄药子的炮制减毒工艺及其机制研究［J］.中国中药杂志，2023，48（9）：2455-2463.

［4］刘海洋，路瑞华，李伟，等.以离体肝灌流技术研究当归对黄药子肝毒性的保护作用［J］.中医药信息，2012，29（2）：104-106.

［5］葛肖肖，张盼盼，忤琼，等.基于肝损伤的黄药子配伍减毒及其作用机制研究［J］.现代中医药，2023，43（3）：1-5.

［6］杜立娟，孟祥，倪青.黄药子不良反应及配伍减毒方法研究进展［J］.中华中医药杂志，2017，32（4）：1659-1662.

［7］王秋红，杨欣，王蒙，等.黄芩与黄柏协同保护黄药子致肝毒性的实验研究［J］.中国中药杂志，2016，41（5）：898-903.

［8］杨辉，李多娇，王彦云，等.五味子影响黄药子肝肾毒性的实验观察［J］.临床药物治疗杂志，2008，6（1）：29-34.

［9］张盼盼，仵琼，葛肖肖，等.黄药子毒性成分及其致毒机制研究进展［J］.现代中医药，2023，43（2）：8-12.

［10］葛汝青，李卫星.黄药子复方导致药物性肝炎一例［J］.中医临床研究，2016，8（29）：88.

［11］杜丽霞，罗明媚，刘树民.黄药子现代毒理学研究进展［J］.辽宁中医药大学学报，2007（3）：71-72.

麻 黄

Mahuang

《神农本草经》

本品为麻黄科植物草麻黄（*Ephedra sinica* Stapf）、中麻黄（*E. intermedia* Schrenk et C. A. Mey.）或木贼麻黄（*E. equisetina* Bge.）的干燥草质茎。主产于吉林、辽宁、内蒙古、河北、山西等地。秋季采割绿色的草质茎，晒干，除去木质茎、残根及杂质，切段。

麻黄味辛、微苦，性温。归肺、膀胱经。具有发汗散寒，宣肺平喘，利水消肿的功效。主治风寒感冒，胸闷喘咳，风水浮肿。蜜麻黄润肺止咳，多用于表证已解，气喘咳嗽。凡素体虚弱而自汗、盗汗、气喘者，均忌服；本品能兴奋中枢神经，多汗、失眠患者慎用。常用剂量为2～10 g。内服：煎汤（宜先煎，去水面浮沫），1.5～10 g；或入丸、散。

【毒性成分】

麻黄中含有多种苯丙胺类生物碱，其药理、毒理作用与冰毒类毒品较为相似，服用过量会导致中枢神经兴奋、血压升高、紫绀等毒副作用[1]。麻黄的有效成分中，麻黄碱和伪麻黄碱都有一定毒性，病人口服过量麻黄碱（治疗量的5～10倍）可引起中毒，甚至心肌梗死或死亡[2]。

【减毒方法】

1.炮制减毒

（1）蜜麻黄：取麻黄段，加炼熟的蜂蜜与开水少许，拌匀，稍闷，置锅内用文火炒至不粘手为度，取出，放凉（麻黄每100 kg，用炼蜜20 kg）。

（2）麻黄的炮制要求基本都是"去节"，同时煎煮时要"先煮麻黄，去上沫"。随着煎煮时间延长，麻黄碱煎出量增加，以煎煮30 min 为最佳[3]。

2.配伍减毒

（1）麻黄配伍甘草：麻黄甘草的药对最早见于《金匮要略·水气病脉证并治》。

（2）麻黄配伍桂枝：《伤寒论》的麻黄汤中麻黄、桂枝相伍，属君臣为用。

（3）麻黄配伍附子：《金匮要略·水气病脉证并治》第14篇第26条麻黄附子汤中麻黄、附子相伍，麻黄主入太阳，功在祛邪；附子主入少阴，功在扶正。

（4）麻黄配伍杏仁：两者相合，属相使之用，善于治疗肺金受邪之咳喘病，因此有"麻黄以杏仁为臂助"之说。

（5）麻黄配伍生石膏：麻杏甘石汤最先见于《伤寒论》，以麻黄为君，石膏为臣。

【减毒原理】

1.炮制减毒原理

（1）麻黄最传统的炮制方法为蜜炙，蜜炙麻黄可缓解麻黄之燥烈之性，麻黄中的麻黄碱经蜜炙和清炒后含量略下降[4]。

（2）减少煎煮次数，汤液中有效成分提取率低；日服药频次降低，患者摄入剂量减小；"先煮麻黄，去上沫"，既保证有效成分的煎出，又对药液进行去沫精制；因为"沫令人烦"，可能与麻黄先煎不去沫，提高大鼠自主活动、发汗、心率、血压有关。

2.配伍减毒原理

（1）麻黄与甘草配伍使用后，减少伪麻黄碱从血浆向组织的分布，加快去甲麻黄碱和去甲伪麻黄碱的体内消除，从而减少它们在体内的蓄积，进而起到减毒作用[5]。

（2）在麻黄与桂枝的配伍应用中，研究表明桂枝可降低麻黄诱导的前额叶皮质氧化应激，对麻黄诱导的前额叶氨基酸神经递质变化具有神经保护作用，是一种有效的抗麻黄神经毒性的神经保护剂[6]。

（3）麻黄、附子配伍可彼此抑制效应成分的溶出，降低其血浆和组织达峰浓度，加速清除、降低单酯型乌头生物碱的排泄率，作用相辅相成[7]。

（4）杏仁可调节血压与心肌的兴奋性，缓解麻黄的不良反应，麻黄可通过调节缺氧反应、细胞凋亡等生物过程，降低杏仁的毒副作用[8]。

（5）麻黄和石膏以1∶2比例配伍对麻黄碱及伪麻黄碱的溶出具有抑制作用，以1∶4比例配伍能促进其溶出，但溶出量不增加[9]。

【安全性评价】

麻黄水提取物，小鼠腹腔注射的LD_{50}为650 mg/kg；麻黄挥发油，小鼠灌服、腹腔注射LD_{50}分别为2.79 mL/kg和1.35 mL/kg。麻黄碱毒性大于伪麻黄碱，可引起小鼠眼球突出，举尾反应，发绀，眼眶内出血等[10]。

【毒性反应】

由麻黄引起中毒，多因给药时间、用药超剂量、联用药物的相互作用及患者的自身因素。出现中枢神经和交感神经兴奋症状，如烦躁不安、神经过敏、耳鸣、失眠、恶心、呕吐、颜面潮红、上腹部不适、食欲不振、口渴、出汗、血压升高、头痛、头晕、心慌、血糖升高、心前区疼痛、心动过速，严重者排尿困难、心动过缓、心律失常，最后可因心力衰竭、心室颤动及呼吸衰竭而死亡。麻黄中毒的潜伏期一般约为0.5~2 h[11]。

【中毒救治】

催吐用1∶5 000的高锰酸钾溶液洗胃，用硫酸镁或硫酸钠导泻。如有高度兴奋时，可用氯丙嗪对抗麻黄碱毒性，因其具有减弱皮质兴奋过程、降压血管扩张作用，且能抑制呕吐中枢、抗惊厥和降温等作用。肌注或静滴，也可给镇静剂苯巴比妥钠肌注0.1 g，或水合氯醛灌肠。可及时皮下注射硫酸阿托品1 mg，15 min后视情况可重复注射1次，必要时给升压药物维持血压。中药治疗：大黄9 g，厚朴9 g，木香6 g，元明粉15 g，甘草6 g，水煎2次合在一起，分2次服完，每4 h服1次；还可用绿豆15 g，甘草30 g，加水煎300 mL，每2 h服150 mL，连服3~5剂[11]。

【代表方剂】

1.麻黄汤

麻黄（去节）9 g，桂枝6 g，杏仁（去皮尖）6 g，甘草（炙）3 g。

2.麻杏石甘汤

麻黄（去节）9 g，杏仁（去皮尖）9 g，甘草（炙）6 g，石膏（碎，锦裹）18 g。

【代表中成药】

麻甘颗粒、小青龙颗粒、小儿清肺化痰颗粒、复方川贝精片、消炎止咳片、表实感冒颗粒、连花清瘟胶囊、麻杏止咳片、千柏鼻炎片、通宣理肺丸、麻黄止嗽丸。

【参考文献】

［1］王耀东，李灿，杨勇，等.基于粪便代谢组学的麻黄细辛附子汤毒性作用机制研究［J］.中国药房，2023，34（2）：144-149.

［2］秦丽.张仲景解表方剂中麻黄的用法用量初探［J］.医学理论与实践，2019，32（17）：2813-2815.

［3］蔡佳佳，宋永刚，宋小莉，等.鲜麻黄"先煎去沫"实验研究［J］.辽宁中医药大学学报，2014，16（5）：46-47.

［4］钟凌云，祝婧，龚千锋，等.炮制对麻黄发汗、平喘药效影响研究［J］.中药药理与临床，2008，24（6）：53-56.

［5］李志华，颜苗，张毕奎，等.基于药动学的甘草配伍减毒机制研究进展［J］.中草药，2015，46（23）：3611-3616.

［6］张文静，郭桂明，范峥，等.麻黄及其提取物的应用安全性研究十年概述［J］.环球中医药，2021，14（1）：173-178.

［7］叶晓滨.麻黄常用药对化学成分与药理作用的研究进展［J］.中医研究，2021，34（3）：57-62.

［8］朱明丹，张丽红，林杨，等.基于网络药理学探讨麻黄-杏仁配伍增效减毒的科学内涵［J］.亚太传统医药，2021，17（4）：156-161.

［9］梁艳妮，余沛，王征，等.麻黄与石膏不同配伍对主要成分溶出量的影响［J］.中国药师，2019，22（1）：48-52.

［10］秦丽.对中药麻黄的质量、成分、药理以及毒性方面的认识和体会［J］.海峡药学，2018，30（3）：13-15.

［11］王芝春，李逢菊，杨静.浅谈麻黄的不良反应［J］.科技信息，2010（13）：407-408.

绵马贯众

Mianmaguanzhong

《神农本草经》

本品为鳞毛蕨科植物粗茎鳞毛蕨（*Dryopteris crassirhizoma* Nakai）的干燥根茎和叶柄残基。主产于黑龙江、吉林、辽宁等地。秋季采挖，削去叶柄、须根，除去泥沙，晒干。

绵马贯众味苦，性微寒；有小毒。归肝、胃经。具有清热解毒，凉血止血，杀虫的功效。主治风热感冒，温毒斑疹，吐血，咳血，衄血，便血，崩漏，血痢，带下及钩、蛔、绦虫等肠寄生虫病。阴虚内热及脾胃虚寒者不宜，孕妇慎用。内服：用量4.5～9 g，煎汤，或入丸、散。外用：研末调涂。

【毒性成分】

主要毒性成分为绵马酸类、黄绵马酸类等成分，以及间苯三酚类。这些成分对无脊椎动物的平滑肌有毒，能使绦虫或钩虫虫体肌肉麻痹变硬而脱离寄生主的肠壁。

【减毒方法】

1.炮制减毒

取净绵马贯众置热锅内，用武火或中火炒至表面焦黑色，喷淋少量清水，熄灭火星，取出晾干[1]。

2.用法用量

注意用药剂量，内服入汤剂用量不宜超过10 g。服绵马贯众时忌油。

【减毒原理】

1.炮制减毒原理

炮制成绵马贯众炭之后寒性减轻，止血作用增强，出血时间和凝血时间比生品明显缩短，且疏导不留瘀，除热性血崩之外使用范围相对更加宽泛，但使用剂量仍然需要慎重[2]。

2.用法用量原理

使用绵马贯众时强调要根据患者年龄和身体状况确定用药剂量。由于脂肪能促进其化学成分的吸收，所以肥胖人群易发生因过量而中毒的反应（目前尚没有明确有毒成分）；服用含有绵马贯众的药物时，须忌食脂肪类食物，解救绵马贯众中毒时也要禁用含油脂类的药物[2]。

【安全性评价】

绵马贯众水提成分的小鼠口服 LD_{50} 为104.1 g/kg，另有研究数据为170.65 g/kg，两者均为药典规定临床用量（0.15 g/kg）的500倍以上，提示为无毒级别[3-5]。绵马贯众的主要化学成分绵马贯众素和绵马酸的小鼠口服 LD_{50} 分别为640 mg/kg 和298 mg/kg。绵马贯众注射液静注2 mL，对兔的呼吸、血压无明显影响，大剂量连续多日注射也未见主要脏器有明显影响，小鼠静注 LD_{50} 为1.7 g/kg，提示这两种化合物的毒性极小[6]。绵马贯众部位Ⅱ的急性毒性实验，测得1日灌胃给药对小鼠的 LD_{50} 为8 890 mg/kg（95%可信区间为6 405～12 338 mg/kg），治疗指数为148[7]。

【毒性反应】

导致绵马贯众中毒的主要原因是用量过大或误用其他基源的贯众。绵马贯众的轻度中毒症状包括头痛、头晕、恶心、呕吐、腹泻，严重时可引起谵妄、抽搐、惊厥、昏迷、黄疸和视力损伤。过量服用可能会导致永久性肝肾损伤、昏迷，甚至引发呼吸和心脏衰竭而导致死亡。

【中毒救治】

首先服用盐类导泻，然后服用通用解毒剂。对症治疗：若出现恶心呕吐、腹泻等应立即停服该药，并给予肌注胃复安10 mg，静脉滴注5%葡萄糖盐水，补充维生素等；出现痉挛、惊厥时，可给予苯巴比妥等中枢镇静剂，必要时给氧，用呼吸兴奋剂。

【代表方剂】

1.抗感颗粒

金银花210 g，赤芍210 g，绵马贯众70 g。

2.解毒散

白矾20 g，雄黄50 g，绵马贯众100 g。

【代表中成药】

抗感颗粒、乙肝扶正胶囊、大活络丸、贯黄感冒颗粒、贯众清热灵喷雾剂、连花清瘟胶囊、抗病毒合剂。

【参考文献】

[1] 刘克海，吴纯洁，韩萍，等.贯众炮制的历史沿革 [J].时珍国医国药，2004（8）：545-546.

[2] 赵晓悦，梁宇，孔德文，等.贯众毒的历史认识与现代研究 [J].中药药理与临床，2019，35（2）：156-159.

[3] 崔月曦，刘合刚.贯众的研究进展 [J].中国现代中药，2014，16（12）：1043-1048.

[4] 夏青，张晓昕，徐柯心，等.《中华人民共和国药典》2015版收载的有毒中药毒性研究概况 [J].环球中医药，2017，10（3）：377-384.

[5] 张智，闪增郁，向丽华，等.15味有毒中药小鼠半数致死量的实验研究 [J].中国中医基础医学杂志，2005（6）：435-436.

[6] 刘金成，张娟.贯众的药理研究 [J].黑龙江医药，2008（4）：78-79.

[7] 高增平，陆蕴如，江佩芬，等.绵马贯众部位Ⅱ的抗疟作用和急性毒性实验研究 [J].北京中医药大学学报，2002（2）：52-53.

蛇床子

Shechuangzi

《神农本草经》

本品为伞形科植物蛇床 [Cnidium monnieri（L.）Cuss.] 的干燥成熟果实。主产于河北、山东、江苏、浙江等地。夏、秋二季果实成熟时采收，除去杂质，晒干。

蛇床子味辛、苦，性温；有小毒。归肾经。具有燥湿祛风，杀虫止痒，温肾壮阳的功效。主治阴痒带下，湿疹瘙痒，湿痹腰痛，肾虚阳痿，宫冷不孕等。下焦有湿热，或肾阴不足，相火易动以及精关不固者忌服。蛇床子所恶之药有三：牡丹、巴豆、贝母。内服：煎汤3~10g；或入丸、散剂。外用：适量，多煎汤熏洗；或研末调敷。

【毒性成分】

蛇床子素又名甲氧基欧芹酚或欧芹酚甲醚，其化学名称为7-甲氧基-8-异戊烯基香豆素。蛇床子素可能是蛇床子的毒性物质基础[1]。

【减毒方法】

1.炮制减毒

（1）炒制：蛇床子生品炒黄，40 ℃恒温下干燥即得炒制品。

（2）蒸制：蛇床子生品蒸5 h，40 ℃恒温下干燥即得蒸制品[2]。

（3）地黄汁制：蛇床子生品用地黄汁闷润1 h，蒸锅蒸2 h，40 ℃恒温干燥，重复上述操作2次即得地黄炮制品[3]。

（4）酒炙：酒蒸蛇床子的最佳炮制工艺为蛇床子30 g，加入黄酒4 mL，浸润18.5 h，再蒸制10 h[4]。

2.配伍减毒

蛇床子配伍牡丹皮、浙贝母、生地黄可以降低肝肾损伤。

【减毒原理】

1.炮制减毒原理

蛇床子素为香豆素类化合物，易溶于水，在碱性条件下易水解。其C-8位经水解取代基的适当位置上有>C=O、>C=C<、环氧等结构者，可与水解新生成的酚羟基起缔合、加成等作用，阻碍内酯的恢复，从而达到"解毒"的目的。在炮制工艺中，加酒、加热处理或煮法都能促进水解反应。

2.配伍减毒原理

蛇床子通过配伍牡丹皮、浙贝母、生地黄等含碱性的中药材可以降低蛇床子毒素，通过加热煎煮促进水解反应进一步降低毒性，减毒效果明显。

【安全性评价】

小鼠单次灌胃给予蛇床子素 LD_{50} 为 3.45 g/kg，95% 置信区间为 3.03 ~ 4.03 g/kg[5]。蛇床子醇提物的 LD_{50} 为 17.45 g（原生药）/kg，95% 置信区间 15.72 ~ 19.36 g（原生药）/kg[6]。

【毒性反应】

蛇床子使用不当（长期用药、自行用药或过量使用）可能出现中毒反应。中毒主要症状：口舌发麻，恶心呕吐，头晕，心悸，出汗，胸闷，四肢无力，口干，口鼻生疮等。此外，过量使用可能导致神经系统中毒，出现谵妄、幻觉、昏迷等症状，同时还会引起心律不齐等心血管疾病。

【中毒救治】

蛇床子中毒时要停止进食和接触蛇床子的任何部分，用温水和肥皂彻底清洗接触部位，以减少毒素吸收。严重者应催吐、洗胃、导泻后对症处理，并且可服用绿豆甘草汤：绿豆30 g，甘草10 g。救治外用出现皮肤潮红、剧痒时，口服赛庚啶片、外搽丙酸培氯美松霜后可缓解。

【代表方剂】

1.蛇床子散

蛇床子15 g，川椒15 g，明矾15 g，苦参15 g，百部15 g。

2.蛇床子汤

威灵仙10 g，蛇床子10 g，当归尾10 g，缩砂壳6 g，土大黄10 g，苦参10 g，老葱头14个。

【代表中成药】

复方苦参洗剂、洁尔阴泡腾片、皮肤康洗液、痔疾洗液、乌蛇止痒丸、金蝉止痒胶囊、蚕蛾公补合剂、仙珍骨宝胶囊。

【参考文献】

[1] 杨兴国，刘晓龙.蛇床子素对小鼠急性毒性的研究 [J].中国畜牧兽医文摘，2012，28（8）：196-198.

[2] 袁诗农，贾玉倩，张亚京，等.多指标-响应面法结合熵权法优选酒蒸蛇床子炮制工艺 [J].中国现代应用药学，2024，41（3）：347-353.

[3] 袁诗农，刘梦桐，段绪红，等.蛇床子炮制历史沿革、化学成分及药理作用研究进展 [J].中国野生植物资源，2023，42（3）：74-81.

[4] 田茂军，李煜，范志芳，等.蛇床子不同炮制品中的总黄酮含量测定 [J].广州化学，2019，44（1）：62-65.

[5] 黎为能，肖刚，卢笛，等.蛇床子素对小鼠的半数致死量测定 [J].现代医药卫生，2013，29（10）：1444-1445.

[6] 华桦，赵军宁，鄢良春，等.蛇床子毒性效应谱及剂量-反应关系研究 [J].中药药理与临床，2012，28（5）：134-137.

商 陆

Shanglu

《神农本草经》

本品为商陆科植物商陆（*Phytolacca acinosa* Roxb.）或垂序商陆（*P. americana* L.）的干燥根。主产于河南、安徽、湖北等地。秋季至次春采挖，除去须根和泥沙，切成块或片，晒干或阴干。

商陆味苦，性寒；有毒。归肺、脾、肾、大肠经。具有逐水消肿，通利二便；外用解毒散结的功效。用于水肿胀满，二便不通；外治痈肿疮毒。孕妇禁用。对水肿胀满、小便不利者，常与甘遂、大戟等配伍应用。用新鲜商陆，酌加食盐，捣烂外敷，可治疮疡肿毒，有消散作用。内服：煎汤，3～10 g；或入散剂。外用：适量，捣敷。

【毒性成分】

商陆的毒素成分主要为商陆毒素，为三萜皂苷类化合物，又称"商陆皂苷"，可溶解于水，以美洲商陆毒性最大。商陆致肾毒性是多个化学成分（毒性成分）共同作用的结果。商陆皂苷 A、商陆皂苷 B、商陆皂苷 C、商陆皂苷 D、商陆皂苷 F 都具有一定毒性作用。

【减毒方法】

炮制减毒：醋商陆的炮制工艺多为取净商陆，加醋拌匀，闷润至透，待醋吸尽，用文火炒至微干，取出晾凉。商陆每 100 kg，用醋 30 kg [1]。

【减毒原理】

商陆正丁醇部位可能是其导致肝肾毒性的主要部位，醋炙后能够降低商陆正丁醇部位的肝肾毒性。商陆诱导的肝肾毒性与胆汁酸代谢紊乱相关，醋炙能够显著改善胆汁酸代谢紊乱，从而降低肝肾毒性 [2]。

【安全性评价】

采用商陆水浸剂、煎剂或酊剂给小鼠灌胃给药，其 LD_{50} 分别为 26 g/kg、28 g/kg 和 46.5 g/kg；若采用腹腔注射，则 LD_{50} 为 1.05 g/kg、1.3 g/kg 和 5.3 g/kg，说明服用方式不同，中毒致死的药量不同 [3]。

【毒性反应】

商陆中毒主要与误用伪品、炮制方式不当或过量使用有关[4]。商陆的急性中毒症状主要表现在服用过量后会出现恶心、呕吐、腹泻、头痛、语言不清、躁动和肌肉抽搐等，严重者昏迷、瞳孔散大，心力衰竭和呼吸抑制死亡。商陆的慢性毒性主要体现为对肝、肾的损伤[5]。

【中毒救治】

催吐，用1∶5 000高锰酸钾溶液洗胃。输液，促进利尿，排除毒素。用甘草50～100 g，绿豆50～100 g捣烂，急煎服。农药中毒施救，如补充B族维生素、维生素C、阿托品等。食用醋漱口，频服浓清茶[6]。

【代表方剂】

1.商陆汤

商陆15 g，桑白皮30 g，羌活15 g。

2.疏凿饮子

泽泻12 g，赤小豆（炒）15 g，商陆6 g，羌活（去芦）9 g，大腹皮15 g，椒目9 g，木通12 g，秦艽（去芦）9 g，槟榔9 g，茯苓皮30 g。

【代表中成药】

痰净片、珍宝解毒胶囊、七十味松石丸、达肺草、四十二味疏肝胶囊、解毒胶囊。

【参考文献】

［1］林晗，彭东辉，李彪，等.商陆的炮制研究进展［J］.中药材，2021，44（9）：2232-2239.

［2］丁锐，王奎龙，沈梦丹，等.醋炙商陆正丁醇部位降低肝肾毒性作用机制研究［J］.中草药，2023，54（3）：798-807.

［3］王莺杰，李思学.商陆的药理作用研究及展望［J］.生物化工，2019，5（5）：137-139，143.

［4］吕瑞华，冯昭，马添翼，等.商陆的研究进展［J］.中草药，2020，51（18）：4798-4808.

［5］黄宏威，刘传鑫，颜昌锡，等.商陆的化学成分与药理作用研究进展及质量标志物的预测分析［J］.国际药学研究杂志，2020，47（3）：188-198.

［6］祝之友.商陆中毒解说［J］.中国中医药现代远程教育，2019，17（6）：49.

雪上一枝蒿

Xueshangyizhihao

《中华本草》

本品为毛茛科植物短柄乌头（*Aconitum brachypodum* Diels）等多种乌头属植物的块根。主产于陕西、四川、云南等地。夏末秋初挖取块根，去掉苗叶及小根，洗净晒干，装麻袋内撞击之，使外表光滑。放干燥处，防潮湿及虫蛀。

雪上一枝蒿味苦、辛，性温；有大毒。归肝经。具有祛风除湿，消炎镇痛的功效。主治风湿骨痛，跌打损伤，肢体疼痛，牙痛，疮疡肿毒，癌性疼痛等。本品剧毒，未经炮制，不宜内服；治疗剂量与中毒量比较接近，必须严格控制用量。孕妇、老弱、婴幼儿及心脏病、溃疡病患者均禁服；酒剂禁内服。内服：研末，每次不超过 0.02 g，一日量不超过 0.04 g。外用：适量，浸酒涂搽；或研末调敷；或煎汤熏洗。

【毒性成分】

雪上一枝蒿主要含有雪上一枝蒿甲、乙、丙、丁、戊、己、庚素，乌头碱、次乌头碱、丽鲁碱、雪乌碱等成分，其主要有毒成分为乌头类生物碱，且易溶于乙醇，故生药泡酒容易中毒，尤其对心脏毒性更大。乌头碱毒性较剧，内服 0.2 mg 即可中毒，3～4 mg 即可致死[1]。

【减毒方法】

1.炮制减毒

雪上一枝蒿因有剧毒，未经严格炮制，不宜内服。炮制最常用的方法是水煮法[2]。

2.配伍减毒

雪上一枝蒿与金不换按一定比例配伍具有减毒增效的作用[3]。

3.用法用量

每日用量为25～50 mg，极量为70 mg。

【减毒原理】

1.炮制减毒原理

雪上一枝蒿的毒性物质为乌头类生物碱，在煎煮过程中，乌头碱遇水、加热可以水解成毒性较低的单脂型生物碱（次乌头碱），继续水解可生成毒性更小的乌头原碱。但如果煎煮不够，或大块块根未煮透心，则易引起中毒事件发生。

2.配伍减毒原理

金不换的解毒机制是通过降低心肌内Ca^{2+}的浓度，提高CYP3A1、CYP3A2的活性，从而起到保护心肌细胞和肝脏的作用。金不换解乌头毒的效应可能和金不换对胃肠道的舒张作用有关[4]。

3.用法用量减毒原理

雪上一枝蒿多为外用，内服慎用，宜在医师指导或监视下服用。中毒程度与服药剂量有一定关系，即用量越大，毒性作用越大。雪上一枝蒿的主要化学成分有次乌头碱，中乌头碱，雪上一枝蒿甲素等，易溶于乙醇，且乙醇有促进其吸收作用，故生药泡酒易发生中毒，对心脏毒性更大[5]。

【安全性评价】

雪上一枝蒿不同提取部位对小鼠均有不同程度的毒性作用，氯仿部位提取物毒性为高毒，对小鼠的经口LD_{50}为37.991 mg/kg，石油醚部位、正丁醇部位提取物微毒，对小鼠的经口LD_{50}分别为6 766.928 mg/kg、5 492.337 mg/kg[6]。

【毒性反应】

雪上一枝蒿引起中毒多因超量服用，与酒同用，生品内服，擅自用药，误服药物，个体差异，煎煮时间太短等[7]。中毒症状主要表现为迷走神经强烈兴奋，出现流涎、呕吐、腹痛、心律失常、血压下降、口舌发麻，肢端瘙痒、灼痛，继而肢体或全身麻木，感觉消失；心悸、头昏。重者可见肢体僵硬、强直，牙关紧闭，谵妄狂躁，呼吸抑制以至昏迷休克、呼吸困难或抽搐昏迷，可因循环和呼吸衰竭而死亡[8]。

【中毒救治】

早期可催吐、高锰酸钾溶液洗胃、硫酸镁导泻、输液，足量使用阿托品等莨苷类药物，可使用奎尼丁、普鲁卡因酰胺等。根据不同情况给予输氧、呼吸中枢兴奋剂、升压药、氯化钾等治疗，并行心电监护。给予肌苷、ATP、细胞色素C、维生素C等。亦可任选竹笋、竹根、竹子、芫荽、防风、茶叶、甘草等2～3种，各15g，水煎服[8]。

【代表方剂】

1.三七伤药片

三七52.5g，草乌（蒸）52.5g，雪上一枝蒿23g，冰片1.05g，骨碎补492.2g，红花157.5g，接骨木787.5g，赤芍87.5g。

2.消肿止痛药水

草乌20g，南星20g，半夏20g，雪上一枝蒿10g，白花蔓阳萝子20g，两面针子20g，重楼20g，细辛20g，冰片适量。

【代表中成药】

雪上一枝蒿片、雪上一枝蒿总碱注射液、骨痛灵酊、三七伤药片、雪上一枝蒿速效止痛搽剂、一枝蒿伤湿祛痛膏、雪上一枝蒿活络油。

【参考文献】

[1] 褚梦真，林志健，曲聪聪，等.雪上一枝蒿的临床安全应用：中国药学会临床中药学专业委员会第二届临床中药学大会［C］.北京：［出版者不详］，2018：3-5.

[2] 韦鹏威，杨宇婷，王聪，等.雪上一枝蒿化学成分及其生物活性的研究进展［J］.生物加工过程，2022，20（6）：637-650.

[3] 李梅，陈慧，柯才华，等.金不换与雪上一枝蒿不同比例配伍的减毒增效作用［J］.中国实验方剂学杂志，2018，24（3）：166-172.

[4] 郑蜜，周欢，李梦诗，等.傈僳族药金不换的镇痛作用及解救雪上一枝蒿急性中毒的作用研究［J］.时珍国医国药，2015，26（11）：2582-2584.

[5] 胡稀，韦凤，邝俊健.110例雪上一枝蒿中毒不良事件文献分析［J］.中国药物应用与监测，2017，14（4）：224-227.

[6] 黄先菊，周欢，蒋逸，等.雪上一枝蒿体内外毒性研究［J］.中南民族大学学报（自然科学版），2013，32（4）：50-52，68.

[7] 谢伟，周昆，刘洋，等.雪上一枝蒿毒性研究概况［J］.中国民族民间医药，2018，27（23）：65-68.

［8］沈肇元.雪上一枝蒿［J］.开卷有益（求医问药），2014（8）：40.

猪牙皂

Zhuyazao

《名医别录》

本品为豆科植物皂荚（*Gleditsia sinensis* Lam.）的干燥不育果实。主产于四川、贵州、云南、山东等地。秋季采收，除去杂质，干燥。

猪牙皂味辛、咸，性温；有小毒。归肺、大肠经。具有祛痰开窍，散结消肿的功效。主治中风口噤，昏迷不醒，癫痫痰盛，关窍不通，喉痹痰阻，顽痰喘咳，咯痰不爽，大便燥结；外治痈肿。体弱者忌服；孕妇及咯血、吐血患者禁用；年老气虚者忌用；阴虚痰盛，热极生风者禁用。恶麦门冬，畏空青、人参、苦参。内服：常用剂量1~1.5 g，多入丸、散用。外用：适量，研末吹鼻取嚏或研末调敷患处。

【毒性成分】

猪牙皂主要含多种三萜皂苷，水解生成皂荚苷元。皂荚苷有溶血作用，对胃肠道有刺激性，对中枢神经系统的作用为先兴奋后麻痹，可致呼吸中枢麻痹而死亡。

【减毒方法】

1.炮制减毒

（1）取皂角用水浸泡一夜，刮去皮，稍沥干，用酥油涂，置炭火上炙。皂角与酥油的比例为2∶1[1]。

（2）取净砂置锅内，用中火炒热，加入净猪牙皂，拌炒至疏松鼓起，呈深棕色，取出，筛去砂子，放凉。

（3）取净猪牙皂置锅内，用文火炒至表面色泽加深、发亮时取出，放凉。

（4）取猪牙皂埋于热草灰中，煨至发胀为度，或用时捣碎。

（5）取净猪牙皂置热锅内，用武火或中火炒至表面焦黑色，喷淋少量清水，熄灭火星，取出晾干。

2.剂型减毒

（1）以壳聚糖为载体制备壳聚糖–猪牙皂皂苷纳米微球[2]。

（2）使用薄膜分散法制备猪牙皂总皂苷脂质体[3]。

【减毒原理】

1.炮制减毒原理

炒、烫、煨制后能缓和猪牙皂的燥烈之性，减少其刺激性，增强祛风、通窍、散湿功效，炒炭能散结消肿。

2.剂型减毒原理

（1）用壳聚糖来包载猪牙皂皂苷，将其制备成纳米微球制剂以后，明显能够遮盖住药物的不良气味，同时缓解其对人体黏膜的刺激作用，并且还能让猪牙皂皂苷在人体内缓慢地释放，延长其作用的时间，从而增强其疗效[2]。

（2）将猪牙皂皂苷制备成脂质体，经鼻腔给药，可以降低其黏膜毒性[3]。

【安全性评价】

猪牙皂提取物的急性毒性实验灌服小鼠的LD_{50}为（1.26±0.54）g/kg，可信限为95%。除0.80 g/kg剂量组未见明显毒性外，其他剂量组均出现不同程度的毒性反应，表现为毛发竖立、食欲不振、肌肉无力、四肢瘫软，重者甚至死亡[4]。

【毒性反应】

猪牙皂引起中毒，多因误服或过量内服。中毒主要症状：初感咽干、上腹饱胀及灼热感，继之恶心、呕吐、烦躁不安，腹泻，大便多呈水样、带泡沫。并有溶血现象，出现面色苍白、黄疸、腰痛、血红蛋白尿及缺氧症状等。同时出现头痛、头晕、全身衰弱无力及四肢酸麻等。严重者可出现脱水、休克、呼吸麻痹、肾衰而致死亡。

【中毒救治】

中毒早期应立即催吐、洗胃，并口服牛乳、蛋清等以保护胃黏膜，必要时可导泻；静脉补液，维持水、电解质及酸碱平衡，并促进毒素排泄；有溶血征象者，应用碳酸氢钠以碱化尿液，严重者输血、给氧，酌用可的松类激素，如氢化可的松或地塞米松等；并做对症处理。中药解毒：以生姜9 g，香薷9 g，赤芍9 g，乌药9 g，藿香6 g，羌活6 g，大腹皮12 g，水煎服；或以黄柏9 g，甘草6 g，煎服。

【代表方剂】

1.医痫丸

生白附子40 g，天南星（制）80 g，半夏（制）80 g，猪牙皂400 g，僵蚕（炒）80 g，乌梢蛇（制）80 g，蜈蚣2 g，全蝎16 g，白矾120 g，雄黄12 g，朱砂16 g。

2.黑散子

天南星、半夏、猪牙皂、巴豆、白矾各等份。

【代表中成药】

四消丸、丹红益脑膏、万痛灵膏药、夏星利咽丸、脐风散、惊风散、醒神喷鼻液、暑症片。

【参考文献】

［1］于大猛，马春.皂角传统炮制工艺探析［J］.现代中药研究与实践，2022，36（6）：94-98.

［2］胡隽，陈成，尹超，等.壳聚糖-猪牙皂皂苷纳米微球的制备及其工艺优化［J］.湖北中医药大学学报，2019，21（3）：37-41.

［3］赵立敏，陈晓兰，陈林，等.猪牙皂皂苷脂质体的制备及其黏膜毒性的评价［J］.贵州科学，2022，40（1）：23-27.

［4］贾元印，姜齐，李成韶，等.猪牙皂抗肿瘤作用的实验研究［J］.山东中医学院学报，1990，14（6）：65-66.

喜 树

Xishu

《植物名实图考》

本品为珙桐科植物喜树（*Camptotheca acuminata* Decne.）的果实或根。主产于浙江、江苏、江西、湖北、湖南等地。秋、冬季成熟时采收果实，晒干；根和树皮全年可采，洗净，切段，晒干。

喜树味苦、涩，性寒；有毒。归脾、胃、肝经。具有清热解毒，散结消癥的功效。主治食道癌，贲门癌，胃癌肠癌，肝癌，白血病，牛皮癣，疮肿等。内服不宜过量。忌用铁器煎煮、调制。内服：煎汤，根皮 $9\sim15\,g$，果实 $3\sim9\,g$；或研末吞；或制成针剂、片剂。临床多提取喜树碱用，每日 $10\sim20\,mg$。

【毒性成分】

喜树全株含喜树碱，果实中的含量约为根的 2.5 倍。喜树碱（CPT）具有抗肿瘤活性，但毒性很大。它的两种衍生物 CPT-11 和 TPT，与喜树碱具有相同的抗癌机理，且高效低毒[1]。

【减毒方法】

1.发酵减毒

通过进行菌株筛选，发现多种表现良好的菌株，可以将喜树碱转化为 10-羟基喜树碱[2]。

2.结构修饰

对喜树碱结构的五环骨架上某些活性位点进行修饰，可获得一系列高效低毒水溶性好的喜树碱衍生物[3]。

【减毒原理】

1.发酵减毒原理

10-羟基喜树碱（HCPT）是喜树碱分子 10 位碳原子上的氢被羟基取代后的喜树碱衍生物，同喜树碱相比，10-羟基喜树碱的抗肿瘤效果更好，毒性更低[4]。

2.结构修饰减毒原理

通过结构修饰来改善喜树碱的水溶性，降低毒副作用，增加内酯环的稳定性，目前多数的研究集中在 A、B、E 环的修饰上面，其中 7、9、10 和 20 位碳是研究最多的修饰位点[3]。

【安全性评价】

喜树碱小鼠腹腔注射的 LD_{50} 为 $68.4\sim83.6\,mg/kg$。喜树碱钠盐小鼠静脉注射的 LD_{50} 为 $57.3\,mg/kg$；灌胃的 LD_{50} 为 $26.9\,mg/kg$；大鼠静脉注射的 LD_{50} 为 $234.1\,mg/kg$；灌胃的 LD_{50} 为 $153.2\,mg/kg$。犬静脉注射的最小致死量为 $80\,mg/kg$，给药后 10 d 内死亡[5]。

【毒性反应】

喜树引起中毒，多因误服、超量服用等。食用中毒后对胃肠道有强烈刺激作用，表现为恶心呕吐，食欲下降，尿痛，腹胀腹泻，白细胞下降，呼吸困难，昏迷，最后死于呼吸麻痹[6]。

【中毒救治】

首先进行1∶4 000高锰酸钾溶液洗胃，然后服通用解毒剂。同时进行输液，增加尿量。肌肉注射阿托品和呼吸兴奋剂，对症治疗。可用大刀豆12 g，佩兰叶9 g，竹菇9 g，清半夏15 g，枇杷叶9 g，姜炭9 g，焦三仙各9 g，厚朴6 g，水煎2次合在一起，早、晚分服。还可用黄柏9 g，枳壳9 g，甘草9 g，藿香12 g，水煎服，连服4~5剂。或者用绿豆120 g，生甘草30 g，丹参30 g，连翘30 g，金银花21 g，草石斛30 g，白茅根30 g，大黄（后下）15 g，用清水煎熬分服。

【代表方剂】

1.白花汤

白花丹根9 g，白花蛇舌草9 g，马鞭草9 g，葵树子9 g，喜树根皮9 g。

2.喜树碱小蜜丸

喜树果实粉250 g，法半夏粉250 g，蜂蜜适量。

【代表中成药】

复生康胶囊、复生康片、喜树根皮胶囊、喜树碱小蜜丸。

【参考文献】

［1］金巧，刘霞，张慧敏.喜树嫩叶中喜树碱的提取分离与鉴定［J］.江西化工，2009（4）：113-115.

［2］李璐，亓正良，刘新利.生物碱类中药成分微生物转化研究进展［J］.齐鲁工业大学学报，2022，36（2）：6-12.

［3］陈梦涵，杨鸣华，孔令义.喜树碱类药物的研究与开发［J］.世界科学技术-中医药现代化，2016，18（5）：724-730.

［4］王磊，龙秀锋，肖青，等.一株10-羟基喜树碱转化内生菌的筛选及鉴定［J］.生物技术，2014，24（1）：80-85.

［5］杨树栋.喜树栽培及在抗癌方面药用价值［J］.现代园艺，2010（5）：32-33.

[6] 姚海春，姚京辉，陈云.有毒蜜粉源植物的人蜂中毒机理及防治［J］.蜜蜂杂志，2011，31（4）：38-40.

蒺　藜

Jili

《神农本草经》

本品为蒺藜科植物蒺藜（*Tribulus terrestris* L.）的干燥成熟果实。主产于河南、河北、山东、安徽、江苏、四川、陕西等地。秋季果实成熟时采割植株，晒干，打下果实，除去杂质。

蒺藜味辛、苦，性微温；有小毒。归肝经。具有平肝解郁，活血祛风，明目，止痒的功效。主治头痛眩晕，胸胁胀痛，乳闭乳痈，目赤翳障，风疹瘙痒等。血虚气弱者及孕妇慎服。内服：煎汤，6~9 g；或入丸、散；或捣汁服。外用：适量，煎水洗；捣烂敷或熬膏搽。

【毒性成分】

蒺藜中含有一定毒性剂量的亚硝酸钾（其中硝酸钾摄入体内后，被酶还原成亚硝酸钾），可以引起高铁血红蛋白而产生窒息[1]。

【减毒方法】

1.炒制蒺藜

取净蒺藜，置炒制容器内，用文火加热，炒至微黄色，碾去刺，筛去刺屑。用时捣碎[2]。

2.盐炙

取除去刺的蒺藜，用盐水拌匀或喷洒均匀，稍闷。置锅内用文火炒至微黄色，取出，放凉。每蒺藜100 kg，用食盐2 kg（加适量开水化开澄清）[3]。

【减毒原理】

炒蒺藜高、低剂量组的血清ALT、AST、Cr、BUN和尿液NAG含量较生蒺藜组显著降低，肝、肾脏组织损伤有所减轻。因此，蒺藜大剂量长期给药具有一定肝肾毒性，但蒺藜炒制后可降低肝肾毒性反应[4]。在蒺藜炒制过程中，加热可使邻苯二甲酸单（2-乙基己基）酯挥发出一部分（挥发出成分中的相对含量为91.83%）。但其是否可作为检验降低蒺藜肝毒性和神经毒性的指标性因素，还需进一步的GC-MS定量分析[5]。

【安全性评价】

蒺藜煎剂灌服小鼠的 LD_{50} 为234.25 g/kg[6]，小鼠对蒺藜的最大耐受量为54.4 g/（kg·d），其最大耐受倍数为362.7[7]。

【毒性反应】

蒺藜引起中毒，多因超剂量使用或长期使用等。中毒后常见乏力、嗜睡、头昏、恶心呕吐、腹泻、心悸，唇甲及皮肤黏膜呈青紫色、猩红热样药疹等症状，严重者可出现肺水肿、呼吸衰竭，并可引起高铁血红蛋白而产生窒息。

【中毒救治】

早期催吐、洗胃、导泻；如过敏者，可给予抗过敏药物；若中毒出现高铁血红蛋白血症时，可给氧，静注细胞色素C等。轻度中毒者，可用绿豆、甘草等中药煎服。

【代表方剂】

1.明目蒺藜丸

蒺藜（炒）、川芎、木贼、蝉蜕、旋覆花各60 g，菊花90 g，薄荷30 g，防风、草决明、桔梗、龙胆草各45 g，羌活、当归、白芍、生地各30 g，白芷、黄芩、甘草各36 g。

2.三味蒺藜散

蒺藜250 g，冬葵果150 g，方海150 g。

【代表中成药】

蒺藜皂苷胶囊、明目蒺藜丸、安肾丸、拨云退翳丸、三味蒺藜散、金锁固精丸、白癜风胶囊、明目地黄丸、心脑舒通胶囊。

【参考文献】

[1] 王厚廷. 软蒺藜与硬蒺藜的比较 [J]. 吉林中医药，1992（4）：36.

［2］吕选民，常钰曼.柴草瓜果篇第71讲蒺藜［J］.中国乡村医药，2021，28（11）：52-53.

［3］赵杨，曾禾鑫，成志强，等.盐蒺藜的制备及质量控制研究［J］.时珍国医国药，2019，30（8）：1884-1886.

［4］曲福舟，李欢欢，王运浩，等.蒺藜炒制对长期给药大鼠肝肾毒性的影响［J］.山东中医杂志，2016，35（4）：347-349.

［5］杨立梅，高慧慧，张超，等.蒺藜炒制前后挥发性成分和脂肪油的GC-MS分析［J］.山东中医药大学学报，2016，40（6）：563-566.

［6］张智，闪增郁，向丽华，等.15味有毒中药小鼠半数致死量的实验研究［J］.中国中医基础医学杂志，2005，11（6）：435-436.

［7］夏蕾，王丽霞，牟稷征.制何首乌和白蒺藜对小鼠毒性作用的实验研究［J］.中国医院用药评价与分析，2010，10（1）：34-35.

雷公藤

Leigongteng

《纲目拾遗》

本品为卫矛科植物雷公藤（*Triptreygium wilfordii* Hook. f.）的干燥根皮。主产于浙江、江西、安徽、湖南、广东、福建、台湾等地。栽培3～4年便可采收，秋季挖取根部，抖净泥土，晒干，或去皮晒干。

雷公藤味苦、辛，性凉；大毒。归肝、肾经。具有祛风除湿，活血通络，消肿止痛，杀虫解毒的功效。主治类风湿性关节炎，风湿性关节炎，肾小球肾炎，肾病综合征，红斑狼疮，口眼干燥综合征，白塞病，湿疹，银屑病，麻风病，疥疮，顽癣。凡有心、肝、肾器质病变白细胞减少者慎用；孕妇禁用。内服：煎汤，去皮根木质部分15～25 g，带皮根10～12 g。均需文火煎1～2 h；研末，每次0.5～1.5 g，每日3次。外用：适量，研粉或捣烂敷。

【毒性成分】

主要毒性成分为二萜类（如雷公藤甲素、雷公藤内酯醇、雷公藤氯内酯三醇）、三萜类（如雷公藤红素、去甲泽拉木醛）和生物碱类（如雷公藤总生物碱、雷公藤春碱）等。

【减毒方法】

1.炮制减毒

（1）取雷公藤药材，除去残留的根皮，浸泡，洗净，润透，切厚片，干燥，筛去碎屑，产地加工成片者，除去杂质及碎屑。

（2）取雷公藤木质部，用水浸泡约2 d后，取出暴晒，反复约6次，切厚片，干燥，筛去碎屑。

（3）取雷公藤100 g，清蒸1 h，干燥后加黄酒（每100 g加黄酒20 g）闷润至酒吸尽，用高压（0.15 MPa）蒸制一段时间，干燥[1-2]。

（4）取雷公藤100 g，放置于炒锅中，在100 ℃条件下，进行清炒至微焦，取出，摊晾，冷却，筛去碎屑[1-2]。

（5）取雷公藤100 g，加适量米醋拌匀，闷润1 h，待雷公藤均吸尽米醋，置锅中文火炒至微带焦斑，取出，摊晾，冷却[3-4]。

（6）取雷公藤100 g，加适量的黄酒拌匀，闷透，置锅内浸泡5 min，待雷公藤药材均被黄酒溶入后，用文火炒至规定的程度时，取出，摊晾，冷却[3-4]。

2.配伍减毒

（1）雷公藤治疗类风湿关节炎时配伍甘草，临床上使用雷公藤多苷的同时配合复方甘草酸铵，可起到保肝作用，减轻雷公藤多苷片对肝脏的毒性[5-6]。

（2）雷公藤治疗类风湿关节炎时配伍白芍，能明显延长雷公藤所致肝损伤发生时间，可保护由雷公藤所致的急性肝损伤[7]。

（3）雷公藤配伍凤尾草能够对雷公藤甲素所致的肝损伤有很好的保护作用，并且对雷公藤甲素的免疫抑制活性和抗炎镇痛作用基本无影响[8-9]。

（4）雷公藤配伍野山楂根能拮抗雷公藤的生殖损伤，使不育症模型大鼠的生育能力得到恢复[10]。

（5）雷公藤配伍肉苁蓉可以改善雷公藤对雄鼠生殖系统的抑制作用，提高雌鼠的怀孕率[11]。

（6）雷公藤配伍菟丝子能对雷公藤所致卵巢毒性有干预作用[12]。

3.联用其他药品减毒

（1）联用抗病毒药：雷公藤具有抗病毒作用，但其有肝功能损害等副作用。以拉米夫定配合小剂量雷公藤多苷为主治疗乙型肝炎病毒相关性肾炎[13]，达到了提高疗效、降低副作用的效果。利用拉米夫定、雷公藤总苷联合蝮蛇抗栓酶[14]治疗乙型肝炎病毒相性肾炎，疗效显著，三种药起到协同作用，并可减少不良作用。

（2）联用抗过敏药：雷公藤及其总苷、总生物碱和雷公藤乙酸乙酯提取物均有明显的抗过敏作用，但鉴于其毒副作用，应用受到限制。对地氯雷他定联合雷公藤多苷治疗慢性荨麻疹进行观察，发现其疗效肯定、不易复发，作用轻微[15]。应用盐酸氮斯汀联合雷公藤多苷治疗慢性荨麻疹疗效显著，不良反应轻微[16]。利用依巴斯汀联合雷公藤多苷治疗慢性荨麻疹[17]，结果证实效果明显，且较为安全，对调节患者的多项血清因子也有一定的作用，值得临床推广应用。

（3）联用其他药品：茶多酚[18]对雷公藤甲素致小鼠胃黏膜损伤有保护作用，雷公藤甲素加茶多酚治疗组胃组织匀浆丙二醛含量、SOD活性无显著性改变，病理组织学轻度异常，表明茶多酚具有很好的保护作用，其机制与对抗组织脂质过氧化反应有关。用阿魏酸钠[19]干预雷公藤多苷致小鼠肝损伤的影响，于雷公藤多苷处理前3日，连续给予阿魏酸钠能明显降低ALT和AST活性，表明阿魏酸钠对雷公藤多苷致小鼠肝损伤具有保护作用。

4.结构修饰减毒

对雷公藤甲素 C_{14} 位羟基的结构修饰，主要涉及酯化、环氧化、铵盐取代乙酰化、氟取代等，通过修饰，多数化合物解决了雷公藤甲素难溶性的问题，使之具有良好的水溶性，并能在生物体中转化为母体化合物，发挥前药的作用。进一步对 C_{14} 的正反两系列取代物进行系统比较，发现 C_{14} 取代物不仅会保留其生物活性，还可显著降低雷公藤甲素的毒性[20]。另外，对雷公藤甲素的 C_{12}、C_{13} 环氧进行修饰得到的雷公藤氯内酯醇和雷公藤甲素，以及通过结构修饰得到的同分异构体（5R）-5-羟基雷公藤内酯醇，都能在保留其生物活性的基础上增加溶解性，毒性也得以降低[21]。

5.剂型减毒

（1）缓释制剂：雷公藤缓释片内含雷公藤醋酸乙酯提取物，并添加了固体分散剂和阻滞剂，30%的药量在胃内吸收，70%的药量在肠内缓慢吸收，从而减少了雷公藤对胃的刺激时间和程度，使其消化道副作用显著降低；与普通雷公藤片相比，生物利用度约提高20%，服药次数由每日3次降至2次，而疗效得以保证，并较雷公藤片为佳[22]。以壳聚糖和海藻酸钠为载体制成雷公藤多苷提取物缓释微球[23]，均可达到减少患者服药次数、降低雷公藤毒副作用、提高临床治疗效果的目的。

（2）滴丸剂：雷公藤总萜滴丸是将雷公藤提取物活性成分的干粉与熔融的基质相混合制成固体分散剂，再滴入不相混溶的冷凝液而制成的[24]。与雷公藤总萜片相比，雷公藤滴丸采用舌下给药，可有效避免首过效应和胃肠道刺激症状的发生，具有起效快、生物利用度高、副作用小及用药方便等特点[25]。

（3）微乳凝胶制剂：以油酸、吐温、乙醇、水、卡波姆、三乙醇胺等为辅料制备雷公藤微乳凝胶，并对其释药性能进行检测。结果显示，该微乳制剂属于透皮吸收的缓释制剂。药动学实验结果显示，雷公藤微乳凝胶经皮给药后12 h内血药浓度趋于平稳，且能维持较长时间，达到持效、长效和局部给药的目的。急性毒性实验结果显示，与雷公藤口服制剂比较，微乳凝胶能减轻雷公藤对肝、肾、胃、睾丸的毒副反应[26]。单次和多次药物刺激性实验结果显示，雷公藤微乳制剂对家兔正常皮肤无刺激性，对损伤皮肤有轻微刺激性，但停药后皮肤可以恢复正常。

（4）脂质体制剂：比较雷公藤甲素的固体脂质纳米粒（SLN）和雷公藤甲素的毒代动力学的相关参数，发现SLN组大鼠血浆中雷公藤甲素的药时曲线下面积（AUC）和达峰时间（T_{max}）明显增长，而消化物平均滞留时间（MRTs）则明显缩短，有明显的缓释特征；液相色谱-大气压化学电离-串联质谱法（LC-APCI-MS-MS）结果显示，SLN组的雷公藤甲素在肺和脾中的浓度增加，而SLN组中雷公藤甲素在血浆、肝、肾及睾丸中的浓度呈降低趋势，SLN的这种靶向性可降低雷公藤甲素的毒性[27]。

（5）巴布剂：对雷公藤巴布剂的抗炎作用及对免疫功能的影响进行研究后发现，巴布剂能明显抑制巴豆油诱发的小鼠耳郭的炎症，显著抑制小鼠腹腔巨噬细胞的吞噬功能[28]；家兔皮肤刺激性实验及豚鼠皮肤过敏性实验表明，雷公藤巴布剂不会对兔皮肤造成刺激反应。

（6）靶向给药技术：通过药物制剂的改造，让雷公藤与具有特异性识别某些细胞部位的标志物结合，从而改变雷公藤在体内的分布途径，使得雷公藤能够在特定细胞或部位中蓄积，同时，由于靶向制剂能延长药物在靶部位的滞留时间，因此可以达到减毒增效的目的。

（7）其他新型制剂：徐凌云等[29-30]制备的载雷公藤内酯的聚合物胶束保持或增强了雷公藤内酯的抗肿瘤作用，并且降低了雷公藤内酯免疫抑制的副作用及对生殖系统，肝、肾等器官的毒性。同样，为减轻局部刺激而制作的雷公藤内酯醇-B-环糊精包合物也可以达到减毒的目的[31]。Wang等[32]的研究显示，雷公藤透皮微乳药物释放系统（TM-DDS）可以有效降低对男性的生殖毒性和肝毒性。相对于口服剂型，外用剂型具有安全性高、依从性好的特点。有学者对雷公藤涂膜剂、雷公藤多苷纳米乳进行了体外透皮性能研究，发现其肝、肾不良反应发生率较口服剂型显著降低[33-34]。

6.给药方式减毒

缪逸[35]应用小剂量雷公藤多苷联合反应停治疗结节红斑，选择5例不宜使用非甾体类抗炎药物的结节红斑患者口服小剂量雷公藤多苷及反应停止接受治疗，治疗4周后患者血沉、C反应蛋白降至正常或下降50%以上，结节红斑基本消失，疼痛、压痛消失并且持续无新发结节出现。李莉霞等[36]研究雷公藤多苷多次给药的免疫抑制作用及安全范围，结果证明雷公藤多苷有明显的免疫抑制作用，呈良好的量效关系，但安全范围窄，小剂量多次给药相对安全。武国[37]利用模型法构建了兔颈外静脉-颈总动脉移植模型，将雷公藤内酯醇的有关载体喷洒在外膜上，监测血管内膜增生的情况，研究结果显示，雷公藤内酯醇经过外膜的缓释作用后，有着较强的抑制内膜增生的作用，可能是与平滑肌细胞的凋亡有关。邓宏伟等[38]通过对比各试验小组的角膜植片，发现雷公藤内酯醇滴眼液能够大大降低角膜移植免疫排斥反应。

7.其他减毒方法

可采用艾灸和电针降低雷公藤甲素毒副作用。艾灸对于雷公藤甲素的毒副作用有一定的拮抗作用，但不同的刺激量对雷公藤甲素的毒副作用产生不同的影响，在升高白细胞方面，以较强刺激的作用更为明显；另外，采用轻、中、强三种不同刺激量电针对雷公藤甲素灌胃大鼠进行治疗观察，结果表明，电针对雷公藤甲素的毒性反应有一定的拮抗作用，其效果与电针的刺激量有关，中等强度的刺激较轻刺激和强刺激更有利于脏器拮抗雷公藤甲素的毒性反应，而在升高白细胞方面，却以较强刺激的作用更为明显[39]。此外，针灸配合中药熏蒸治疗类风湿关节炎也可对雷公藤起到减毒增效的作用[40]。

【减毒原理】

1.炮制减毒原理

雷公藤的有毒成分主要存在于嫩芽、花和地下部分的根皮部，净制的理论依据是：根皮部位的毒性最强，而木质部的毒性较小。药理实验也证明，雷公藤不同部位煎剂对小鼠的急性毒性大小顺序为根皮>全根>去皮根心[41]；雷公藤水制用盐酸浸泡，使其中毒性较大的雷公藤甲素转化为低毒的雷公藤氯内酯醇[42]，从而达到减毒目的；清炒可降低雷公藤总生物碱和雷公藤红素的含量[43]；总之，炮制减毒主要是降低雷公藤中的雷公藤红素、雷公藤甲素以及生物碱等有毒成分，从而达到降低毒性的目的。

2.配伍减毒原理

甘草配伍可使雷公藤甲素和雷公藤内酯酮的体内代谢加快，减毒作用机制可能与此有关；白芍配伍可明显延长雷公藤所致肝损伤发生时间，亦可改善ALT、AST水平，升高SOD含量，降低肝匀浆中丙二醛含量，并且白芍总苷对雷公藤所致肝损伤的保护作用与其对抗肝组织内氧自由基产生及诱发氧自由基消除密切相关[44]；菟丝子黄酮能显著降低和拮抗雷公藤损伤雄鼠SD幼鼠睾丸组织凋亡相关蛋白Bcl-2和Bax的表达[45]，并且能显著改善雷公藤作用后卵巢组织Smad4 mRNA、GDF-9 mRNA的表达水平。

3.结构修饰减毒原理

对雷公藤化合物进行结构修饰，可以起到增强药物活性、提高生物利用度、增强对特定部位的选择性、增强稳定性、减少毒副反应的作用。

4.改变剂型减毒原理

剂型的改变能避免片剂所导致的消化道不良反应严重，患者耐受性差。改为软膏剂可以直接透皮吸收，避免消化道刺激；缓释制剂可以减少对胃的刺激时间和程度，使其消化道副作用降低；滴丸制剂可提高溶出度及生物利用度，具有疗效好、副作用小、药物稳定性好的特点；脂质体制剂具有靶向性和淋巴定向性，能够缓慢释放药物、降低毒性药物的毒副作用、提高药物的稳定性。

【安全性评价】

雷公藤水提液的最大耐受量为150.3 g/kg，最大耐受量倍数相当于体重为50 kg成人临床日剂量的300.6倍。雷公藤去皮根茎醇提物的LD_{50}为16.31 g/kg。

【毒性反应】

雷公藤引起中毒，多因误服、过量，或用生品不经久煮、服生品药酒、配伍不当或炮制不当等。中毒主要症状：胃痛、口干、上腹部烧灼感、恶心呕吐、吐咖啡状血性液体、剧烈腹泻、肝区痛、肝肿大、黄疸、SGPT升高。继而出现胸闷、心悸、呼吸困难、脉搏细弱、血压下降，有肺水肿表现。心电图可见各种心律紊乱，如窦性心动过速、房性或室性早搏、室内传导阻滞、房室传导阻滞，ST段下移、T波倒置、Q-T时间延长等。

【中毒救治】

无特殊解毒药物，主要是排除未吸收的毒物及对症疗法。早期应用肾上腺皮质激素确诊后即给予氟美松5~10 mg加50%葡萄糖液40 mL，静脉注射，继之氟美松1.5 mg，3次/d，用药2~3周；消化系统症状较轻者，无须停药，可加用B族维生素、黄连素片、酵母片、胃舒平等对症处理。严重呕吐、腹泻、腹痛、吞咽困难须即停药，内服云南白药、甲氰咪胍，每次0.2 g，每日3次。胃部烧灼感可用氢氧化铝胶10~15 mL，每日3次，同时纠正水与电解质紊乱。皮疹、疱疹、糜烂可外用肤轻松软膏，重者须停药，即渐缓解。中药治疗应辨证施治，休克者用生脉散加葛根；肾功能不全者加六味地黄汤加减。

【代表方剂】

1.乙脑合剂

地胆头150 g，钩藤50 g，雷公藤150 g，车前子50 g，三桠苦150 g，地龙30 g，狗肝菜50 g。

2.追毒丸

青竹蛇15 g，防风15 g，穿山甲（炮）15 g，羌活15 g，猪牙皂15 g，全蝎2对，当门子1 g，蟾酥1 g，瓜儿竭1.5 g，乳香（去油）1.5 g，孩儿茶1.5 g，没药（去油）1.5 g，明雄黄1.5 g，白砒（煨制）1.5 g，大朱砂1.5 g，茜草1.5 g，雷公藤1.5 g，甘草2.4 g，当归尾2.4 g，蜈蚣3条，金银花25 g。

【代表中成药】

雷公藤多苷片、金关片、雷公藤片、雷公藤总萜片。

【参考文献】

[1] 张奉苏，房慧，陈宏降，等.不同炮制方法对雷公藤中雷公藤内酯甲和雷公藤甲素的影响［J］.人参研究，2021，33（4）：18-21.

[2] 陈绮娴.不同炮制方法对雷公藤毒性成分含量的影响［J］.临床合理用药杂志，2015，8（29）：103-104.

[3] 南丽红，郑燕芳，徐伟，等.不同炮制方法对雷公藤的急性毒性和抗炎作用的影响［J］.时珍国医国药，2015，26（8）：1900-1902.

[4] 毛泽玲.不同炮制方法对雷公藤的减毒保效作用及减毒机制的初步研究［D］.福州：福建中医药大学，2014.

[5] 陈晓峰.复方甘草酸铵联合雷公藤多苷治疗泛发性湿疹90例［J］.中国中西医结合皮肤性病学杂志，2010，9（4）：231.

[6] 马致洁，章从恩，唐进法，等.雷公藤配伍甘草降低肝毒性的代谢通路探讨［J］.药学学报，2017（7）：65-72.

[7] 周艳丽，张磊，刘维.白芍总苷对雷公藤多苷片所致小鼠急性肝损伤保护作用的实验研究［J］.天津中医药，2007，24（1）：61-62.

[8] 刘建群，洪沁，张维，等.凤尾草对雷公藤甲素的减毒作用［J］.中国医院药学杂志，2010，30（6）：443-446.

［9］刘建群，张维，高书亮，等．凤尾草对雷公藤甲素致小鼠肝损伤的保护作用研究［J］．中国药房，2010，21（43）：4033-4035.

［10］胡廉，徐惠敏，熊锦文，等．野山楂根拮抗雷公藤多苷对雄性大鼠生殖损伤作用的研究［J］．中国中药杂志，2006，31（18）：1521-1523.

［11］李颉，黄迪，何立群．雷公藤多苷对小鼠生育的影响及肉苁蓉干预作用的研究［J］．中华男科学杂志，2009，15（6）：569-572.

［12］崔瑞琴，丁樱．菟丝子黄酮对雷公藤多苷所致生殖损伤雌鼠卵巢损伤表达的影响［J］．辽宁中医药大学学报，2009，11（8）：246-247.

［13］陈建，潘晨，彭卫华，等．拉米夫定配合小剂量雷公藤多苷为主治疗乙型肝炎病毒相关性肾炎［J］．中国药物与临床，2009，9（5）：421.

［14］杨炳中，何杨帆，谭中友，等．拉米夫定、雷公藤总苷联合蝮蛇抗栓酶治疗乙型肝炎病毒相关性肾炎［J］．实用儿科临床杂志，2008，23（5）：379-394.

［15］鲍丽霞．地氯雷他定联合雷公藤多苷治疗慢性荨麻疹疗效观察［J］．中国麻风皮肤病杂志，2008，24（7）：568-569.

［16］郑力航．盐酸氮䓬斯汀联合雷公藤多苷治疗慢性荨麻疹疗效观察［J］．现代医药卫生，2010，26（14）：2147-2148.

［17］王东．依巴斯汀联合雷公藤多苷在慢性荨麻疹治疗中的效果观察［J］．医学信息，2010，23（11）：4215-4217.

［18］汪玉兰，李钦民．茶多酚对雷公藤甲素致小鼠胃黏膜损伤的保护作用［J］．皖南医学院学报，2006，25（3）：174-176.

［19］刘伟，曹勇，王凤娟，等．阿魏酸钠干预雷公藤多苷致小鼠肝损伤［J］．武汉大学学报（医学版），2006，27（4）：468-469.

［20］XU H，TANG H，FENG H，et al. Design，synthesis and anticancer activity evaluation of novel C14 heterocycle substituted epj-triptolide［J］. European journal of medicinal chemistry，2014（73）：46-55.

［21］韩菁婕，柳芳，张相林，等．雷公藤主要活性成分的结构修饰及药理活性研究进展［J］．中国药房，2016（4）：560-562.

［22］李丽红．雷公藤的剂型及不良反应研究概况［J］．黑龙江中医药，2006（6）：52-53.

［23］高春风，赵秀丽，李新刚，等．雷公藤多苷提取物壳聚糖-海藻酸钠缓释微球的制备及体外释放研究［J］．中国药剂学杂志（网络版），2009，7（5）：382.

［24］曲韵智．雷公藤总萜滴丸及其制备方法：200410097157.7［P］．2005-07-06.

［25］张少燕，石森林.雷公藤及其提取物的制剂新技术与新剂型研究进展［J］.海峡药学，2012，24（10）：9-12.

［26］赵益，管咏梅，乐西薇，等.雷公藤微乳凝胶的急性毒性和皮肤刺激性实验研究［J］.上海中医药杂志，2010，44（1）：75-77.

［27］XUE M，ZHAO Y，LI X J，et al. CoMParison of toxicokinetic and tissue distribution of triptolide-Ioaded solid lipid nanoparticles vs free triptolide inrats［J］. European journal of pharmaceutical sciences，2012，47（4）：713-717.

［28］万军梅，郭群.雷公藤巴布剂的抗炎免疫药理作用研究［J］.武汉职业技术学院学报（工程技术版），2008，7（5）：77-79.

［29］徐凌云.载雷公藤内酯PEG-PLA聚合物胶束研究［D］.武汉：华中科技大学，2008.

［30］MEI Z N，LI X K，WU Q R，et al.The research on the anti-inflammatory activity and hepatotoxicity of triptolide-loaded solid lipid nanoparticle［J］.Pharmacol Res.，2005，51（4）：345-351.

［31］林雯.减毒制剂雷公藤内酯醇-β-环糊精包合物的制备［J］.海峡药学，2009（7）：44-45.

［32］WANG X，XUE M，GU J J，et al. Transdermal microemulsion drug delivery system for impairing male reproductive toxicity and enhancing efficacy of Tripterygium Wilfordii Hook f.［J］.Fitoterapia，2012，83（4）：690-698.

［33］周密，徐晓勇，马凤森，等.雷公藤涂膜剂的制备及其体外透皮试验［J］.中成药，2015，37（3）：526-529.

［34］舒薇，刘继勇，杨帝顺.雷公藤多苷纳米乳的制备及体外透皮特性研究［J］.中国药学杂志，2011，46（21）：1651.

［35］缪逸.小剂量雷公藤多苷联合反应停治疗结节红斑的观察［J］.现代中西医结合杂志，2008，17（3）：416-417.

［36］李莉霞，金若敏，李仪奎，等.雷公藤多苷多次给药的免疫抑制作用及安全范围的研究［J］.中国新药与临床杂志，2006，25（4）：248-251.

［37］武国.经外膜缓释雷公藤内酯醇抑制兔自体移植静脉内膜增生的实验研究［D］.重庆：重庆医科大学，2008.

［38］邓宏伟，侯励，陈建苏，等.雷公藤内酯醇滴眼液防治角膜移植免疫排斥反应的实验研究［J］.眼科新进展，2001，21（6）：393-396.

［39］李守栋.不同刺激量电针拮抗雷公藤甲素毒性反应的实验研究［J］.中医药学报，2007，35（1）：37-38.

［40］吴维.针灸配合中药熏蒸治疗类风湿关节炎的临床效果观察［J］.中国继续医学教育，2016（8）：188-189.

［41］田磊磊，谭鹏，李飞.炮制对雷公藤毒性影响的研究综述：中华中医药学会中药炮制分会2009年学术研讨会［C］.武汉：［出版者不详］，2009.

［42］杨更亮，刘玉欣，李保芝.抗免疫性疾病药物雷公藤的研究：中华医学会传统医药国际科技大会［C］.北京：中国学术期刊（光盘版）电子杂志社，2009：87-91.

［43］陈敬苏，薛薇.几种常见中药炮制工艺的摸索［J］.中国医药指南，2015，3（36）：35-36.

［44］周艳丽，张磊，刘维.白芍总苷对雷公藤多苷片所致小鼠急性肝损伤保护作用的实验研究［J］.天津中医药，2007（1）：61-62.

［45］马腾，丁樱.菟丝子黄酮对雷公藤多苷损伤雄性幼鼠睾丸组织凋亡相关蛋白Bcl-2和蛋白Bax表达的影响［J］.中医学报，2011，26（11）：1342-1344.

豨莶草

Xixiancao

《唐本草》

本品为菊科植物豨莶（*Siegesbeckia orientalis* L.）、腺梗豨莶（*S. pubescens* Makino）或毛梗豨莶（*S. glabrescens* Makino）的干燥地上部分。主产于湖北、湖南、江苏等地。夏、秋二季花开前和花期均可采割，除去杂质，晒干。

豨莶草味辛、苦，性寒。归肝、肾经。具有祛风湿，利关节，解毒的功效。主治风湿痹痛，筋骨无力，腰膝酸软，四肢麻痹，半身不遂，风疹湿疮等。阴血不足者忌服。生用或大剂量用易致呕吐，故内服不宜过量。内服：煎汤，9～12 g；或入丸、散。外用：适量，捣敷。

【毒性成分】

豨莶草水煎剂的毒性成分主要存在于极性大的溶剂中，即残留的水溶性部分及正丁醇部分。但其毒性成分为何种物质，有待研究[1]。也有研究推测过量的 α7nAChR 激动剂样物质可能是豨莶草的毒性成分之一[2]。

【减毒方法】

酒豨莶草：取豨莶草段，用黄酒拌匀，闷润至透，置适宜至蒸器内，加热蒸透呈黑色，取出，干燥。每豨莶草 100 kg，用黄酒 20 kg [3]。

【减毒原理】

以豨莶草生药计，豨莶草醇提物的 LD_{50} 为 267.00 g/kg，豨莶草水提物的 LD_{50} 为 147.91 g/kg。表明水煎醇沉剂的 LD_{50} 剂量大于水煎剂，即水煎醇沉剂较水煎剂毒性减小，符合我国传统对豨莶草酒炙后的应用，但具体减毒原理仍需要进一步探究 [4]。

【安全性评价】

豨莶草水煎剂一次性灌服小鼠的 LD_{50} 为 18.0 g/kg [5]，豨莶草注射液给小鼠静脉注射的 LD_{50} 为（45.54±1.44）g/kg（生药）[6]。1 次口服给药豨莶草水洗脱液部位测得小鼠 LD_{50} 为（157.56±38.58）g（生药）/kg，95% 可信限为 123.63 ~ 200.79 g/kg；50% 乙醇活性炭洗脱液部位小鼠口服的最大耐受量为 411 g（生药）/kg，最小致死量约在 411 ~ 548 g/kg 之间 [7]。

【毒性反应】

豨莶草引起中毒，多因服用过量、误服或滥用。中毒主要症状：恶心呕吐、腹泻、黄疸等，大量服用豨莶草后可出现四肢乏力、懒动，长期服用可致免疫功能抑制状态，早孕妇女大量服用豨莶草可致流产 [8]。

【中毒救治】

大量口服者应催吐、洗胃，并对症处理。中药治疗可用甘草、绿豆煎汤饮。

【代表方剂】

1.豨莶狗脊延胡汤

豨莶草、金狗脊、炒延胡索各 15 g，炒杜仲、肉苁蓉炒白芍、怀牛膝各 12 g，仙灵脾、广地龙各 10 g，当归 6 g，炙甘草 3 g。

2.桑枝豨莶草洗浴方

嫩桑枝 200 g，海风藤、络石藤各 100 g，忍冬藤、鸡血藤、海桐皮各 60 g，豨莶草 100 g。

【代表中成药】

豨莶丸、壮骨伸筋胶囊、心舒宁片、豨莶通栓丸、豨桐胶囊、豨红通络口服液、豨桐丸、关节风痛丸、天丹通络片。

【参考文献】

［1］关建红，裴香萍，刘秉成.豨莶草不同提取部位毒性比较研究［J］.山西中医学院学报，2009，10（1）：15-16.

［2］樊青，关建红.豨莶草水洗脱部位对人肺纤维细胞的毒性与药效作用［J］.中国实验方剂学杂志，2021，27（11）：76-82.

［3］商国懋，邓玉娟.祛风湿、利关节的豨莶草［J］.首都食品与医药，2016，23（23）：59.

［4］蒋芳萍，傅旭春，白海波.豨莶草的小鼠急性毒性及抗小鼠急性痛风性关节炎作用［J］.中国现代应用药学，2013，30（12）：1289-1291.

［5］付帅，关建红.豨莶草与苍耳子毒效实验研究［J］.世界中西医结合杂志，2015，10（4）：493-495，498.

［6］张喜云，崔颖.豨莶草的化学成分、药理作用及临床应用研究［J］.天津药学，2001，13（6）：34-36.

［7］关建红，刘炳辰，裴香萍，等.豨莶草活性炭洗脱水溶部位的急性毒性研究［J］.山西中医学院学报，2012，13（1）：13-14.

［8］张梦瑶，邵雪，杨岚岚，等.疑似豨莶草致肝损伤2例［J］.中南药学，2019，17（11）：2005-2006.

榼藤子

Ketengzi

《本草拾遗》

本品为豆科植物榼藤子［*Entada phaseoloides*（Linn.）Merr.］的干燥成熟种子。主产于我国台湾、福建、广东、广西、云南、西藏等地。秋、冬二季采收成熟果实，取出种子，干燥。

　　榼藤子味微苦，性凉；有小毒。归肝、脾、胃、肾经。具有补气补血，健胃消食，祛风止痛，强筋硬骨的功效。主治气血不足，面色苍白，四肢无力，脘腹疼痛，纳呆食少，风湿肢体关节痿软疼痛，性冷淡等。入药宜炒熟后去壳，研粉入药，不宜生用。煎服 10～15 g。用量 3～9 g，烧存性研末，煎服。

【毒性成分】
　　榼藤子有毒部位为种子、树皮、根皮。含毒成分为榼藤子皂苷[1]。

【减毒方法】
　　1.炒黄：取净榼藤子，置炒制容器内，用文火加热，炒至药物表面呈黄色，微有香气，取出，放凉即可。

　　2.炒焦：取净榼藤子，置炒制容器内，用中火炒至药物表面呈焦褐色，内部焦黄色时取出，放凉即可[2]。

【减毒原理】
　　榼藤子经过炮制后榼藤酰胺类和皂苷类的含量均有下降。由于加热炮制导致了榼藤子的内在成分分解，使毒性下降，这可能是榼藤子炮制品毒性降低的主要原因[2]。

【安全性评价】
　　榼藤子生品 70% 乙醇提取物的 LD_{50} 是 27.17 g/kg，炮制品（炒黄）的 70% 乙醇提取物的 LD_{50} 是 35.13 g/kg，炮制品（炒焦）的 70% 乙醇提取物的 LD_{50} 是 42.18 g/kg；95% 可信限分别为 24.66～29.67 g/kg，30.95～39.30 g/kg，36.74～47.63 g/kg，说明榼藤子经炮制后安全性增加[3]。

【毒性反应】
　　榼藤子多因误服而中毒。中毒主要症状：头晕、呕吐，血压急剧下降，呼吸减缓而死亡[1]。

【中毒救治】
　　首先进行洗胃，导泻；或服稀醋酸或鞣酸。如血压下降可皮下注射甲（基）肾上腺素或麻黄素 25～50 mg；如循环、呼吸障碍时可用强心剂或兴奋剂，必要时给氧等对症治疗。可用绿豆、甘草等中药煎服缓解。

【代表方剂】

1.榼藤子散

榼藤子2枚（取仁），皂荚子100枚（与榼藤子仁同以酥炒黄），牛角（角思）灰250 g，酸石榴皮灰150 g。

2.榼藤子丸

榼藤子25 g，威灵仙（拣净，锉碎，水淘洗过，焙干）100 g，大黄（煨过）100 g。

【代表中成药】

七味榼藤子丸。

【参考文献】

[1] 赵应红，肖永庆，林艳芳，等.傣药麻巴（榼藤子）的研究与应用［J］.中国民族医药杂志，2010，16（6）：52-56.

[2] 肖二，熊慧，赵应红，等.榼藤子及其炮制品的急性毒性及对胃肠运动的影响［J］.中药材，2010，33（11）：1704-1707.

[3] 肖二.傣药榼藤子炮制前后质量分析及其毒理与药效研究［D］.武汉：中南民族大学，2011.

蓖麻子

Bimazi

《唐本草》

本品为大戟科植物蓖麻（*Ricinus communis* L.）的干燥成熟种子。全国大部分地区有栽培。秋季采摘成熟果实，晒干，除去果壳，收集种子。

蓖麻子味甘、辛，性平；有毒。归大肠、肺经。具有泻下通滞，消肿拔毒的功效。主治大便燥结，痈疽肿毒，喉痹，瘰疬等。孕妇及便滑者忌服；脾胃薄弱，大肠不固之人，不可轻用。内服：入丸剂，1~5 g；生研或炒食。外用：适量，捣敷或调敷。

【毒性成分】

蓖麻子的主要致毒成分为蓖麻毒蛋白、蓖麻油、蓖麻碱，主要产生肝及肾等实质脏器伤害、碳水化合物代谢紊乱，蓖麻中的凝集素可与血球起凝集作用，起到溶解红细胞作用，可麻痹呼吸及血管运动神经中枢[1]。蓖麻毒素是一种毒性极强的蛋白质，成人内服蓖麻毒素 7 mg 或蓖麻碱 160 mg 即可中毒致死，成人食入 20 粒蓖麻子即可致死[2]。

【减毒方法】

1.炮制减毒

（1）炒蓖麻子：取净蓖麻子，去壳取仁，置炒制容器内，用文火加热，炒至黄色，取出晾凉[3]。

（2）蓖麻子霜：取净蓖麻子，去壳取仁，炒热后研成细末，将细末包 3~4 层草纸，外加麻布包紧，压榨去油，反复操作，至草纸上无油渍出现时即可[4]。

2.制剂减毒

取蓖麻子与鸡蛋混合后 100 ℃加热 3 h，研细后用 0.5% CMC-Na 配制成 0.2 g/mL 的蓖麻子混悬液备用[5]。

【减毒原理】

蓖麻子中蓖麻毒蛋白具有较强的细胞毒性作用，炒制可使毒蛋白加热后变性受到破坏，通过制霜清除油性成分而降低毒性。以鸡蛋作为辅料加热炮制也可分解破坏和吸附蓖麻子中部分毒性成分。以上方法均能起到降低毒性、保留药理作用的效果[6]。

【安全性评价】

小鼠口服蓖麻子的 LD_{50} 为 30 mg/kg；经呼吸道吸入粒径 5 μm 以内的蓖麻毒素气溶胶的 LD_{50} 为 3~5 μg/kg；注射蓖麻毒素的 LD_{50} 为 5~10 μg/kg，最小致死剂量为 0.7~2 μg/kg[7]。

【毒性反应】

蓖麻子中毒主要因为误食生蓖麻子或蓖麻子调制的药酒，误将蓖麻油作食用油食用，或大量外用吸收中毒[8]。中毒的常见表现为普遍性细胞中毒性脏器损伤，可引起中毒性肝病、肾病及出血性胃肠炎，严重者可因呼吸和血管运动中枢麻痹而死亡。轻者出现咽部刺激症状、恶心、呕吐、腹痛、腹泻等；重者出现血尿、少尿，甚至出现呼吸、意识障碍，抽搐、出血性肠炎等表现。蓖麻子中毒的表现不一，可能与患者食入蓖麻子的量、进食时是否咀嚼以及咀嚼程度、是否空腹食入及个体差异等情况有关联[9]。

【中毒救治】

首先要促进毒素排出：用1∶4 000高锰酸钾溶液反复洗胃，再用硫酸镁导泻，继服牛奶、藕粉、蛋清等保护胃黏膜。剧烈呕吐而胃内毒物已排空者，可用灭吐灵、爱茂尔等，或行针灸疗法。静脉输液，纠正水、电解质平衡紊乱。可用5%葡萄糖生理盐水1 500~2 000 mL加2 g维生素C静脉滴注，有酸中毒时静滴5%碳酸氢钠。如有惊厥，可给予镇静剂。出现心力衰竭，可用西地兰、毒毛旋花子苷K等。发生溶血时，应用肾上腺皮质激素、维生素K、维生素C，并少量输血。中药解毒：甘草30 g，沙参15 g，金银花15 g，黄连9 g，云苓3 g，水煎，早晚分服。

【代表方剂】

1.蟾蛛膏

巴豆10 g，乳香10 g，蓖麻子16 g，血余6 g，鲜鲫鱼1尾，活蟾蜍1只，香油125 g，铅粉63 g（如无铅粉可用香粉）。

2.百部膏

百部、蓖麻子（去壳）、白鲜皮、鹤虱、黄柏、当归、生地各30 g，黄蜡60 g，明雄黄末15 g，麻油240 g。

【代表中成药】

杜记独角膏、阿魏化痞膏、正骨水、拔毒膏、跌打万花油、消核膏、白花蛇膏、硇砂膏、风伤止痛膏、万灵筋骨膏、伤科万花油。

【参考文献】

［1］宋永欣，鲁召欣，闫志兴，等.以神经系统症状为主要表现的蓖麻子中毒2例救治分析：2016中国中毒救治首都论坛——暨第八届全国中毒及危重症救治学术会议论文集［C］.北京：［出版者不详］，2016：241.

［2］陆冬梅，陆永妹，周赛，等.1例重症蓖麻子中毒病人的护理［J］.全科护理，2016，14（20）：2158-2159.

［3］胡延，杨光义，叶方，等.蓖麻子不同炮制品抗炎镇痛作用比较［J］.中国医院药学杂志，2011，31（21）：1828-1829.

[4] 彭平建, 殷永和. 几类有毒中药的毒性成分及炮制解毒（上）[J]. 基层中药杂志, 1994, 8（4）: 16-18.

[5] 陈百先, 丁元生, 陈陵际. 蓖麻子炮制品抗肺癌作用的实验研究[J]. 中国中药杂志, 1994, 19（12）: 726-727, 762.

[6] 谢泽碧, 梁子宁. 蓖麻子的现代研究进展[J]. 壮瑶药研究, 2020（1）: 24-29.

[7] 王英, 邱泽武. 蓖麻毒素中毒与救治[J]. 药物不良反应杂志, 2007, 9（3）: 190-192.

[8] 邱泽武, 牛文凯. 急性蓖麻毒素中毒的诊断与治疗[J]. 中华急诊医学杂志, 2006, 15（7）: 669-670.

[9] 闫志兴, 鲁召欣, 袁杰, 等. 蓖麻子中毒2例分析[J]. 中国工业医学杂志, 2017, 30（3）: 184-185.

翼首草

Yishoucao

《西藏常用中草药》

本品为川续断科植物匙叶翼首草 [*Pterocephalus hookeri*（C. B. Clarke）Höeck] 的干燥全草。主产于青海、四川、云南、西藏等地。夏末秋初采挖，除去杂质，阴干。

翼首草味苦，性寒；有小毒。归肺、胃、肝经。具有解毒除瘟，清热止痢，祛风通痹的功效。主治外感发热，热病烦躁，泄泻痢疾，热痹等。脾胃虚寒者及孕妇忌用。内服：煎汤，1～3 g；或研末为散。

【毒性成分】

翼首草中的主要成分为齐墩果烷型五环三萜皂苷类化合物和环烯醚萜类化合物。此外还含有生物碱、黄酮苷、多糖等多种化学成分。至于其中的有毒成分仍需要进一步研究[1]。

【减毒方法】

翼首草配伍矮紫堇、藏黄连、麻花秦艽等清热解毒药可以增强其清热功效，减小其毒性。

【减毒原理】

翼首草配伍清热解毒类药物，尤其是矮紫堇、藏黄连、麻花秦艽等，增强了清热的功效，通过煎煮，未知毒性成分游离，减毒效果明显。

【安全性评价】

小鼠急性毒性实验结果表明，翼首草没有明显毒性，但服用后，小鼠的体重在 2 d 内急剧下降，饮食量也有所减少，特别是根的水煎液引起的毒性更为明显[2]。

【毒性反应】

翼首草多因用法不当、超剂量使用等引起中毒。中毒主要症状：脘腹胀痛，食少纳呆，恶心乏力，皮肤黏膜及巩膜黄染，伴尿液发黄等[3]。

【中毒救治】

首先立即停药，防止药物性肝损伤进一步加重。然后用丁二磺酸腺苷蛋氨酸 1 g，1 次/d，静脉滴注，并联合口服多烯磷脂酰胆碱 456 mg，3 次/d，进行退黄、保肝治疗[3]。中药治疗可用甘草、绿豆煎汤饮。

【代表方剂】

1. 十二味翼首散

翼首草 100 g，榜嘎 75 g，节裂角茴香 75 g，天竺黄 75 g，红花 60 g，檀香 50 g，安息香 25 g，莪大夏 50 g，铁棒锤叶 40 g，五灵脂膏 50 g，牛黄 0.5 g，麝香 0.5 g。

2. 九味青鹏散

铁棒锤（幼苗）50 g，诃子（去核）50 g，藏木香 50 g，安息香 27.5 g，翼首草 10 g，力嘎都 47.5 g，兔耳草 47.5 g，丛菔 47.5 g，镰形棘豆 50 g。

【代表中成药】

洁白丸、石榴普安散、九味青鹏散、达斯玛保丸、十二味翼首散、二十五味余甘子丸、清肺止咳丸、然降多吉胶囊。

【参考文献】

［1］郭晨旭，朱国福.藏药翼首草化学成分及药理作用研究进展［J］.世界中医药，2015，10（9）：1440-1443.

［2］关昕璐，阎玉凝，魏太明，等.翼首草的抗炎作用与急毒实验研究［J］.北京中医药大学学报，2004，27（2）：71-73.

［3］周婷婷，刘潇，许贵琴，等.临床药师参与3例典型药物性肝损伤案例的药学监护分析［J］.中国现代药物应用，2022，16（4）：234-236.

藜　芦
Lilu
《神农本草经》

本品为百合科植物藜芦（*Veratrum nigrum* L.）、牯岭藜芦（*V. schindleri* Loes. f.）、毛穗藜芦（*V. maackii* Regel）、兴安藜芦［*V. dahuricum*（Turcz.）Loes. f.］及毛叶藜芦［*V. grandiflorum*（Maxim.）Loes. f.］的根及根茎。主产于山西、河北、河南、山东、辽宁等地。5～6月未抽花葶前采挖，除去叶，晒干或烘干。

藜芦味辛、苦，性寒；有毒。归肝、肺、胃经。具有涌吐风痰，杀虫的功效。主治中风痰壅，癫痫，疟疾，疥癣，恶疮等。体虚气弱者及孕妇禁服。反细辛、芍药、人参、沙参、丹参、玄参、苦参。服之吐不止，可饮葱汤解。内服：入丸、散，0.3～0.6 g。外用：适量，研末，油或水调涂。

【毒性成分】

藜芦全株有毒，毒素主要为原藜芦碱、藜芦苷碱等多种甾体生物碱。其中原藜芦碱毒性最强，介藜芦胺次之[1]。其毒理作用与乌头碱有相似之处，主要作用于运动神经、感觉神经及迷走神经，并对中枢神经及横纹肌有先兴奋后麻痹的作用[2]。

【减毒方法】

1.米泔炙

取原药材，加米泔水漂12~24 h，闷48 h，切成15 mm长的段，晒干。

2.醋炙

取藜芦块用微火炒热后，加醋炒至醋干、色黑为度。藜芦每100 kg，用醋18 kg[3]。

【减毒原理】

藜芦主要含藜芦碱、原藜芦碱、伪藜芦碱等。藜芦醋炙以后藜芦碱转化为藜芦新碱，毒性减弱[4]。由于藜芦生物碱的熔点较高，炒制的温度一般不会使其破坏。而此类生物碱具有甾核，与喹诺里西啶骈合成六环骨架，环上有较多羟基，这些羟基可与有机酸如醋酸等缩合成酯。因此采用米泔水漂或醋炒等炮制方法可以降低毒性[5]。

【安全性评价】

藜芦地上部分的LD_{50}为124.45 g/kg，根茎为6.7 g/kg。小鼠皮下注射黑藜芦浸出液LD_{50}为1.78 g/kg。小鼠皮下注射天目藜芦碱LD_{50}为26 mg/kg，静脉注射LD_{50}为3.2 mg/kg[6]。中药藜芦最大给药剂量LD_{100}为45 g/kg，最小给药剂量LD_{100}为14 g/kg，各剂量r值为0.75；6个剂量组的死亡率分别为100%、100%、90%、80%、60%、0；Bliss法计算，按生药量计，LD_{50}为17.93 g/kg，95%的可信限为（18.36±3.96）g/kg[7]。

【毒性反应】

误服藜芦或药用过度而中毒。藜芦大量服用后出现的症状：首先感觉咽喉部及舌有针刺样感觉，口周围麻木、口及手指刺痛，头、颈肩部温热感，上腹部及胸骨后有烧灼感，恶心、大量呕吐、腹痛、腹泻、便血、呃逆、出汗、流涎、眩晕、视力不清，甚至失明。严重时，血压下降、心律不齐、虚脱、抽搐、谵妄、痉挛、心率减慢，最后可致心跳或呼吸停止。外用可引起皮肤及黏膜灼痛、喷嚏、流泪等[8]。

【中毒救治】

开始用1∶5 000高锰酸钾溶液或药用炭混悬液洗胃；严重时可给硫酸镁导泻。

静脉输注葡萄糖注射液和氯化钾溶液，纠正低钾及脱水等。心率减慢可用硫酸阿托品 0.5～1 mg 静脉注射，症状严重者可每 15～30 min 注射 1 次，直至心率增速、血压上升为止。酌用麻黄碱或苯甲麻黄碱。禁用肾上腺素。呼吸困难者给氧，必要时行气管插管及人工呼吸。中药用生姜 120 g，甘草 15 g，水煎成 400 mL，每小时服 100 mL，连服 2～4 剂。

【代表方剂】

1. 藜芦散

藜芦、白矾（火煅）各 9 g，猪牙皂角（蜜炙）3 条，雄黄 3 g，粉草、北薄荷各 6 g。

2. 藜芦丸

藜芦、皂荚（去皮子）、常山、牛膝各 50 g，巴豆 30 枚（去皮，熬）。

【代表中成药】

丹参合剂、三七血伤宁散、三七血伤宁胶囊、人参女金丸、阿胶益寿口服液、神州跌打丸、妇科千金片。

【参考文献】

［1］赵瑜，陆国才，张卫东，等. 藜芦甾体生物碱药理毒理学研究进展［J］. 毒理学杂志，2007，21（4）：310-311.

［2］夏书香. 藜芦中毒临床表现及救治［J］. 中国社区医师（医学专业），2012，14（30）：81.

［3］王志恒. 浅议中药的毒性［J］. 时珍国医国药，2007，18（8）：2034-2035.

［4］张振颖. 浅析毒性中药的毒理作用及炮制原理［J］. 中医临床研究，2015，7（5）：33-34.

［5］陈生春. 毒性中药的毒理作用及炮制原理研究进展初探［J］. 中医药研究，2000，16（1）：47-48.

［6］赵瑜，陆国才，张卫东，等. 藜芦生物碱药理和毒理学研究进展［J］. 中药新药与临床药理，2008，19（3）：240-242.

［7］郭晶晶，包温根其其格，哈斯娜布琪，等. 中药藜芦与蒙药阿格希日嘎的指纹图谱评价及其急性毒性比较［J］. 中草药，2017，48（15）：3175-3181.

［8］郑粉双，付金孝，邓云芬，等.藜芦集体中毒40例临床分析［J］.云南医药，2003，24（1）：36-37.

藤 黄
Tenghuang
《海药本草》

本品为藤黄科藤黄属植物藤黄（*Garcinia hanburyi* Hook. f.）的树脂。主产于广东、广西等地。在开花之前，在离地3 m处将茎干的皮部作螺旋状的割伤，伤口内插一竹筒，盛受流出的树脂，加热蒸干，用刀刮下，即可。

藤黄味酸、涩，性凉；有毒。归胃、大肠经。具有消肿，攻毒，祛腐敛疮，止血，杀虫的功效。主治痈疽肿毒，溃疡，湿疮，肿瘤，顽癣，跌打肿痛，疮伤出血及烫伤等。体质虚弱者忌服，多量易引起头昏、呕吐、腹痛、泄泻，甚或致死。内服：0.03～0.06 g，入丸剂。外用：研末调敷、磨汁涂或熬膏涂。

【毒性成分】

藤黄由70%～80%的树脂和15%～25%的树胶组成，主要含藤黄酸、新藤黄酸、别藤黄酸。藤黄酸是藤黄主要有效成分及毒性成分，其能促使H9C2心肌细胞凋亡，诱发心脏毒性[1]。

【减毒方法】
1.炮制减毒

（1）豆腐制藤黄：取豆腐块平铺于瓷盘内，将藤黄切小块，放置豆腐上，再覆盖一层豆腐，用蒸笼蒸约4～5 h，至藤黄全部溶化，取出，冷却凝固，除去豆腐，干燥，研成细粉。藤黄每100 kg，用豆腐400 kg。

（2）山羊血制藤黄：先将山羊血置锅中加水煮沸，分割成小块，再将藤黄小块加入山羊血中，置铜锅内加水共煮5～6 h，除去山羊血，取出，晾干，研成细粉。藤黄每100 kg，用山羊血50 kg。

（3）荷叶制藤黄：荷叶煎汁（10倍量水煮1 h），加入藤黄煮至烊化，滤去杂质，煮透（3～4 h），干燥。藤黄每100 kg，用荷叶50 kg。

（4）清水制藤黄：取净藤黄放入搪瓷烧锅内，加10倍量水。加热溶解过滤，然后煮沸，不断搅拌。中途添加沸水，使锅内保持一定水分。连煮5 h后，浓缩至糊状，取出，干燥[2]。

（5）高压蒸制藤黄：取净藤黄打碎，置于有盖瓷杯中，放入高压蒸锅中，在0.14 MPa（126 ℃）下蒸制0.5 h，取出晾干[3]。

2.剂型减毒

采用藤黄酸新型制剂以达到减毒的效果，如纳米胶束、纳米粒、脂质体、纳米乳液、纳米球等新剂型[4]。

【减毒原理】

1.炮制减毒原理

藤黄经加热、加辅料或加压蒸煮等方法炮制后，其毒性在一定程度上均有所下降，其中水制品、豆腐制品、荷叶制品和高压蒸制品的毒性下降较明显，且无显著性差异，说明传统炮制的理论和方法是正确的，其解毒机制可能与辅料（豆腐、山羊血、荷叶）所具有的解毒作用有关。清水煮制的方法同样也取得较好的解毒效果，说明通过较长时间的湿热处理、溶解、滤过等操作过程，藤黄部分有毒成分有可能被分解破坏，或随水蒸气逸出，或转化为毒性小的其他成分[5]。

2.剂型减毒原理

随着纳米技术的发展，纳米剂型的出现使藤黄酸在制剂上存在的问题得以解决，如纳米胶束、纳米粒等，能够有效地增强藤黄酸的溶解性，提高抗肿瘤作用，减少不良反应。此外纳米材料本身的生物相容性好，对人体无不良反应。纳米制剂可作为藤黄酸制剂的新手段[4]。

【安全性评价】

藤黄小鼠灌胃的LD_{50}为1 125.0 mg/kg，藤黄针剂小鼠腹腔注射的LD_{50}为33 mg/kg，藤黄酸为20 mg/kg，症状有扭体反应、中枢抑制、呼吸抑制和会阴污染[6]。藤黄经炮制后，其毒性均有不同程度的下降，毒性（LD_{50}，mg/kg）大小顺序为：山羊血制品（3 090.08）＜豆腐制品（1 230.00）＜清水制品（1 150.60）＜荷叶制品（738.60）＜生品（688.99）[7]。

【毒性反应】

藤黄一般不内服，常外用，所以超量内服或误食后可引起中毒。中毒主要症状：头昏，乏力，呕吐，腹痛，腹泻，吐出物为黄绿色黏液，并有里急后重，排出尿液亦呈金黄色，甚至腹绞痛，便血，血压下降，严重失水，可因失水休克而危及生命[8]。

【中毒救治】

呕吐不严重者可以先催吐，然后以茶水、温开水洗胃，再给予蛋清、牛奶。静脉输液，输入5%葡萄糖盐水或10%葡萄糖液。然后采用对症和支持疗法。多食海蜇可以解毒。也可生甘草15g，银花50g，绿豆衣30g，急煎服[9]。

【代表方剂】

1.藤黄茶

红茶10g，藤黄30g。

2.加减藤黄饮子

金银花、黄芪、防风、川芎、羌活、大黄、赤芍药、薄荷、连翘、麻黄、当归、石膏、黄芩、桔梗、白术、白茯苓各2.4g，荆芥、甘草各0.9g，山栀子0.4g，人参0.6g，滑石0.5g，芒硝0.7g。

【代表中成药】

藤黄健骨丸、藤黄素片、藤黄素软胶囊、藤黄健骨片、三黄宝蜡丸、止痛透骨膏。

【参考文献】

［1］祝婕，王萌，朱彦.藤黄酸的心脏毒性及其基于细胞表型的多指标量化表征［J］.中国药理学与毒理学杂志，2017，31（1）：73-79.

［2］薛恒燕.浅议中药藤黄的炮制［J］.中医临床研究，2013，5（18）：41，43.

［3］董棒，文红梅，窦娟，等.UPLC法分析藤黄炮制前后4种成分的变化［J］.中成药，2016，38（11）：2435-2438.

［4］赵广超，庄婕.藤黄酸的制剂研究进展［J］.中国药师，2020，23（7）：1404-1408.

［5］欧水平，王森，杨启悦，等.有毒中药藤黄炮制"减毒增效"作用的研究进展［J］.中草药，2011，42（12）：2560-2563.

［6］干鸣，冯煦，赵友谊，等.中药藤黄的研究和应用［J］.中国野生植物资源，2003，22（1）：1-4.

[7] 沈海葆，叶定江，蔡宝昌，等.藤黄不同炮制品小鼠半数致死量的测定和比较 [J].江苏中医，1995，16（12）：41-42.

[8] 徐文龙，杨柏霖.中药藤黄药理作用的研究进展 [J].现代中西医结合杂志，2013，22（11）：1239-1241.

[9] 章铨荣.甘银汤治愈中草药中毒二例报告 [J].新中医，1989（9）：42.

干 蟾

Ganchan

《本经逢原》

本品为两栖纲蟾蜍属动物中华大蟾蜍（*Bufo bufo gargarizans* Cantor）或黑眶蟾蜍（*B. melanostictus* Schneider）除去内脏的干燥体。主产于河北、山东、四川、湖南、江苏、浙江等地。夏、秋二季捕捉杀死后除去内脏，撑开体腔晒干。

干蟾味辛，性凉；有毒。归肝、脾、肺经。具有消肿解毒，止痛和利尿的功效。主治慢性气管炎，痈疖疔疮，咽喉肿痛，水肿，小便不利等证。孕妇忌服。内服：常用剂量 1 ~ 3 g。外用：适量，研末敷或熬膏摊贴。外用不可入目。

【毒性成分】

干蟾主要毒性成分为蟾蜍二稀醇化合物，包括蟾蜍毒素、脂蟾毒配基和蟾毒它灵 [1-2]。

【减毒方法】

砂炒：取砂子置锅内，用武火加热后加入净干蟾块，拌炒至微焦黄色发泡时取出，筛去砂子，放凉。

【减毒原理】

砂炒加热可降低中华蟾酥毒基和脂蟾毒配基成分的含量而减毒 [3]。

【安全性评价】

蟾酥各种成分对小鼠的 LD_{50} 如下：蟾酥 41.0 mg/kg（静脉），96.6 mg/kg（皮下），36.24 mg/kg（腹腔）；蟾毒灵为 2.2 mg/kg（腹腔）；华蟾毒精为 4.38 mg/kg（腹腔）；脂蟾毒配基为 4.25 mg/kg（快速静脉注射），15 mg/kg（慢速静脉注

射），14 mg/kg（腹腔），124.5 mg/kg（皮下），64 mg/kg（灌胃）。蟾毒它灵对狗的 LD$_{50}$约为0.36 mg/kg（静脉），口服最小致死量约为0.98 mg/kg。

【毒性反应】

干蟾中毒多因服用过量干蟾制剂或伤口遭其毒液污染引起。中毒潜伏期为 0.5～1 h，主要有消化系统症状，如剧烈恶心、呕吐、腹痛、腹泻、腹水、休克，呼吸及循环系统症状，胸闷、心悸、发绀、心律不齐，心电图可出现类洋地黄中毒的ST、T改变及传导阻滞。重症者有阿-斯综合征、呼吸和循环衰竭，神经系统症状的头晕、头痛、嗜睡、出汗、口唇及四肢麻木、惊厥。蟾毒如误入眼内，可引起眼睛红肿，甚至失明。偶有剥脱性皮炎。

【中毒救治】

早期应催吐、洗胃、导泻，或高位灌肠。后对症治疗，有似洋地黄中毒症状时，可口服或静脉滴注氯化钾溶液；出现传导阻滞症状时可用阿托品。此外，还应补充体液，止惊。呼吸及循环衰竭者做相应处理。如眼部沾到蟾毒，可用紫草汁滴眼或冲洗。

【代表方剂】

1.八珍汤加减方

黄芪、半枝莲各30 g，茯苓、白芍、枸杞子各15 g，当归10 g，熟地黄、女贞子、党参、白术各20 g，地骨皮10 g，干蟾皮、僵蚕、甘草各6 g。

2.独角莲膏

独角莲、皂角刺、白芷、防己、银花、连翘、生南星、刺猬皮、山甲片、当归、海桐皮、苏木、海带、大麻仁、血余、豨莶草各45 g，干蟾3个，乳香、没药各35 g。

3.健肾汤

黄芪、党参、山药、枸杞子、白花蛇舌草、半枝莲、泽泻、薏苡仁根、益母草各30 g，山茱萸肉、淫羊藿各15 g，黄柏、炙甘草各9 g，红花、干蟾各6 g。

【代表中成药】

复方蛤青片、大败毒胶囊、华蟾素注射液、白花蛇膏、复方蛤青胶囊、鹤蟾片、华蟾素片、华蟾素口服液。

【参考文献】

[1] 张慧卿，殷子斐，盛佳钰，等.蟾酥的临床应用与研究现状［J］.临床军医杂志，2012，40（2）：477-480.

[2] 国家中医药管理局《中华本草》编委会.中华本草［M］.上海：上海科学技术出版社，1999：8362-8363.

[3] 周谧，朱琳，傅兴圣.干蟾皮炮制前后两种毒性成分的含量比较［J］.药学与临床研究，2021，29（4）：256-258.

土鳖虫

Tubiechong

《神农本草经》

本品为鳖蠊科昆虫地鳖（*Eupolyphaga sinensis* Walker）或冀地鳖［*Steleophage plancyi*（Boleny）］的雌虫干燥体。全国均有，河南、湖南、湖北、江苏的产品最佳。野生者夏季捕捉，饲养者全年可捕捉。捕捉后，置沸水中烫死，晒干或烘干。

土鳖虫味辛、咸，性寒；有小毒。归心、肝、脾经。具有破血逐瘀，续筋接骨的功效。主治癥瘕积聚，血瘀经闭，肝脾肿大以及跌打损伤，筋骨断折等证。孕妇禁用。内服常用剂量：煎服，3~10 g；研末服，1~1.5 g，黄酒送服。外用适量。

【毒性成分】

土鳖虫的生物碱和脂质成分（甘油酯、脂肪酸、甘油磷脂、固醇脂等）可能是其毒性成分。土鳖虫总生物碱会直接刺激肥大细胞或嗜碱性粒细胞释放过敏介质（如组织胺、5-羟色胺等）或直接激活补体系统，直接或间接作用于靶器官或休克器官而导致过敏反应。

【减毒方法】

1.炒制

取净土鳖虫置锅内，用文火加热，炒至微焦，取出放凉。

2. 土制

取原药材，用文火炒至微黄色为度。

3. 焙制

在铁筛或新瓦上焙至干脆，研粉即可。

4. 酒炙

酒炒取土鳖虫用酒洗后，微炒去头足；或用酒焙法制取。

5. 酥制

除去杂质，洗净，再将酥油用文火化开，取净土鳖虫倒入，拌匀，炒成黄色时，出锅，摊开，晾凉。

6. 甘草汁炙

拣净杂质，筛去灰土，用甘草水洗净，晒干。

【减毒原理】

土鳖虫经炮制后可减轻其腥臭气味，同时减轻对胃肠的刺激性。

【安全性评价】

土鳖虫生物碱提取物对小鼠的LD_{50}为294.26 mg/kg。但提取物与全虫的药理和毒性作用有很大区别，土鳖虫毒性是否完全来源于生物碱仍需进一步研究[1-2]。

【毒性反应】

土鳖虫所致中毒多因误用、误服、过量。中毒主要症状：轻者出现过敏反应，重者出现全身中毒症状。过敏反应表现为手背、臀部、双膝关节以下出现均匀密集的细小丘疹，或有瘙痒，停药后可自行消失。重者则表现为全腹剧烈疼痛、纳呆乏力、恶心眩晕、腰部沉重感等，也有窦性心律减慢的报道。

【中毒救治】

早期应催吐、洗胃、导泻，或高位灌肠。后抗过敏治疗和对症治疗。如有发热，酌情给予退热药，局部使用止痒药。对喉头水肿、支气管痉挛者，可用氨茶碱0.25 g或喘定250 mg加入10%～50%葡萄糖液20～40 mL中缓慢静脉注射；对窒息者，应迅速行气管插管或气管切开等，并立即吸氧。

【代表方剂】

1.大黄䗪虫丸

蒸大黄75 g，甘草90 g，黄芩、桃仁、杏仁、水蛭、虻虫、蛴螬各60 g，芍药120 g，干地黄300 g，干漆、䗪虫（土鳖虫）各30 g。

2.跌打丸

没药、乳香、麻黄、自然铜各60 g，当归、川芎、土鳖虫、血竭各30 g，马钱子、麝香各12 g。

3.九分散

乳香、没药、马钱子、麻黄各120 g，土鳖虫、自然铜各12 g。

【代表中成药】

软脉化斑颗粒、红药片、颈复康颗粒、通心络胶囊、脑塞通丸、和络舒肝片、脾肾两肋丸、正骨水、抗栓胶囊、京万红。

【参考文献】

[1] 王诺琦，张莉，杨秀颖，等.动物类有毒中药"毒"的历史认识及现代研究 [J].医药导报，2019，38（11）：1425-1430.

[2] 田军鹏.地鳖虫生物碱的提取分离、结构鉴定及急性毒理研究 [D].武汉：华中农业大学，2006.

水 蛭

Shuizhi

《神农本草经》

本品为水蛭科蚂蟥（*Whitmania pigra* Whitman）、水蛭（*Hirudo nipponica* Whitman）或柳叶蚂蟥（*W. acranulata* Whitman）的干燥全体。全国大部分地区均有出产。夏、秋二季捕捉，用沸水烫死，切段晒干或低温干燥。

水蛭味咸、苦，性平；有小毒。归肝经。具有破血通经，逐瘀消癥的功效。主治血瘀经闭，癥瘕痞块，中风偏瘫，跌打损伤等证。孕妇及月经过多者忌用。常用剂量：煎服，1.5～3 g；研末服，0.3～0.5 g。以入丸、散或研末服为宜。

【毒性成分】

水蛭含有多肽类、水蛭素、肝素、抗血栓素及组胺类物质，这些成分具有抗凝、抗血栓、改善血液流变性等作用，使用不当则产生副作用甚至毒性。

【减毒方法】

1.炮制减毒

（1）滑石粉制：取净水蛭，置炒热的滑石粉锅中，以文火炒至鼓起，微变色时，取出，筛去滑石粉，晾凉。

（2）酒炙：取原药材，除去杂质，洗净，浸泡0.5～1 h，取出，闷润2～4 h，至内外湿度一致，切中段，干燥。取水蛭段，加黄酒拌匀，闷润1～2 h，至黄酒被吸尽，置热锅内，用文火炒干，取出，晾凉。每100 kg水蛭段，用黄酒20 kg。

2.配伍减毒[1]

（1）配伍补益类药物以扶正：仲景百劳丸用水蛭配伍人参、当归等；李东垣的补气泻荣汤用水蛭配伍人参、黄芪、当归、地黄。

（2）配伍滋阴类药物以柔润：地黄通经丸用水蛭配伍熟地黄等；干漆丸用水蛭配伍鳖甲、牡丹皮、芍药、麻仁等；生地黄汤用水蛭配伍生地黄汁、生藕汁。

（3）配伍酸敛类药物以收敛：水蛭配伍白芍见于《神农本草经》《大小诸证方论》等古籍。

【减毒原理】

作为动物药，腥臭味对胃肠道的刺激和重金属均是水蛭毒副作用的形成原因。而炮制既能去其腥臭味、使药材质地酥脆，又能减少铅、汞、镉等有毒无机元素[2]。此外，炮制使水蛭中次黄嘌呤的含量升高，可能是加热促使某些物质转化为次黄嘌呤[3]，即炮制能减毒和缓和药性。

【安全性评价】

水蛭中毒量为15～30 g[4]。水蛭煎液皮下注射给予小鼠的LD_{50}为（15.24±2.04）g/kg[5]。

【毒性反应】

水蛭中毒多因服用不当或用药过量。临床中若服用不当会导致凝血功能障碍等疾病；服用过量则引起中毒，出现恶心、呕吐、子宫出血；严重者出现胃肠道出血、尿血、剧烈腹痛、昏迷，甚至因呼吸与循环衰竭而死亡[1]。

【中毒救治】

早期应催吐、洗胃、导泻，再服通用解毒剂或活性炭。口服B族维生素和维生素C，有出血则肌肉注射或口服维生素K或安络血等；昏迷、休克则用强心药，如毒毛旋花素K或西地兰等；若大出血则输血。中药救治：用绿豆15 g，甘草30 g，水煎服；剧烈腹痛则可服云南白药1～3 g，1日3次；子宫大量出血则肌肉注射牛膝针剂2 mL，1日2次；昏迷休克则用万年青9 g，半边莲6 g，水煎，分2次服，每2小时1次，连服2～4剂。

【代表方剂】

1.抵当汤

虎掌100 g，大黄100 g，桃仁30枚，水蛭20枚。

2.六神丸

当归50 g，炮川乌头50 g，水蛭50 g，炮附子50 g，没药50 g，草乌头（去皮尖）2枚。

【代表中成药】

丹桂香颗粒、疏肝益阳胶囊、通心络胶囊、脑塞通胶囊、麝香心脑通片、麝香抗栓胶囊、抗栓胶囊、化癥回生片。

【参考文献】

［1］邵译莹，张功，于莹，等.毒性中药水蛭增效减毒的临床配伍探究［J］.中国中医基础医学杂志，2022，28（12）：2023-2025，2049.

［2］姜秋，王玲娜，刘谦，等.水蛭的炮制历史沿革、化学成分及药理作用研究进展［J］.中国中药杂志，2022，47（21）：5806-5816.

［3］马莉，马琳，王曙宾，等.动物药水蛭高温炮制的科学合理性［J］.中国中药杂志，2015，40（19）：3894-3898.

［4］赵惠莎.水蛭的药理作用及毒副作用［J］.浙江中西医结合杂志，2008（8）：521.

［5］谢艳华，王四旺，施新猷.水蛭的临床应用及毒性研究：全国药品不良反应与临床安全用药学术会议暨首届上海药物流行病学与临床合理用药国际研讨会［C］.上海：［出版者不详］，2004：2.

白花蛇

Baihuashe

《雷公炮炙论》

本品为蝰蛇科动物五步蛇［*Agkisrodon acutus*（Güenther）］或眼镜蛇科动物银环蛇幼蛇（*Bungarus multicinctus* Blyth）等除去内脏的全体。分布于长江以南各地。夏、秋二季捕捉，剖开腹部，除去内脏，干燥。五步蛇商品统称为"大白花蛇"，银环蛇幼蛇商品称为"金钱白花蛇"。

白花蛇味甘、咸，性温；有毒。归肝经。具有祛风，通络，止痉的功效。主治风湿顽痹，麻木拘挛，中风口眼㖞斜，半身不遂，抽搐痉挛，破伤风，麻风，疥癣。阴虚内热者忌用。常用剂量 2 ~ 5 g。研粉吞服 1 ~ 1.5 g。

【毒性成分】

白花蛇主要毒性成分为蛇毒中的凝血酶样物质、酯酶和抗凝血样物质，包括：α-环蛇毒素、β-环蛇毒素、乙酸α-环蛇毒素、A-环蛇毒素、K2-环蛇毒素、K3-环蛇毒素[1]。服用时，头部毒腺含强烈的神经毒，为小分子蛋白质或多肽类，并含溶血性成分及血球凝集成分，对呼吸中枢和胃肠功能有明显抑制作用。

【减毒方法】

刷去灰屑，除去头尾即可；或用适量黄酒润透后晒干。

【减毒原理】

白花蛇经酒炙后可减轻其腥臭气味，并降低蛇毒性成分的含量，以减轻对胃肠的刺激性和毒性。

【安全性评价】

β-神经毒素对小鼠的 LD_{50} 为 0.1 mg/kg。小鼠腹腔注射白花蛇毒液中的心脏毒样蛋白质的 LD_{50} 为 2.5 mg/kg[1]。白花蛇蛇毒人致死量为 1 mg[2]。

【毒性反应】

五步蛇蛇毒有血液毒作用，白花蛇蛇毒为剧烈的神经毒。蛇毒服用后在体内引起的毒性尚不清楚。

【中毒救治】

催吐、洗胃、导泻。若休克，使用右旋糖酐扩容，必要时应用多巴胺、阿拉明，也可用肾上腺素升压。纠正酸中毒呼吸麻痹时，立即用气管插管，应用呼吸器。中药救治：绿豆15 g，甘草30 g，水煎当茶饮；或雄黄、白芷各9 g，吴茱萸、川贝母、威灵仙、五灵脂各12 g，细辛2.5 g，共研细末，每次服9 g，每次3次，服用时加黄酒30~60 mL；也可用茯苓、野菊花各15 g，半边莲、甘草各9 g，水煎服。

【代表方剂】

1.大活络丹

白花蛇、乌梢蛇、威灵仙、两头尖（俱酒浸）、草乌、天麻（煨）、全蝎、首乌（黑豆水浸）、炙龟甲、麻黄、贯仲、炙草、羌活、官桂、藿香、乌药、黄连、熟地黄、蒸大黄、木香、沉香各60 g，细辛、赤芍、没药、丁香、乳香、僵蚕、天南星（姜炙）、青皮、骨碎补、白蔻、安息香（酒熬）、黑附子（制）、蒸黄芩、茯苓、酒香附、玄参、白术各30 g，防风75 g，葛根、炙虎胫骨、当归各45 g，血竭21 g，炙地龙、犀角、麝香、松脂各15 g，牛黄、冰片各4.5 g，人参90 g。

2.攻癌夺命汤

漂海藻、生甘草、木鳖子、醋鳖甲、白花蛇舌草、夏枯草、蚤休（重楼）、海蛤壳、黄药子、生半夏、鲜生姜、玄参、牡蛎各30 g，大贝（浙贝母）15 g，山慈菇、山豆根各10 g，另全蝎12只，蜈蚣4条，明雄黄1 g（研粉吞服）。

3.前列腺汤

赤芍、竹叶、甘草梢、石菖蒲各10 g，败酱草18 g，虎杖、马鞭草、王不留行各15 g，猫爪草、白花蛇舌草、金樱子、益母草各20 g，萆薢、益智仁各12 g，琥珀末4 g。

【代表中成药】

消栓再造丸、茵莲清肝合剂、前列回春胶囊、男康片、癃清片、中风回春片、花红颗粒、通痹片。

【参考文献】

［1］王燕华，张迎春.金钱白花蛇应用与鉴别［J］.辽宁中医药大学学报，2012，14（4）：229-231.

［2］包水明，周亚平.我国主要毒蛇及其毒性、排毒量和蛇伤救治［J］.江西教育学院学报（自然科学），1997（6）：51-52.

红娘子

Hongniangzi

《本草图经》

　　本品为蝉科昆虫黑翅红娘子（*Huechys sanguinea* De Geer）的干燥虫体。全国各地均有分布。6～8月间，朝露未干时捕捉。捕得后，蒸死或烤死，晒干。

　　红娘子味苦、辛，性平；有毒。具有攻毒，通瘀，破积的功效。外用治瘰疬，癣疮；内服治血瘀经闭，狂犬咬伤。有剧毒，内服宜慎；体弱者及孕妇忌服。常用内服剂量为0.25～0.5 g。

【毒性成分】

　　毒性成分可能与其所含红黑色素、蜡及脂肪等成分有关。

【减毒方法】

　　将虫体去头、足、翅翼，用米同炒至老黄色，然后筛去米即得。

【减毒原理】

　　炮制部分去除了红娘子的腥臭气味，减弱对胃肠道的刺激。

【安全性评价】

　　红娘子未经特殊加工的生药原料的小鼠急性毒性实验表明，红娘子全体与去头、足、翅对小鼠的口服最大耐受量与人体常量相比，均大于100倍[1]。红娘子去头、足、翅，红娘子头、足、翅的混合物的最大耐受量分别为13.15 g/kg和12.76 g/kg，相当于50 kg人常用量的1 923倍和1 866倍[2]。

【毒性反应】

　　红娘子中毒表现为消化道、泌尿系统及中枢神经系统症状，如口腔烧灼感、口渴、吞咽困难、舌肿胀起泡、气喘、多涎、恶心、呕吐、胃出血、肠绞痛、尿急、尿频、尿蛋白、管型尿、血尿、排尿困难以及头痛、头晕、高热、休克等。

【中毒救治】

　　早期应催吐、洗胃、导泻，或高位灌肠，并补液。红娘子中毒局部反应者可用龙胆紫或冰硼散外敷涂药。膀胱刺激症状明显者，可口服碳酸氢钠碱化尿液、预防感染。中药救治：甘草、绿豆、黄连煎汁内服。

【代表方剂】

1.拔毒散

大槟榔、红娘子各1个，黑狗脊、硫黄、赤石脂、黄连各50 g，轻粉0.5 g。

2.生发酊

墨旱莲草、侧柏叶、补骨脂、老生姜、花椒各30 g，红娘子、斑蝥各4 g，75%酒精或白酒800 mL。

3.调经散

当归（酒浸）、红花50 g，川芎、赤芍药各25 g，斑蝥、水蛭（炒）、虻虫、红娘子各10 g，牡丹皮250 g，白芷、肉桂各1.5 g，蓬术、白姜、生地黄、干漆、川牛膝各1 g。

【代表中成药】

红娘软坚丸。

【参考文献】

[1] 王淑敏，高士贤，郭忠奎，等.动物药红娘子的研究进展 [J].基层中药杂志，1994（3）：34-35.

[2] 应钶，许荣寰.红娘子的炮制工艺研究 [J].中药材，1991（6）：26-31.

全 蝎

Quanxie

《蜀本草》

本品为钳蝎科动物东亚钳蝎（*Buthus martensii* Karsch）的干燥体。主产于河南、山东、湖北、安徽等地。春末至秋初捕捉，除去泥沙，置沸水或沸盐水中，煮至全身僵硬，捞出，置通风处，阴干。

全蝎味辛，性平；有毒。归肝经。具有息风镇痉，通络止痛，攻毒散结的功效。临床常用于治疗肝风内动，痉挛抽搐，小儿惊风，中风口㖞，半身不遂，破伤风，风湿顽痹，偏正头痛，疮疡，瘰疬等证。用量不宜过大。孕妇慎用。常用剂量：煎服，3~6 g；研末吞服，0.6~1 g；外用适量。

【毒性成分】

蝎毒分为非蛋白质和蛋白质部分。非蛋白质部分主要由有机酸、脂类、黏多糖、组织胺、5-羟色胺和游离氨基酸组成。蛋白质部分具有活性，可分为毒性蛋白（蝎毒素）和酶：蝎毒素属于多肽，其分子中存在一个由三对二硫键构成的环状结构；透明质酸酶、核苷酸酶、磷酸单酯酶、磷酸酯酶 A_2 和乙酰胆碱酯酶等为蝎毒酶部分的主要成分。蝎毒素根据其序列长度可进一步分为长链蝎毒素（60~78个氨基酸）和短链蝎毒素（28~40个氨基酸），分子量范围分别为 6 000~9 000 Da 和 2 800~4 500 Da，短链蝎毒素包括神经毒素（钙离子、钾离子通道）和氯离子通道配体 ChLorotoxin 类毒素，长链蝎毒素主要分为昆虫毒素和哺乳动物毒素[1]。

【减毒方法】

1.炮制减毒

除去泥沙，置沸水或沸盐水中煮至全身僵硬，捞出，置通风处，阴干。

2.配伍减毒[2]

（1）配伍甘缓辛烈之药，如全蝎配伍甘草或蜂蜜，见于《博济方》《婴童类萃》和《幼幼新书》等。

（2）配伍补益扶正之药，如全蝎配伍牛肉见于《温病条辨》，配伍人参、茯苓和白术见于《医宗金鉴》。

（3）配伍滋阴柔燥之药，如全蝎配伍生地黄和当归见于《本经逢原》，配伍鹅梨汁见于《传家秘宝》，配伍阿胶见于《太平圣惠方》。

（4）配伍酸收制辛之药，如配伍五味子和白芍等见于《医宗宝鉴》，配伍酸枣仁和木瓜见于《三因极一病症方论》。

【减毒原理】

经炮制后，全蝎的腥臭味和重金属含量降低以减毒[3]，且蝎毒属蛋白质，经加热后含量下降而减毒[4]。

【安全性评价】

蝎毒对不同动物的最小致死量分别为：兔0.7 mg/kg、小鼠0.5 mg/kg、蛙0.7 mg/kg[5]。

【毒性反应】

全蝎中毒主要因用量过大或过敏体质者出现过敏反应。用量过大可致头痛、头昏、血压升高、心慌、心悸、烦躁不安；严重者血压突然下降、呼吸困难、发绀、昏迷，最后多因呼吸麻痹而死亡。若过敏可出现全身性红色皮疹及风团，可伴发热；此外，还可引起蛋白尿、神经中毒，表现为面部咬肌强直性痉挛，及全身剥脱性皮炎等。

【中毒救治】

全蝎中毒出现全身症状者，静滴10%葡萄糖酸钙10 mL；10%水合氯醛保留灌肠；肌注阿托品1~2 mg；静滴可的松100 mL，同时注入抗组胺药物，防治低血压、肺水肿；亦可注入抗蝎毒血清，可迅速缓解中毒症状。中药救治：金银花30 g，半边莲和甘草各9 g，土茯苓、绿豆各15 g，水煎服。

【代表方剂】

1. 定风丹

生明乳香、生明没药各15 g，朱砂、全蝎各5 g，全蜈蚣（大者）1条。

2. 通气散

茴香、木香、全蝎、玄胡索、陈皮、菖蒲各3 g，羌活、僵蚕、川芎、蝉蜕各1.5 g，穿山甲6 g，甘草4.5 g。

3. 解语丹

白附子（炮）、石菖蒲、远志肉、天麻、全蝎（酒炒）、羌活、牛胆南星、僵蚕各30 g，木香15 g。

【代表中成药】

保元丸、透骨镇风丸、活络丸、再造丸、脑心通胶囊、人参再造丸、消栓再造丸、杜记独角膏。

【参考文献】

［1］梁瑞强.全蝎质量控制标准提高研究［D］.北京：北京中医药大学，2021.

［2］马向梅，王均宁.有毒中药全蝎增效减毒配伍方法探讨［J］.中华中医药杂志，2018，33（8），3659-3661.

［3］项昂.全蝎炮制前后质量比较研究［J］.内蒙古中医药，2014，33（23）：66-67，51.

［4］刘凯娜，王晓云，潘赢，等.市售全蝎炮制现状分析及盐炙工艺优选［J］.中国药师，2017，20（6）：1109-1112.

［5］邱赛红，丁雯雯.全蝎内服所致不良反应及原因分析［J］.湖南中医杂志，2013，29（1），141-143.

青娘子

Qingniangzi

《别录》

本品为芫青科昆虫绿芫菁青（*Lytta caraganae* Pallas）的干燥虫体。主产于河北、江苏、浙江、山西、内蒙古等地。7～8月捕捉，沸水烫死，晒干。

青娘子味辛，性微温；有毒。归肝经。具有利尿，祛瘀，解毒的功效。主治小便不利，闭经，狂犬咬伤；外用治疥癣疮疡，淋巴结结核等证。体虚及孕妇禁用。内服：常用剂量0.15～0.3 g。外用：适量。

【毒性成分】

本品毒性与斑蝥类似，毒性较斑蝥强，毒性成分主要是斑蝥素等。

【减毒方法】

取原药材，去头、足、翅及杂质，和米同炒至米呈焦黄色，青娘子微呈火色时，取出，筛去米。青娘子每5 kg，用米1 kg。

【减毒原理】

经过高温炮制后，异体蛋白的致敏性会降低，可减少入药后导致的过敏和排斥反应[1]；炮制过程会使其中蕴含的铅、汞、镉等有毒元素的含量下降[2]。

【毒性反应】

青娘子中毒表现为消化道、泌尿系统及中枢神经系统症状，如口腔烧灼感、口渴、吞咽困难、舌肿胀起泡、气喘、多涎、恶心、呕吐、胃出血、肠绞痛、尿急、尿频、尿蛋白、管型尿、血尿、排尿困难以及头痛、头晕、高热、休克等。

【中毒救治】

早期应催吐、洗胃、导泻，或高位灌肠，并补液。斑蝥素中毒局部反应者可用龙胆紫或冰硼散外敷。中药救治：甘草50 g、绿豆120 g，煎汁内服。

【安全性评价】

本品毒性成分主要是斑蝥素，其半数致死量与斑蝥毒素相同。小白鼠腹膜内注射LD_{50}为1.0 mg/kg。

【代表方剂】

1.固真丹

沉香、木香、小茴香（盐炒）、炒桑螵蛸、当归、丁香、人参、麝香、青娘子、蜻蜓（去翅足，微炒）、红娘子各100 g，白木通75 g，炒穿山甲、全蝎（去毒，炒）、滑石（水飞）、代赭石（水飞）、滴乳、没药、琥珀、血竭、朱砂（水飞）、干胭脂各2.5 g，黄柏（代莲子心）50 g，腽肭脐1对（为末，银石器内用酒1小碗，重阳煮干为度，后用醋碾开和药），蛤蚧1对（酒浸，酥炙黄，去嘴爪）。

2.拨云膏

斑蝥3个（去头足，面炒过），青娘子、红娘子各2个（先制），硼砂1钱，蕤仁5个（去壳，炒）。

3.秘传宁痒散

川楝皮50 g，红娘子、青娘子各7个，斑蝥3个（去翅），贝母2.5 g，槟榔2个。

【代表中成药】

固真丹、发背膏、寸金塌气丸。

【参考文献】

［1］欧阳罗丹，马莉，肖小河.中药动物药的炮制现状与对策分析［J］.中成药，2017，39（5）：1034-1037.

［2］马莉，马琳，王曙宾，等.动物药水蛭高温炮制的科学合理性［J］.中国中药杂志，2015，40（19）：3894-3898.

虻　虫

Mengchong

《神农本草经》

本品为虻科昆虫复带虻（*Tabanus bivittatus* Matsum）的雌虫体。各地均有，以畜牧区为多。主产于广西、四川、浙江、江苏、湖南、湖北等地。5～6月间捕捉，沸水烫或微蒸，晒干即可，一般去翅足炒过用。

虻虫味苦，性微寒；有小毒。归肝经。具有逐瘀消症，破血通经的功效。主治血瘀经闭，产后恶露不尽，干血痨，少腹蓄血，癥瘕积块，跌打伤痛，痈肿，喉痹等证。气血虚者、孕妇及月经期均忌服。内服：煎汤，1.5～3 g；研末，0.3 g；或入丸剂。外用：适量，研末敷或调茶抹。

【毒性成分】

虻虫主要毒性成分为斑蝥素。

【减毒方法】

米炒：用糯米、小麻子相拌，同炒，待米黄黑出，去糯米和小麻子。

【减毒原理】

虻虫经炮制后，可去除腥臭[1]，降低对胃肠道的刺激。且经高温炮制后，异体蛋白的致敏性降低，可减少入药后导致的过敏和排斥反应[2]；炮制过程会使其中蕴含的铅、汞、镉等有毒元素的含量下降[3-4]。

【安全性评价】

小鼠口服或灌胃虻虫水提取物LD_{50}为50 g/kg[5]。

【毒性反应】

虻虫的中毒反应主要表现为皮肤发红发痒、大小便失禁、四肢乏力等。

【中毒救治】

早期应催吐、洗胃、导泻，或高位灌肠，并补液。应用对抗毒物的解毒剂并对症治疗。中药救治：黄豆120 g，绿豆60 g，煎汁服。

【代表方剂】

1.地黄通经丸

熟地黄200 g，虻虫（去头、翅，炒）、水蛭（糯米同炒黄，去糯米）、桃仁（去皮、尖）各50枚。

2.抵当汤

水蛭（熬）、虻虫（去翅、足）各30个，桃仁20个（去皮、尖），大黄（酒洗）150 g。

3.大虻虫丸

虻虫400枚，蛴螬60 g，干地黄、牡丹、干漆、芍药、牛膝、土瓜根、桂心各120 g，吴茱萸、桃仁、黄芩、牡蒙各90 g，茯苓、海藻各150 g，水蛭300枚，芒硝30 g，人参45 g，葶苈135 g。

【代表中成药】

大黄䗪虫丸/胶囊/片、化瘀丸、化癥回生口服液、逐瘀通脉胶囊、脑塞安胶囊、大黄虫片、化癥回生片、抗栓胶囊、回生口服液。

【参考文献】

［1］范海洲，范丝雨.《伤寒论》药物炮制方法［J］.河南中医，2022，42（8）：1139-1142.

［2］欧阳罗丹，马莉，肖小河.中药动物药的炮制现状与对策分析［J］.中成药，2017，39（5）：1034-1037.

[3] 马莉，马琳，王曙宾，等.动物药水蛭高温炮制的科学合理性 [J].中国中药杂志，2015，40（19）：3894-3898.

[4] 李明，丁艳亭，陶晓华.《伤寒杂病论》中动物药使用特色分析 [J].北京中医药大学学报，2023，46（2）：171-175.

[5] 赵占领.清代医家运用《伤寒论》中含有毒性药物的经方规律研究 [D].北京：北京中医药大学，2018.

斑　蝥

Banmao

《神农本草经》

本品为芫菁科昆虫南方大斑蝥（*Mylabris phalerata* Pallas）或黄黑小斑蝥（*M. cichorii* Linnaeus）的全体。全国大部分地区均有，主产于辽宁、河南、广西、江苏等地。夏、秋二季于清晨露水未干时捕捉。闷死或烫死，去头、足、翅，晒干生用或与糯米同炒至黄黑色，去米，研末用。

斑蝥味辛，性热；有大毒。归肝、肾、胃经。具有破血逐瘀，散结消症，攻毒蚀疮的功效。用于症瘕，经闭，顽癣，瘰疬，赘疣，痈疽不溃，恶疮死肌等证。斑蝥畏巴豆、丹参、空青，恶肤青和甘草；孕妇忌用。斑蝥煎汁内服的常用剂量 0.03 ~ 0.06 g。外用适量，研磨或浸酒醋，或制油膏涂敷患处，不宜大面积使用。内服需以糯米同炒，或配青黛、丹参以缓其毒。

【毒性成分】

本品毒性成分主要是斑蝥素、斑蝥酸钠、羟基斑蝥胺和甲基斑蝥胺。肾脏对斑蝥素的敏感性很高，无论灌胃或腹腔注射给药，均可引起肾功能损伤。犬和小鼠还可发生肝细胞浊肿、坏死及脂肪变、心肌浊肿及肺瘀血等。

【减毒方法】

1.炮制减毒

（1）米炒：除去杂质，取净斑蝥与米拌炒，至米呈黄棕色，取出，除去头、翅、足。每100 kg斑蝥，用米20 kg。

（2）碱炙：取净选斑蝥，加6倍量的0.75% NaOH水溶液，50～60 ℃浸渍6 h后，取出干燥。

2.配伍减毒

斑蝥、人参、黄芪、刺五加为艾迪注射液的配方。

【减毒原理】

1.炮制减毒原理

（1）米炒：斑蝥素既是斑蝥中抗肿瘤活性成分，又是引起肝肾胃中毒甚至坏死的毒性成分。斑蝥素在84 ℃开始升华，其升华点为120 ℃，米炒时锅温为128 ℃，适合斑蝥素的升华，又不至于温度太高致使斑蝥焦化。因此，米炒法通过加热使斑蝥素部分升华，含量降低，进而减毒[1-2]。

（2）碱液炮制：低浓度的碱溶液炮制，使斑蝥素直接在虫体内转化成溶于水的斑蝥酸二钠盐，在最大限度保持斑蝥素的抗癌活性基础上，降低其毒副作用，达到减毒增效的目的[3]。

2.配伍减毒原理

（1）斑蝥配伍刺五加：刺五加皂苷B（1）、刺五加皂苷E（2）、4-（1，2，3-三羟基丙基）-2，6-二甲氧基苯-1-O-β-D-葡萄糖苷在一定浓度下与斑蝥素合用，能明显降低斑蝥素对正常细胞的细胞毒作用[4]。

（2）斑蝥配伍人参、黄芪、刺五加：人参、黄芪和刺五加可能通过调节肿瘤细胞和正常细胞凋亡相关蛋白bcl-2、caspase-3的表达而降低斑蝥的毒性[5]。

【安全性评价】

正常人口服斑蝥的中毒剂量为0.6 g，致死量为1.3～3 g。斑蝥素对人的致死量为30 mg[6]。斑蝥生品对小鼠LD_{50}为230.66 mg/kg，米炒后为346.74 mg/kg，烘烤后为338.84 mg/kg[7]。

【毒性反应】

斑蝥中毒表现为消化道、泌尿系统及中枢神经系统症状，如口腔烧灼感、口渴、吞咽困难、舌肿胀起泡、气喘、多涎、恶心、呕吐、胃出血、肠绞痛、尿急、尿频、尿蛋白、管型尿、血尿、排尿困难以及头痛、头晕、高热、休克等。

【中毒救治】

早期应催吐、洗胃、导泻，或高位灌肠，并补液。斑蝥中毒局部反应者可用龙胆紫或冰硼散外敷涂药。膀胱刺激症状明显者，可口服碳酸氢钠碱化尿液、预防感染。中药救治：甘草50 g、绿豆120 g煎汁内服可用于解毒。

【代表方剂】

1.斑蝥散

斑蝥（去足翅，炒净）、穿山甲（土炒）、丁香、白丁香、苦丁香、瓜蒂、赤小豆、磨刀泥、僵蚕（去头足，酒炒）各3 g。

2.斑蝥丸

斑蝥（蛤粉炒，去头足）7枚，淡豉7粒，轻粉5 g。

3.斑蝥大黄方

斑蝥（以糯米拌炒，米黄去米，为末）7枚，生大黄末5 g。

4.斑蝥白芷丸

斑蝥、白芷、绿青、大黄各1 g，人参、当归、桂心各150 g，麦冬和白术各50 g，升麻、钟乳、甘草、防风、地胆、续断、麝香、礜石各0.5 g。

【代表中成药】

复方斑蝥胶囊、肝宁片、艾迪注射液、十一味斑蝥丸、斑蝥酸钠维生素B_6注射液。

【参考文献】

［1］李娴，李姗姗，庞金龙，等.碱炙法炮制可显著增强斑蝥的抗肿瘤作用［J］.南方医科大学学报，2020，40（9）：1332-1339.

［2］任艳，刘海波，邓都，等.斑蝥炮制沿革及其研究中值得商榷的问题［J］.中草药，2020，51（15）：4082-4091.

［3］刘亚楠.中药斑蝥研究进展［J］.中药与临床，2013，4（4）：50-52.

［4］张苗苗，贾丹，卢晨红，等.刺五加提取物的化学成分及其对斑蝥素增效减毒作用的研究［J］.中药新药与临床药理，2012，23（6）：643-648.

［5］贾丹.艾迪注射液中人参、黄芪、刺五加提取物对斑蝥增效减毒的作用及其机制研究［D］.苏州：苏州大学，2013.

［6］高学敏.中药学［M］.北京：中国中医药出版社，2008：402-403.

［7］李贵海，杨晓东，李成韶，等.炮制斑蝥对小鼠LD_{50}和大鼠肝、肾毒性的影响［J］.中成药，1992（11）：19-20.

蜈 蚣

Wugong

《神农本草经》

本品为蜈蚣科动物少棘巨蜈蚣（*Scolopendra subspinipes mutilans* L. Koch）的干燥体。主产于湖北、浙江、江苏等地。春、秋两季捕捉，捕捉后，捉住蜈蚣头部红黑连接第3节处，用比蜈蚣稍长的竹签或竹片插入头尾，绷直，干燥。

蜈蚣味辛，性温；有毒。归肝经。具有息风镇痉，通络止痛，攻毒散结的功效。用于肝风内动，痉挛抽搐，小儿惊风，中风口㖞，半身不遂，破伤风，风湿顽痹，偏正头痛，疮疡，瘰疬，蛇虫咬伤等。本品有毒，用量不宜过大。孕妇禁用。内服：煎服，3～5 g；研末吞服，每次0.6～1 g。外用：适量。

【毒性成分】

毒性成分主要是两种类似蜂毒的物质：组织胺样物质和溶血蛋白质[1]。据药理活性不同，可分为酶与活性多肽两类。酶包括蛋白酶（金属蛋白酶和丝氨酸蛋白酶）、酯酶（磷脂酶A2）、γ-谷氨酰转移酶、几丁质酶、透明质酸酶（分子质量为40～66 kDa）。活性多肽包括神经毒素（大多含对链内二硫键）、血液毒素（抗菌肽、抗凝多肽、血小板聚集抑制剂和诱导剂）、组胺（含量为94～1 068 μg/g）、5-羟色胺。

【减毒方法】

1.炮制减毒

焙蜈蚣：取净蜈蚣，除去头足，微火焙黄，剪段，放凉。

2.配伍减毒

（1）全蝎配伍蜈蚣：全蝎与蜈蚣是中医治疗肝风内动证的传统药对，最早见于汉代张仲景的《金匮要略》。

（2）蜈蚣配伍灵芝、人参、大黄。

【减毒原理】

1.炮制减毒原理

蜈蚣的毒性成分之一溶血蛋白在烘焙过程中，在高温作用下，结构发生改变，失去活性，从而达到"解毒"的目的。

2.配伍减毒原理

全蝎的神经毒素可以麻痹神经末梢，缓解蜈蚣的毒性。灵芝、人参、大黄对蜈蚣所致肝肾损伤具有修复作用，其抗肝损伤作用机制可能与抗脂质过氧化有关[2]。

【安全性评价】

蜈蚣的水总提取物与其醇沉淀物部分的MTD为200 g/kg，是人临床服用量的218倍，说明其安全性较高。蜈蚣水总提取物的醇溶性部分的LD_{50}为125.031 g/kg，中毒表现为呼吸急促，伴有严重的腹泻，后肢无力[3]。少棘蜈蚣最细粉对小鼠LD_{50}为8.821 8 g/kg，其95%可信限为8.380 0 g/kg≤LD_{50}≤9.287 0 g/kg[4]。

【毒性反应】

主要症状：蜈蚣咬伤后，患者会感到伤口部位剧烈疼痛，且疼痛往往会在短时间内迅速加重。咬伤部位可能出现红肿、水疱、瘀斑等局部症状。蜈蚣毒液可能引起全身性中毒症状，如头晕、恶心、呕吐、发热、呼吸急促等。严重情况下，中毒可能导致休克、呼吸衰竭甚至死亡。

【中毒救治】

蜈蚣引起中毒，多因患者进入阴凉潮湿的地方而被蜈蚣咬伤。中毒后应立即用流动的清水或肥皂水清洗伤口，以减少毒液的吸收。其次，可使用冰块或冷毛巾对伤口进行局部冷敷，缓解疼痛和肿胀。对于疼痛剧烈的患者，可适当使用非处方类镇痛药。同时，应保持伤口周围清洁干燥，避免感染。局部治疗方面，可选用外用消炎药膏以预防感染，促进伤口愈合。全身治疗方面，可根据患者的具体病情选用抗过敏药物、抗生素等。

【代表方剂】

1.万金散

蜈蚣1条，丹砂、轻粉等份。

2.不二散

蜈蚣、雄黄等份。

【代表中成药】

参藿温肾胶囊、止痛化癥胶囊、中风回春丸、医痫丸、金蒲胶囊、狼疮丸、通心络胶囊。

【参考文献】

［1］邱赛红，邱敏，丁雯雯.蜈蚣毒性的研究概况［J］.湖南中医药大学学报，2012，32（7）：79-81.

［2］田莎，姚天振，宁迪敏，等.蜈蚣中药配伍减轻蜈蚣所致肝肾损伤的作用机制研究［J］.中医肿瘤学杂志，2020，2（2）：39-42.

［3］王程，康四和，孙江桥，等.蜈蚣水提取物对小鼠的急性毒性［J］.毒理学杂志，2017，31（5）：413-415.

［4］吴春红，梁刚，张红，等.少棘蜈蚣最细粉小鼠急性毒性和大鼠3月慢性毒性研究［J］.中药药理与临床，2017，33（5）：115-119.

蟾 酥

Chansu

《药性本草》

本品为蟾蜍科动物中华大蟾蜍（*Bufo bufo gargarizans* Cantor）或黑眶蟾蜍（*B. melanostictus* Schneider）的干燥分泌物。主产于河北、山东、江苏等地。多于夏、秋二季捕捉，洗净，挤取耳后腺及皮肤腺的白色浆液，加工，干燥。

蟾酥味辛，性温；有毒。归心经。具有解毒，止痛，开窍醒神的功效。用于痈疽疔疮，咽喉肿痛，中暑神昏，痧胀腹痛吐泻等。本品有毒，内服慎勿过量；外用不可入目；孕妇慎用。内服：0.015 ~ 0.03 g，多入丸、散用。外用：适量。

【毒性成分】

主要毒性成分为蟾毒配基类、蟾蜍毒素类及蟾毒色胺类化合物。

【减毒方法】

1.炮制减毒

蟾酥粉：取蟾酥，捣碎，加入定量白酒浸渍，时常搅动至呈稠膏状，干燥，粉碎，每10 kg蟾酥，用白酒20 kg。

2. 配伍减毒

（1）蟾酥配伍牛黄：蟾酥的用药配伍，在"中医方剂大辞典数据库"中检索549首含蟾酥方剂，牛黄出现237次，牛黄是经常与蟾酥伍用的常见对药。

（2）蟾酥配伍麝香：麝香保心丸由麝香、蟾酥等7味药组成。

【减毒原理】

1. 炮制减毒原理

蟾酥酒炙后蟾毒内酯和脂蟾毒配基的含量均下降。

2. 配伍减毒原理

牛黄及其活性组分能显著减低蟾酥诱发小鼠心脏毒性[1-4]，蟾酥的心脏毒性机制主要认为是过度抑制 Na^+/K^+-ATP 酶，致使胞内 Na^+ 增加，导致钙超载。荧光探针实验表明，蟾蜍甾烯作用于豚鼠心肌细胞后显著刺激胞内 Na^+ 升高。而牛磺酸、胆红素抑制了蟾蜍甾烯诱导的胞内升高的 Na^+ 水平，进而通过 Na^+-Ca^{2+} 交换，抑制心肌细胞内钙超载，缓解蟾酥所致的心脏毒性。牛磺酸和胆红素可能干预蟾蜍甾烯类成分的体内代谢过程（比如促使其肝、肾代谢），减少在毒性靶器官心脏中的摄取，从而降低蟾酥的心脏毒性。

低剂量的蟾酥组方成麝香保心丸后，对离子稳态和肌动蛋白的影响减弱，主要调节血管发育、细胞外基质和纤维胶原构建，降低了蟾酥对心脏的毒性作用。

【安全性评价】

人内服蟾酥一般剂量为 $3 \sim 5$ mg/d，最大 135 mg/d[5]。小鼠静脉或腹腔注射蟾酥注射液，急性中毒表现为呼吸急促、肌肉痉挛、心律不齐，最后麻痹而死。蟾酥各种成分对小鼠的 LD_{50} 如下：蟾酥 41.0 mg/kg（静脉），96.6 mg/kg（皮下），36.24 mg/kg（腹腔）；蟾毒灵为 2.2 mg/kg（腹腔）；华蟾毒精为 4.38 mg/kg（腹腔）；脂蟾毒配基为 4.25 mg/kg（快速静脉注射），15 mg/kg（慢速静脉注射），14 mg/kg（腹腔），124.5 mg/kg（皮下），64 mg/kg（灌胃）；蟾毒它灵对狗的 LD_{50} 约为 0.36 mg/kg（静脉），口服最小致死量约 0.98 mg/kg[6]。

【毒性反应】

人体应用蟾酥发生急性中毒的症状表现为口唇及四肢发麻、恶心呕吐、腹痛腹泻、体力不支、头晕心悸、胸闷、呼吸急促、惊厥、心律不齐并伴有抽搐等，严重者甚至出现循环、呼吸系统衰竭而导致死亡。

【中毒救治】

早期应清除毒物，如洗胃、灌肠、导泻、较大量静脉输液。服用蛋清、牛奶保护胃黏膜并大量饮水或浓茶。注射阿托品，氯化钾对症治疗。中药治疗可用甘草、绿豆煎汤饮用，或以生姜捣汁、鲜芦根捣汁内服。

【代表方剂】

犀珀至宝丹

白犀角（水牛角代）、羚羊角、飞辰砂、真玳瑁藏、红花各15 g，广郁金、琥珀、连翘心、石菖蒲、血竭、粉丹皮各9 g，炒川甲、桂枝各6 g，当门子3 g，蟾酥1.5 g。

【代表中成药】

牙痛一粒丸、疮毒丸、外科蟾蜍丸、通窍散、复方蟾酥胶囊、牛黄消炎片、六神丸、喉症丸、梅花点舌丹。

【参考文献】

［1］陆文娟，周婧，马宏跃，等.抗心律失常药物对蟾酥致小鼠心律失常的影响［J］.药学学报，2011，46（10）：1187-1192.

［2］陆文娟，周婧，马宏跃，等.黄芪甲苷、人参总皂苷和西洋参总皂苷对蟾酥致小鼠心律失常的影响［J］.南京中医药大学学报，2012，28（1）：61-64.

［3］蒋洁君，尤奋强，马宏跃，等.细胞连续亲和-HPLC测定8种蟾蜍甾烯与MGC-803细胞亲和量及抗肿瘤活性相关分析［J］.中国中药杂志，2011，36（2）：205-208.

［4］马宏跃，周婧，段金廒，等.分子对接虚拟筛选蟾毒灵结合蛋白［J］.南京中医药大学学报，2009，25（5）：370-372.

［5］张慧卿，殷子斐，盛佳钰，等.蟾酥的临床应用与研究现状［J］.临床军医杂志，2012，40（2）：477-480.

［6］国家中医药管理局《中华本草》编委会.中华本草［M］.上海：上海科学技术出版社，1999：8362-8363.

白 矾

Baifan

《神农本草经》

本品为硫酸盐类矿物明矾石族明矾石经加工提炼制成，主含含水硫酸铝钾［$KAl(SO_4)_2 \cdot 12H_2O$］。主产于甘肃、山西、湖北等地。全年均可采挖。

白矾味酸、涩，性寒。归肺、脾、肝、大肠经。外用解毒杀虫，燥湿止痒；内服止血止泻，祛除风痰。主治疥癣，湿疮，出血，久泻不止，癫痫发狂。内服：0.6 ~ 1.5 g，入丸、散剂。外用：适量，研末外敷或化水熏洗患处。

【毒性成分】

主要毒性成分含水硫酸铝钾，为硫酸盐类矿物明矾石经加工提炼制成[1]。

【减毒方法】

1.炮制减毒

枯矾：取净白矾，砸成小块，置耐火容器内，用武火加热至熔化，继续煅至膨胀松泡呈白色蜂窝状固体，待完全干枯，取出，放凉，碾碎。煅制白矾时应一次性煅透，中途不得停火，不要搅拌。否则搅拌后堵塞了水分挥发的通路，导致煅成"僵块"。

2.配伍减毒

白矾配硝石：白矾、硝石为传统的矿物类中药，二者常配伍使用，如东汉张仲景所著《金匮要略》记载有"硝石矾石散"。

【减毒原理】

1.炮制减毒原理

白矾内服过量能刺激胃黏膜而引起反射性呕吐。外用稀溶液能起消炎、收敛、防腐作用，浓溶液侵蚀肌肉引起溃烂。煅枯后形成难溶性铝盐，内服后可与黏膜蛋白络合，形成保护膜覆盖于溃疡面上，保护黏膜不再受腐蚀，并有利于黏膜再生，还可抑制黏膜分泌和吸附肠异物。枯矾能和蛋白质反应生成难溶于水的物质而沉淀，减少疮面的渗出物而起收敛生肌的作用。

2. 配伍减毒原理

火硝配伍白矾对免疫性肝损伤小鼠有较好的保护作用。

【安全性评价】

小鼠急性毒性实验LD_{50}为1.53 g/kg[2]。白矾人用量的25～40倍均可致小鼠出现学习、记忆障碍[3-4]。长期口服白矾后，大白鼠迷宫学习记忆能力受损，可导致海马区细胞的病理改变和CA1区锥体细胞损伤。白矾中的铝在腹腔注射大剂量（1 g/kg）时可进入小鼠脑中，由戊四氮引起小鼠血脑屏障通透性升高而对铝进入脑中有促进作用[5]。

【毒性反应】

首先，长期使用白矾会导致铝在体内的积累，可能引发老年痴呆、骨质疏松等神经退行性疾病和骨骼疾病。其次，白矾在抑制胃酸分泌的同时可能加重胃溃疡的风险，对于患有胃溃疡或胃炎的患者来说，长期使用白矾可能加重病情。此外，有病例报告显示，白矾使用过量可能导致代谢性碱中毒，出现四肢抽搐、呼吸困难等症状。

【中毒救治】

早期应催吐、洗胃、补液、服用维生素B_6，以减轻对神经系统的损伤。

【代表方剂】

1. 化虫丸

胡粉（炒）、鹤虱、槟榔、苦楝根（去浮皮）各15 g，白矾（枯）3 g。

2. 白金丸

白矾90 g，郁金210 g。

3. 救急稀涎散

猪牙皂角、白矾各30 g。

【代表中成药】

子宫锭、妇炎宁泡腾片。

【参考文献】

［1］张彩霞，姬亮亮，朱仁愿，等.药用白矾评价检验质量分析及建议［J］.甘肃科技，2019，35（8）：72-75.

［2］高渌纹.有毒中药临床精要［M］.北京：学苑出版社，2000：306.

［3］伍迎红，周钟鸣，熊玉兰，等.白矾、氢氧化铝和氯化铝对小鼠学习、记忆及肝肾功能影响的比较研究［J］.中国中医药信息杂志，2004，11（11）：971-973.

［4］伍迎红，周钟鸣，熊玉兰，等.白矾中的铝在正常及血脑屏障通透性升高小鼠血、脑内的分布［J］.中国中药杂志，1999，24（4）：234-235.

［5］和喜梅，陈小让，何欣.白矾对大鼠学习记忆能力的影响［J］.郑州大学学报（医学版），2006，41（6）：1075-1078.

朱　砂

Zhusha

《神农本草经》

本品为硫化物类矿物辰砂族辰砂，主含硫化汞（HgS）。主产于湖南。随时可采，采挖后，选取纯净者，用磁铁吸净含铁的杂质，再用水淘去杂石和泥砂。

朱砂味甘，性微寒；有毒。归心经。具有镇惊安神，清热解毒的功效。主治心神不宁，疮痈肿毒，口疮喉痹，牙龈肿痛等证。本品有毒，不宜大量服用或少量久服；孕妇及肝肾功能不全者禁用；入药只宜生用，忌火煅。内服：用量应控制在 0.1～0.5 g，多入丸、散服，不宜入煎剂。外用：适量。

【毒性成分】

朱砂主要毒性成分为游离汞和可溶性汞盐。

【减毒方法】

1.炮制减毒

朱砂粉：取原药材，用磁铁吸尽铁屑，置乳钵内，加适量清水研磨成糊状，然后加多量清水搅拌，倾取混悬液。下沉的粗粉再如上法，反复操作几次，直至手捻细腻，无亮星为止，弃去杂质，合并混悬液，静置后倾去上面的清水，静置，取沉淀，晾干，再研细即可。或取朱砂用磁铁吸除铁屑，球磨水飞成细粉，40 ℃以下烘干，过200目筛。

2.配伍减毒

（1）万氏牛黄清心丸及其组方中各单味药对朱砂致大鼠肝毒性有减毒作用。

（2）朱砂与芦荟配伍。

【减毒原理】

1.炮制减毒原理

水飞可使朱砂中毒性汞含量下降，亦可降低铅和铁等金属的含量。水飞时洗涤次数越多，可溶性汞盐的含量越少。

2.配伍减毒原理

朱砂的毒效应源于其可引起汞在组织内的蓄积。黄连、栀子、郁金、黄芩与朱砂伍用，可减少汞吸收，进而降低肝汞蓄积水平；黄连、栀子与朱砂伍用效果明显，郁金、黄芩次之；万氏牛黄清心丸全方比各单味药与朱砂伍用拮抗朱砂肝毒性的效果更明显[1-3]。

芦荟与朱砂伍用可抑制朱砂中汞的溶出，生物可接受率降低[4]。

【安全性评价】

朱砂腹腔注射LD_{50}为2.678 g/kg，证明其有一定毒性，与文献记载有小毒是一致的。其95%的可信区间为3 083 ~ 2 327 mg/kg[5]。

【毒性反应】

朱砂引起中毒，多因过服或久服。急性中毒主要症状：心窝部烧灼样疼痛或绞痛，口渴、呕吐带有黏膜碎片的糊样物等。慢性中毒的临床表现：食欲不振、恶心呕吐；腹痛、腹泻，并可引起上消化道出血（呕吐物为黑色水样物、大便呈咖啡色）；口腔病变表现为口中有金属味、流涎、牙龈充血、肿胀、溃烂、出血、牙齿松动脱落、牙根部牙龈上有黑色汞线；对肝脏的损害可引起肝肿大、肝功能异常。泌尿系统表现为少尿、蛋白尿，严重者可发生急性肾功能衰竭。

【中毒救治】

早期应催吐、洗胃、导泻、输液，服用牛奶、蛋清等。也可用二巯基丙醇磺酸钠类、硫代硫酸钠等解毒。纠正水液代谢和电解质紊乱，抗休克、肾透析等对症治疗。中药治疗可用甘草50 g、绿豆120 g煎汤饮，或以土茯苓煎汤饮。

【代表方剂】

1.朱砂安神丸

朱砂15 g，黄连18 g，甘草16.5 g，生地黄4.5 g，当归7.5 g。

2.磁朱丸

磁石、朱砂各10 g，神曲120 g。

【代表中成药】

朱砂安神丸、镇心安神丸、磁朱丸、紫金锭。

【参考文献】

［1］梁爱华，李春英，薛宝云，等.朱砂汞在大鼠体内的蓄积性研究［J］.中国中药杂志，2009（23）：3068-3072.

［2］黄海，高鑫，周颖，等.朱砂与万氏牛黄清心丸致大鼠亚急性肝毒性的比较研究［J］.中草药，2017，48（9）：1825-1828.

［3］高鑫，黄海，周颖，等.朱砂和万氏牛黄清心丸致大鼠亚慢性肝毒性作用研究［J］.毒理学杂志，2017，31（5）：366-369.

［4］庞京团，胡广林，韩彬，等.复方芦荟胶囊配伍药物对朱砂中汞生物利用性影响的研究［J］.时珍国医国药，2009，20（12）：3082-3083.

［5］袁鲜云，武希桃.朱砂七抗炎及抗溃疡作用的实验研究［J］.陕西中医学院学报，2003（2）：48-49.

砒 石

Pishi

《开宝本草》

本品为氧化物类矿物砷华（Arsenolite），或硫化物类矿物毒砂（Arsenopyrite）、雄黄（Realgar）、雌黄（Orpiment）等含砷矿物经加工制成的三氧化二砷。主产于江西、湖南、广东等地。全年均可采挖，采得后，除净杂质。《本草纲目》记载"生者名砒黄，炼者为砒霜"；白色、八面状结晶，性脆的称"白砒"；红砒内含少量硫化砷。

砒石味辛、酸，性大热；有剧毒。归肺、脾、胃、大肠经。具有蚀疮去腐，杀虫，祛痰定喘，截疟的功效。主治痔疮，瘰疬，溃疡腐肉不脱，走马牙疳，顽癣，寒痰哮喘，疟疾等症。经高温升华所得之物为砒霜。用时宜慎，体虚者及孕妇、哺乳妇女禁服；肝肾功能损害者禁服。内服：入丸、散，每次 1 ~ 3 mg。外用：适量，研末撒或调敷，面积不宜过大，注意防止中毒。不可作酒剂服，忌火煅。

【毒性成分】

三氧化二砷是其毒性成分。

【减毒方法】

1.炮制解毒

砒霜：取净信石，置煅锅内，上置一口径较小的锅，两锅接合处用盐泥封固，上压重物，盖锅底上贴一白纸条或放几粒大米，用文武火加热煅至白纸或大米呈老黄色，离火待凉后，收集盖锅上的结晶。

2.配伍减毒

砒石配伍黄芪与绿豆。

【减毒原理】

1.炮制减毒原理

砒石中三氧化二砷加热可以升华制霜形成砒霜，其升华物的主要成分也为三氧化二砷，经升华后三氧化二砷含量较原药材含量少。

2.配伍减毒原理

砒石、黄芪、绿豆均能诱导金属硫蛋白的合成，单纯砒石诱导金属硫蛋白的量很少，增加黄芪、绿豆后表达量明显增加，黄芪与绿豆共同作用增加得更明显[1-2]。黄芪在砷所致的肝肾功能损害起到一定的缓解作用，对肝、肾功能有很好的保护作用[3-5]。

【安全性评价】

白砒给小鼠灌胃的LD_{50}为0.144 g/kg；红砒给小鼠灌胃的LD_{50}为0.242 g/kg，中毒表现为拒食少动，肝瘀血，有肠积液。

【毒性反应】

砒石引起中毒，多因误服、过量。急性中毒约发生在用药后1~2 h（快者15~30 min），出现咽喉烧灼感，口渴流涎，上腹部不适，剧烈呕吐，继而出现阵发性或持续性腹痛，泻下黏液血便或米汤样粪便，甚至血水样便，可引起脱水、酸中毒及休克。神经系统主要出现头晕，头痛，烦躁不安，惊厥，昏迷，或胸闷气急，腹式呼吸消失等膈神经麻痹症状；或出现循环衰竭；血尿，尿闭；黄疸等，一般于24 h死于贫血。慢性中毒可见食欲减退，疲乏，迟钝，发落视蒙，烦躁，肢麻，腿痛跛行；长期接触者，皮肤可见青铜色色素沉着，指甲薄脆易损，失去光泽。

【中毒救治】

解救不宜用催吐法，可用赤石脂末30 g，鸡蛋清（6~8只量），水调冷服，以吸附砒石和保护胃肠黏膜，阻止胃肠对毒素的吸收。若服药超过3~4 h者，可用芒硝冲水服，以泻下排毒。并用绿豆120 g，甘草30 g，夏枯草30 g，水煎冷服。

【代表方剂】

1.砒霜散

砒霜0.5 g，硫黄1.5 g，密陀僧1.5 g，腻粉1 g。

2.紫金丹

砒石（研）7.5 g，豆豉75 g。

3.一剪金

硫黄、砒石等份。

4.紫霞锭子

信石（煅）、白矾（煅）、硇砂各3 g，胆矾、雄黄、朱砂各1.5 g，乳香、没药各0.75 g，麝香、片脑各0.15 g。

【代表中成药】

紫金丹。

【参考文献】

［1］范才，叶飞，鞠桂芝，等.锌对小鼠组织金属硫蛋白表达的影响［J］.中国病理生理杂志，2002，18（6）：682.

［2］郭军华，徐卓立，宋三泰，等.诱导生物合成金属硫蛋白减轻顺铂对小鼠的致死毒性［J］.癌症，1993，12（6）：476-479.

［3］陈孟华，李丽英，潘缉圣，等.黄芪当归对肾病鼠蛋白质合成代谢影响的研究［J］.宁夏医学院学报，1999，21（1）：4-6.

［4］俞雷，李惊子，洪健美，等.黄芪当归合剂降低肾病综合征大鼠血脂机制的探讨［J］.中华肾病杂志，1999，15（6）：337-339.

［5］李宏全，段县平，马海利，等.黄芪多糖提高鸡抗氧化作用对免疫功能的影响［J］.山西农业大学学报（自然科学版），2002，22（1）：78-81.

轻 粉

Qingfen

《本草拾遗》

本品为氯化亚汞（Hg_2Cl_2）。主产于湖北、河北、云南、湖南等地。全年采挖，除去杂质，碾细。制用。

轻粉味辛，性寒；有毒。归大肠、小肠经。具有杀虫攻毒敛疮，祛痰消积，逐水通便的功效。主治疥疮、梅毒、湿疹、疮疡、顽癣、臁疮，痰涎积滞，水肿，二便不利。内服宜慎，体弱者、孕妇及肝肾功能不全者忌用，不作煎剂。内服：研末，入丸、散剂，常用剂量0.1～0.2 g，1～2 次/天。外用：适量，研末掺敷患处或干撒。

【毒性成分】

主要毒性成分为氯化亚汞和可溶性汞盐。人体组织对汞具有高度亲和力，并且汞清除很慢，易蓄积，因此服用方式不当或过量使用会导致肝肾功能损伤。

【减毒方法】

1.炮制减毒

水飞法：取轻粉，加适量水共研成糊状，再加水，搅拌，倾出混悬液。残渣再按上法反复操作数次，合并混悬液，静置，分取沉淀，干燥，研散[1]。

2.配伍减毒

轻粉配伍土茯苓。明代李时珍所著《本草纲目》中就有明确论述，土茯苓有"健脾胃，强筋骨，祛风湿，利关节，止泄泻，治拘挛骨痛，恶疮痈肿，解汞粉、银朱毒"之效。

3.严控量程

汞在体内难以清除，易造成急性中毒和蓄积性中毒，成年患者临床单次外用轻粉低于1.5 g，2周内每日轻粉用药量超过1.1 g时，应监测肝肾功能变化[2]。

4.用法用量

本品毒性甚烈，对黏膜有一定刺激，内服宜慎。2020年版《中国药典》规定轻粉内服每次0.1～0.2 g[2]，多研末冲服或入丸散服用，服后须及时漱口，以免口腔糜烂及损伤牙齿；以外用为主，且需要严格控制使用面积及疗程。

【减毒原理】

1.炮制减毒原理

汞及其盐可溶于水，水飞法可以除去轻粉中的水溶性毒性成分，从而减轻毒性，起到减毒作用。

2.配伍减毒原理

土茯苓的主要化学成分为落新妇苷、黄杞苷、树脂、鞣质、葡萄糖等，而落新妇苷具有利尿、镇痛等作用。土茯苓通过与汞离子形成稳定的配合物、增加尿量来促进体内汞的排泄，从而直接解汞毒[3]。

【安全性评价】

轻粉外用吸收率低，目前尚未有轻粉外用LD_{50}，但据报道[1]，氯化亚汞口服LD_{50}：小鼠为180 mg/kg，大鼠为210 mg/kg；小鼠腹腔注射的LD_{50}为10 mg/kg。阿拉伯明胶制成的轻粉混悬液，用其灌胃小鼠的LD_{50}为410 mg/kg，大鼠的LD_{50}为1 740 mg/kg[4]。破损皮肤外用轻粉剂量达1.5 g可导致死亡，家兔破损皮肤外用轻粉致死剂量约为1.2 g。

【毒性反应】

轻粉由于使用方法不当、剂量过大或者长期使用可导致急性毒性或慢性毒性。中毒主要症状为神经系统损害，引起中枢神经系统和植物神经系统紊乱，甚者损及肝、肾等器官，常见症状有口腔及咽部烧灼感、口中有金属味、恶心呕吐、腹痛腹泻、便血、耳鸣、视物模糊等，严重者可出现腐蚀性胃肠炎和不可逆的肾损伤；外用能引起接触性皮炎。

【中毒救治】

对需要使用含汞矿物药的患者，可通过口服苯巴比妥减轻不良反应。临床上常出现的中毒现象多为误食，常使用二巯丙磺钠等特效药物进行解救。口服中毒的患者可用2%碳酸氢钠溶液洗胃，并给予高蛋白质含量的药物进行胃肠黏膜保护，根据病情及尿汞测定结果，可用磷酸钠还原汞离子降低其毒性。中药用土茯苓、贯仲、木通各9 g，水煎服；金银花、紫草、山慈菇各30 g，乳香、没药各15 g，水煎，空腹服之，取汗则愈。

【代表方剂】

1. 轻粉散

轻粉、斑蝥（去足翅）适量。

2. 神捷散

轻粉7.5 g，吴茱萸42 g，赤小豆49粒，白蒺藜42 g，白芜荑仁21 g，石硫黄少许。

【代表中成药】

拔毒膏、青蛤散、生肌八宝散、消痔栓、消炎生肌膏、黄水疮散、一扫光药膏、提脓散、生肌玉红膏、复方蟾酥丸、牛黄清心丸、天王补心丹。

【参考文献】

［1］国家药典委员会编.中华人民共和国药典（四部）［S］.北京：中国医药科技出版社，2020：36.

［2］邱恒，王旗.中药轻粉临床外用的风险评估［J］.中国中药杂志，2015，40（14）：2706-2710.

［3］徐笑飞，陈红风，叶媚娜.土茯苓解汞毒的研究概况［J］.中国中药杂志，2012，37（6）：750-753.

[4] 南京中医药大学.中药大辞典 [M].2版.上海：上海科学技术出版社，2007：2300.

硇　砂

Naosha

《新修本草》

本品为氯化物类卤砂族矿物卤砂的晶体或人工制成品，白硇砂主要含氯化铵（NH_4Cl），紫硇砂主要含氯化钠（$NaCl$）。主产于新疆、甘肃、青海等地。全年采收，除去杂质、砂石，或由人工合成。生用或制后用。

硇砂味咸、苦、辛，性温。归肝、脾、胃经。具有消积软坚，化腐生肌，祛痰利尿的功效。主治癥瘕积聚，噎膈反胃，喉痹肿痛，痈肿，瘰疬，翳障，息肉，赘疣。内服宜慎，不宜过量；孕妇忌用；肝、肾功能不全及溃疡病患者慎服；生品有腐蚀性，忌内服，只作外用。内服：入丸、散，常用剂量 0.3～1 g，不入煎剂。外用：适量，研细调敷、干撒或入膏贴，化水点、涂。

【毒性成分】

主要毒性成分为硫化物，无机硫本身无毒性，但其代谢产物硫化氢和二氧化硫是对人体有毒性作用的化学物质。白硇砂主要成分为氯化铵，过量使用可导致高氯血症。硇砂因其毒副作用，1963年版《中国药典》后不再收载。

【减毒方法】

1.炮制减毒

（1）传统炮制方法：除尽硇砂附着的泥土及杂石，打成碎块，得白硇砂；紫硇砂可作为中间品，原药材拣尽杂质，刷净表面，用时捣碎或研细。

（2）醋炙：取净硇砂适量，过40目筛，置5倍量沸水中溶化，过滤后倒入搪瓷盆中，加入药材量50%的醋，隔水加热蒸发，当液面出现结晶时即捞起，析晶时间60 min，合并上层与下层结晶，干燥，研细过筛，得醋炙品[1]。

（3）煅硇砂：取1 cm² 大小的硇砂块，在马弗炉内于800 ℃左右煅2～3 h至红透，放冷，研成细粉。

（4）煮硇砂：本品加热水溶化，多层纱布过滤，滤液至蒸发皿内加热提炼，至液面析出白霜，捞出，置于白纸上晾干。

2.用量用法

硇砂腐蚀作用较强，对消化道黏膜有较强刺激，并具有一定毒性，服用期间应严密监视肝肾功能，出现不良反应立即停药。同时注意煎煮和服用方法：硇砂不入煎剂，与其他药分冲服用[2]。

【减毒原理】

在醋存在下加热炮制，大多数硫化物分解成硫和硫化氢，可减少或除净紫硇砂中的硫和硫化物，醋炙后其黏膜刺激毒性作用减弱，急性毒性有所降低，从而达到减毒效果[1]。

煮法可通过有毒成分的亲水性和高温易溶出的性质来炮制减毒[3]。煅法则是利用高温破坏或分解药物的有毒成分。

【安全性评价】

小鼠灌胃紫硇砂生品LD_{50}为4.82 g/kg，紫硇砂醋炙品LD_{50}为5.26 g/kg[1]；小鼠灌胃白硇砂生品LD_{50}为2.94 g/kg[4]。

【毒性反应】

硇砂在胃酸的作用下会产生硫化氢，当游离的硫化氢在血液中来不及氧化时就会引起全身中毒反应，一般多为过量服用导致。早期临床表现多为口腔灼痛，吞咽困难，流涎，呕吐，腹痛，便血，高热，周身无力等；严重者可见血压下降，脉搏缓而无力，昏迷。剂量过大可引起恶心、呕吐、胃痛等胃刺激症状，甚至发生支气管痉挛；长期服用易致高氯性酸中毒和低钾血症。

【中毒救治】

用2%硼酸溶液洗胃，内服通用解毒剂，或内服柠檬汁、牛奶等。肝昏迷者，用谷氨酸钠17.25～23 g，加入5%葡萄糖液稀释，缓慢静脉滴注。酌情补液，对症用药及时纠正水、电解质紊乱和纠正酸中毒。中药用甘草15 g，生姜、黄芩各9 g，水煎服；或大青叶21 g，甘草60 g，防风12 g，绿豆30 g，水煎服。

【代表方剂】

1.硇砂散

硇砂、雄黄、天南星、砒霜等份，麝香少许。

2.二砂丸

沙参、丹砂（研）、硇砂（研）、人参、玄参、丹参等份，研为末，炼蜜丸。

【代表中成药】

郁金银屑片、八味锡类散、小儿脐风散、五痨丸、舒咳枇杷糖浆、散痰宁糖浆、硇砂膏。

【参考文献】

［1］季德，毛春芹，余玖霞，等.紫硇砂的醋炙减毒机理［J］.中成药，2015，37（2）：355-360.

［2］徐坤元，王佳，周毅德.干蟾皮、硇砂、三七治疗胃癌经验——仝小林三味小方撷萃［J］.吉林中医药，2020，40（8）：986-988.

［3］曹侃，荣小雨.有毒中药炮制减毒的方法研究［J］.芜湖职业技术学院学报，2021，23（2）：44-46.

［4］余玖霞，陆兔林，毛春芹，等.中药硇砂不同品种抗炎作用及急性毒性实验研究［J］.南京中医药大学学报，2012，28（1）：77-79.

硫 黄

Liuhuang

《神农本草经》

本品为自然元素类矿物硫族自然硫。主产于河南、四川、内蒙古、陕西等地。全年采挖，加热熔化，除去杂质，用时敲碎，或用含硫矿物经加工制得。生用或制后用。

硫黄味酸，性温；有毒。归肾、大肠经。具有解毒杀虫疗疮，补火助阳，通便的功效。主治疥癣，秃疮，阴恶疮，阳痿足冷，虚喘冷哮，虚寒便秘。不宜与芒硝、玄明粉同用；孕妇慎用；阴虚火旺者禁用。内服：炮制后入丸、散剂，常用剂量1.5~3g。外用：适量，研末油调涂敷患处或烧烟熏。

【毒性成分】

主要毒性成分为硫化氢（H_2S）或硫化物，硫黄本身不活泼，内服后变为硫化物或硫化氢，刺激胃肠黏膜，使之兴奋蠕动，导致下泻。烟熏时产生硫化氢，高浓度的硫化氢可直接麻痹中枢神经，导致死亡。

【减毒方法】

传统采用各种炮制方法进行解毒：

1. 水飞法

取硫黄，加适量水共研成糊状，再加水，搅拌，倾出混悬液。残渣再按上法反复操作数次，合并混悬液，静置，分取沉淀，干燥，研散。

2. 豆腐制

取净硫黄块，与豆腐同煮，至豆腐现黑绿色为度，取出，漂去豆腐，阴干。每100kg硫黄，用豆腐200kg。

3. 萝卜制

取硫黄与萝卜共煮至萝卜烂时，取出，晒干。每100kg硫黄，用萝卜40kg。

4. 猪肠制

取硫黄灌入猪肠内，煮后晾干。或取硫黄灌入生猪肠内，两端扎紧，放热汤中煮3次，每次3h，每次均更换猪肠。

5. 水菖蒲汤炮制法

每100g硫黄用300mL浓度为30g/L的水菖蒲汤浸泡16h后煮制4次，每次煮制1.5h[1]。

6. 羊脂油熔后水煮法

将硫黄与等量的羊油，在130℃熔融2次，每次熔融30min[2]。

【减毒原理】

硫黄经豆腐炮制后，砷含量与生品相比，降低为原来的1/15~1/8，硫含量改变较小，同时砷含量与硫黄的粒径大小有关，即硫黄粒径越小，砷含量越低。

硫黄中除了主要含硫外，还含有少量的铁、碲、砷和硒等，豆腐中的蛋白质可以沉淀部分铁、碲、砷等杂质，使药物纯净，降低毒性。

硫黄炮制后有毒物质三氧化二砷（As_2O_3）的含量降低，达到减毒目的。

【安全性评价】

硫黄给小鼠灌胃的LD_{50}为20 g/kg；升华硫小鼠急性中毒的LD_{50}为0.266 g/kg；内服中毒量为10~20 g[3]。

【毒性反应】

硫黄过量使用可致中毒。中毒症状主要为全身乏力，头痛，头晕，心悸，气短，恶心，呕吐，腹胀，腹泻，腹痛，甚至便血，体温升高，意识模糊，瞳孔缩小，对光反应迟钝，严重者可致休克死亡。

【中毒救治】

温开水进行洗胃，并给予硫酸镁进行导泻；静脉注射20%硫代硫酸钠；给予青霉素、链霉素等抗生素，控制感染；补充维生素。中药用生绿豆粉15 g，温水送服；或生甘草15 g，黑豆30 g，水煎服；或瓜蒂散研末，每次0.5~1.5 g，冷水调服。

【代表方剂】

1.如圣散

硫黄2 g，风化石灰21 g，铅丹84 g，腻粉4 g。

2.黄蜡丸

硫黄42 g，黄蜡适量。

【代表中成药】

硫黄软膏、硫黄霜、硫黄皂。

【参考文献】

［1］成日青，赵登亮，王来兵，等.水菖蒲汤炮制蒙药硫黄的实验研究［J］.中华中医药学刊，2007，25（9）：1876-1877.

［2］成日青，赵登亮，庞秀生，等.羊脂油炮制蒙药硫黄的实验研究［J］.中华中医药学刊，2007，25（11）：2352-2354.

［3］赖祥林，赖昌生.常见中草药毒副反应与合理应用［M］.2版.广州：广东科技出版社，2018：426.

密陀僧

Mituoseng

《本草纲目》

本品为铅矿石冶炼而成的粗制氧化铅。主产于甘肃、青海、湖南、广东、云南等地。全年采挖，熔铅冷却后变成氧化铅固体，除去杂质，碾细。生用或制后用。

密陀僧味咸、辛，性平；有毒。归肝、脾经。具有燥湿，杀虫解毒，收敛防腐的功效。主治口疮，疥癣，狐臭，湿疹，疮疡溃烂，烧烫伤，汗斑。不宜与狼毒同用，以外用为主，长期大量使用易引起铅中毒；内服慎用，不可过量；体虚者、孕妇及儿童忌服。内服：研末或入丸、散剂，常用剂量0.2~0.5 g。外用：研末调涂或干撒。

【毒性成分】

主要毒性成分为氧化铅（PbO），具有较强的肾毒性，内服宜慎，不可过量或持续服用，以防突发性或慢性蓄积性铅中毒；若大面积、长期外用，有吸收引起铅中毒的可能。中毒量为2~3 g，累积量达9 g可能发生中毒。

【减毒方法】

1. 炮制减毒

将铅熔融，用长铁棍子在熔铅中旋转几次，部分熔铅粉黏附在铁棍上，取出浸入冷水中，熔铅冷却后变成密陀僧，反复操作，至积聚近10 kg时，将其打下，除去杂质，研成细粉。

2. 用量用法

密陀僧内服用量，《中华本草》规定铅丹每次0.15~0.3 g，密陀僧每次0.2~0.5 g，且均入丸、散用。用量方面，密陀僧用量宜小，使用时应先从小剂量开始，确定用药安全后可逐渐增加药量，且不宜久服。

【减毒原理】

1. 炮制减毒原理

通过炮制去除杂质，避免有毒物质通过皮肤入血，从而达到减毒目的。

2.用法用量减毒原理

密陀僧在剂型方面多入丸、散或外用，内服须慎用。可以减少毒性成分在体内的累积，减轻毒性或副作用。因丸、散剂吸收分解较慢，可防止有毒成分过快或过量进入机体；外用剂型则使药物停留在机表，可阻止有毒成分进入机体[1]。

【安全性评价】

小鼠静脉注射密陀僧煎剂的LD_{50}为6.18 g/kg[2]；成人经口或吸入铅粉尘，其吸收铅最小致死量为0.5 g[3]。

【毒性反应】

密陀僧中毒主要是过量或长期服用，引起铅急性中毒和蓄积性中毒。中毒主要症状：恶心、呕吐、流涎、口内带金属味，吐出物内有血丝，腹泻、腹痛、黑粪、阵发性脐周绞痛；顽固性头痛、谵妄、幻觉、狂躁，呼吸困难以至衰竭；面呈土黄色或灰白色。

【中毒救治】

立即用1%~3%的硫酸钠或硫酸镁溶液进行洗胃，灌入硫酸钠或硫酸镁导泻，服牛奶、蛋清，以保护胃黏膜；有中毒性脑病者应立即静脉注射葡萄糖酸钙，脑水肿可用甘露醇及可的松类；慢性铅中毒首选药物是依地酸二钠钙；静脉注射二巯基丁二酸钠。中药用白蜂蜜和芝麻嚼碎内服；大量饮绿豆汤；连翘12 g，金银花15 g，木通6 g，车前子3 g，云苓15 g，泽泻9 g，水煎服；金钱草30 g，甘草6 g，海藻、昆布、川草薢、鸡血藤各12 g，木贼15 g，金银花18 g，木通6 g，泽泻9 g，水煎服。

【代表方剂】

1.陀僧散

密陀僧37 g，轻粉4 g，熟石膏8 g，枯矾8 g。

2.神效丸

密陀僧84 g。

【代表中成药】

氧化铅外用散、杜记独角膏、蜈蚣追风膏、天龙拔毒膏。

【参考文献】

[1] 王璞, 王亚旭, 王聿成, 等. 有毒蒙药常用减毒方法研究探讨 [J]. 云南中医学院学报, 2013, 36 (5): 68-70.

[2] 南京中医药大学. 中华大辞典 [M]. 2 版. 上海: 上海科学技术出版社, 2007: 3164.

[3] 杜贵友, 方文贤. 有毒中药现代研究与合理应用 [M]. 北京: 人民卫生出版社, 2003: 807.

雄 黄

Xionghuang

《神农本草经》

本品为硫化物类矿物雄黄族雄黄, 主含二硫化二砷 (As_2S_2)。主产于贵州、湖南、云南、甘肃等地。全年采挖, 除去杂质, 碾细。生用或制后用。

雄黄味辛, 性温; 有毒。归肝、大肠经。具有解毒杀虫, 燥湿祛痰, 截疟的功效。主治痈肿疔疮, 蛇虫咬伤, 虫积腹痛, 惊痫, 疟疾。不可久用, 内服宜慎; 阴亏血虚者及孕妇忌用; 不作汤剂, 不可火煅, 煅后分解为三氧化二砷 (As_2O_3), 即砒霜, 有剧毒。内服: 入丸、散剂, 常用剂量 0.15~0.3 g。外用: 适量, 熏涂患处。

【毒性成分】

主要毒性成分为三氧化二砷, 长期、大剂量服用雄黄, 可导致重金属砷在体内蓄积, 造成肝脏、血液和神经等系统的损伤。成人经口中毒剂量 5~50 mg, 致死量 100~120 mg。

【减毒方法】

1. 炮制减毒

(1) 水飞法: 取雄黄, 加适量水共研成糊状, 再加水, 搅拌, 倾出混悬液。残渣再按上法反复操作数次, 合并混悬液, 静置, 分取沉淀, 干燥, 研散[1]。

(2) 微生物浸矿发酵: 以 10% 的接种量将重悬后的氧化亚铁硫杆菌 BY3 接种

于含有 5 mg/mL 雄黄，1 g/L Fe^{2+} 的 OK 培养基，调节矿浆 pH 值至 1.8，于 30 ℃、130 r/min 恒温摇床中摇瓶培养 25~30 d。将摇瓶浸出所得混悬液经离心去除沉淀物质及大量细菌，经减压抽滤得上清液，加入含有 2 mol/L EDTA-2Na 的 NaOH 溶液，调节溶液 pH 值至 7.0~7.2 [2]。

2. 配伍减毒

（1）雄黄配伍大黄、甘草、黄芩：复方中各单味药与雄黄配伍有抑制雄黄中可溶性砷溶出从而降低砷毒性的作用。

（2）雄黄配伍蟾酥、麝香、牛黄：药材中含有的巯基和羟基化合物与雄黄中的亚砷酸盐形成配合物，抑制了无机砷的溶出，从而降低雄黄毒性。

3. 剂量疗程

雄黄超剂量服用易产生急性砷中毒，超疗程服用容易产生蓄积性中毒。雄黄的相对安全剂量范围为 10~160 mg，雄黄用药 1~2 周时，剂量不超过 160 mg；用药 2~4 周时，剂量不超过 20 mg；如果降低剂量至 10 mg 或以下，则在用药 6 周内相对安全 [3]。

【减毒原理】

1. 炮制减毒原理

雄黄的主要成分为 As_2S_2，不溶于水，只宜研成细粉冲服；若加热，易转化成含剧毒的 As_2O_3。

除去非有效的水溶性毒性成分进行减毒。毒性成分为 As_2O_3 可溶于水，溶于稀酸溶液，故多用水飞法、酸飞法、酸洗法来降低毒性成分的含量，提高雄黄用药的安全性 [4]。

2. 配伍减毒原理

雄黄中的砷与某些含有孤对电子的中药成分形成配合物，抑制无机砷的溶出，降低毒性 [5]。

【安全性评价】

纳米雄黄的生物利用度是水飞雄黄的 3.2 倍，纳米雄黄灌胃小鼠 LD_{50} 为 309.72 mg/kg [6]；水飞雄黄单次灌胃小鼠 LD_{50} 为 20.5 g/kg，相当于人日用剂量的 12 812 倍，即雄黄水飞炮制品单次用药毒性非常低，安全性高 [7]。

【毒性反应】

雄黄引起中毒，多因长期或大量服用雄黄，使砷在体内进行转化，与人体细胞中酶系统的巯基相结合，致重金属在体内积累，酶系统受到破坏而失去作用，因而导致神经系统、新陈代谢、毛细血管及其他系统的功能及器质性变化。中毒主要症状：咽喉干痛、灼烧感、口中金属味、流涎、腹痛腹泻，出现各种出血症状，黄疸；严重时极度衰竭以致昏迷；引起砷角化病及砷黑变病；长期接触可引起皮肤过敏。

【中毒救治】

使用特效解救药二巯丙磺钠，并使用活性炭或其他药液尽快洗胃催吐，检测尿砷含量，确保肝肾功能正常。对症治疗：严重溶血时，可用大剂量氢化可的松或地塞米松抗溶血；急性肾衰竭时，可用透析疗法及综合治疗；出现砷角化病或砷黑变病时，给予硫代硫酸钠静脉注射，0.64 g/d，用30次，口服维生素；出现过敏反应时，口服抗过敏药。中药治疗：绿豆120 g，煎汤服；绿豆60 g，连翘30 g，木通9 g，金银花30 g，黄连9 g，滑石12 g，天花粉15 g，甘草9 g，煎汤，早晚分服，连服3~4剂。

【代表方剂】

1.雄黄散

雄黄15.5 g，丹砂0.31 g，牛黄0.31 g，丁香0.31 g，桂心15.5 g，麝香31 g，天南星（炮）0.93 g，半夏（为末、姜炙）0.93 g，麻黄（去节）0.93 g，僵蚕（炒）0.93 g，天麻0.93 g，龙脑0.31 g，附子（炮裂、去皮脐）15.5 g，大黄（醋炒）15.5 g，干姜（炮）15.5 g。

2.雄黄膏

雄黄21 g，清油126 g，乱发21 g，硫黄21 g，黄蜡21 g。

【代表中成药】

牛黄解毒丸、牛黄消炎丸、安宫牛黄丸、六神丸、牛黄抱龙散、牛黄镇惊丸、六应丸、七珍丸、小儿化毒散、小儿至宝丸、小儿惊风散、小儿清热片、牙痛一粒丸、红灵散、医痫丸、局方至宝散、阿魏化痞膏。

【参考文献】

［1］国家药典委员会.中华人民共和国药典（四部）［M］.北京：中国医药科技出版社，2020：36.

［2］李志华，谢亲建，王欣，等.雄黄微生物转化液RTS在新型牛黄解毒片中

的减毒增效作用研究［J］.药物生物技术，2019，26（1）：10-14.

　　［3］梁爱华，李春英，王金华，等.雄黄的毒性研究［J］.中国中药杂志，2011，36（14）：1889-1894.

　　［4］刘小兰.中国药典雄黄炮制方法与中成药三氧化二砷含量［J］.北京中医，2000（1）：42-43.

　　［5］宋玲玲，韩冬月，林瑞超，等.矿物药雄黄的研究进展［J］.中国中药杂志，2019，44（3）：433-440.

　　［6］李奕诺，田野，赵宇，等.纳米雄黄的急性毒性实验［J］.解放军药学学报，2015，31（1）：13-16.

　　［7］田婧卓，张宇实，易艳，等.论雄黄的安全性以及对其监管的建议［J］.中国食品药品监管，2021（1）：58-66.

附录

常见
有毒中药减毒方法

附录A
主要参考书目

［1］国家药典委员会.中华人民共和国药典［M］.北京：中国医药科技出版社，2020.

［2］南京中医药大学.中药大辞典［M］.2版.上海：上海科学技术出版社，2007.

［3］高学敏.中药学［M］.北京：中国中医药出版社，2013.

［4］杜贵友，方文贤.有毒中药现代研究与合理应用［M］.北京：人民卫生出版社，2003.

［5］杨仓良.毒药本草［M］.北京：中国中医药出版社，1993.

［6］周祯祥，唐德才.中药学［M］.北京：中国中医药出版社，2016.

［7］郭晓庄.有毒中草药大辞典［M］.天津：天津科技翻译出版公司，1991.

［8］杨军宣，蒲晓东.常用有毒中药现代研究与应用［M］.北京：科学出版社，2014.

［9］赵军宁，叶祖光.中药毒性理论与安全性评价［M］.北京：人民卫生出版社，2012.

［10］朱照静，谈利红，杨军宣.毒性中药学［M］.北京：科学出版社，2021.

附录 B
汉字笔画索引